NUTRITION FOR NURSING

看護栄養学

第5版

尾岸恵三子　正木治恵　編著

医歯薬出版株式会社

＜執筆者一覧＞

● 編集

尾《お》岸《ぎし》恵《え》三《み》子《こ》　東京女子医科大学名誉教授
正《まさ》木《き》　治《はる》恵《え》　千葉大学大学院看護学研究院教授

● 編集協力

宮《みや》本《もと》佳《か》代《よ》子《こ》　金沢学院大学栄養学部栄養学科教授

● 執筆（執筆順）

尾《お》岸《ぎし》恵《え》三《み》子《こ》　編集に同じ
高《たか》田《だ》　由《ゆ》美《み》　日本赤十字秋田看護大学大学院看護学研究科
本《ほん》田《だ》　佳《けい》子《こ》　女子栄養大学栄養学部
伊《い》東《とう》　栄《えい》子《こ》　元東京女子医科大学看護学部
佐《さ》藤《とう》　敏《とし》子《こ》　東都大学管理栄養学部管理栄養学科
古《ふる》内《うち》三《み》基《き》子《こ》　自治医科大学附属病院看護部
椎《しい》名《な》美《み》知《ち》子《こ》　自治医科大学附属さいたま医療センター栄養部
塚《つか》田《だ》　芳《よし》枝《え》　杏林大学医学部付属病院栄養部
馬《ば》場《ば》千《ち》恵《え》子《こ》　自治医科大学附属病院感染制御部
佐《さ》野《の》　喜《よし》子《こ》　結核予防会総合健診推進センター統括事業部
佐《さ》藤《とう》　智《ち》英《え》　女子栄養大学短期大学部食物栄養学科
金《かな》内《うち》　則《のり》子《こ》　東都大学幕張ヒューマンケア学部理学療法学科
茂《も》木《ぎ》さつき　自治医科大学附属病院臨床栄養部栄養管理室
朝《あさ》倉《くら》比《ひ》都《と》美《み》　帝京平成大学健康メディカル学部健康栄養学科
太《おお》田《た》　裕《ゆう》子《こ》　北里大学病院栄養部
川《かわ》村《むら》　千《ち》波《なみ》　聖徳大学人間栄養学部人間栄養学科
林《はやし》　典《のり》子《こ》　十文字学園女子大学人間生活学部健康栄養学科
村《むら》越《こし》　美《み》穂《ほ》　自治医科大学附属さいたま医療センター栄養部
清《し》水《みず》　充《みつ》子《こ》　埼玉県総合リハビリテーションセンター言語聴覚科
五《い》十《が》嵐《らし》大《だい》輔《すけ》　千葉大学医学部附属病院臨床栄養部
野《の》本《もと》　尚《なお》子《こ》　千葉大学医学部附属病院臨床栄養部
田《た》中《なか》　弥《や》生《よい》　関東学院大学栄養学部管理栄養学科
桑《くわ》原《はら》　節《せつ》子《こ》　淑徳大学看護栄養学部栄養学科
関《せき》根《ね》　里《り》恵《え》　東京大学医学部附属病院病態栄養治療部
夏《なつ》原《はら》　和《かず》美《み》　東邦大学看護学部国際保健看護学研究室
正《まさ》木《き》　治《はる》恵《え》　編集に同じ
伊《い》藤《とう》まゆみ　元群馬パース大学保健科学部
遠《えん》藤《どう》　和《かず》子《こ》　山形県立保健医療大学看護学科
宮《みや》﨑《ざき》美《み》砂《さ》子《こ》　千葉大学大学院看護学研究院

This book is originally published in Japanese
under the title of :

KANGO EIYOUGAKU
(Study of Nutrition for Nursing - to support human's growth and health)

Editors :
OGISHI, Emiko
Emeritus professor, Tokyo Women's Medical University
MASAKI, Harue
Professor, Nursing, Chiba University, Graduate School of Nursing

ISHIYAKU PUBLISHERS, INC
7-10, Honkomagome 1 chome, Bunkyo-ku, Tokyo 113-8612, Japan

●第5版の発行にあたって

第1版の発行から早や26年を経た．人々の食生活のありようは，時代の変化とともに変わり，看護教育においても2022年4月に看護学校（大学・短大・専門学校）に入学した方々より，新しいカリキュラムでの看護教育が始まった．教育は時代の変化に合わせて一定の期間を目途に進化している．今回のカリキュラム変更も同様，医療の進歩や社会の変動に対応できる看護師の要請が求められていると考える．また，新型コロナウイルス感染症の流行により，人々の日常は様変わりし，食生活も大きな影響を受けている．このような時代背景における本書の改訂である．

新型コロナウイルス感染症の拡大による食生活は，農林水産省によると「増えた・広がった」と回答した人の割合が最も高いのは，「自宅で食事を食べる回数」（35.5％），次いで「自宅で料理を作る回数」（26.5％）などに変化がみられている．本書が「いのち」，「生きる」，「自立」をテーマとして，栄養学を通して，その人らしい生活，「食」生活のありようを探究してきたことを通して，より高い質の看護実践に寄与する重要な機会といえる．

また，「看護栄養学」の出発点は，人間の命の元を司る学問であるということを再認識して，さらに発展させなければいけないと思っている．ただ生きるためだけではなく，人々には幸せになりたいという願望もあり，生活が多様化してきた今だからこそ，個別化，複雑化した問題に，どのように立ち向かうのか，本書を通して見いだしていただけたら幸いである．それにより，人々のための「新しい栄養学・看護栄養学」になっていくのではないかと思う．本書が多くの皆様に活用され，人々の幸せな生活へと発展することを願っている．

2022年12月吉日

編者代表　尾岸恵三子

●第４版の発行にあたって

平成25（2013）年度に開始した「健康日本21（第二次）」は，高齢化の進展や糖尿病等有病者数の増加を踏まえ，主要な生活習慣病の発症予防と重症化予防の徹底を図ることが基本的方向として掲げられている．健康の保持・増進とともに，生活習慣病の予防，発症予防，重症化予防も視野に入れた策定となっている．

本書の改訂は，これらに鑑み，人びとの食生活の変化に対応するとともに，食生活の今後の方向を見通した高齢社会への活用，より人びとの生活の視点からの食生活のありよう，実践や研究を推進していくことによる科学的根拠に基づくものである．著者には，進化・多様化する人びとの食生活を深く読み解き，看護者として人びとの豊かな食生活を願い，各分野の専門家の参加をお願いした．

本書の使命は，いかなる時代においても「いのち」，「生きる」，「自立」をテーマとし，「その人らしい食生活のありよう」を追求し，より高い質の看護への発展に寄与することにある．

本書が看護学生および看護師の皆さんに活用され，より質の高い看護実践に役立つことを願っています．

2018年3月吉日

編者代表　尾岸恵三子

●第3版の発行にあたって

平成17年4月から，厚生労働省健康局総務課生活習慣病対策室の公表により「2005年改定日本人の食事摂取基準」が施行される運びとなり，長年親しまれてきた「栄養所要量」という用語は消えることになった．また，今回の基準は，原則として，健常者を対象としており，食事療法を受けている人々にそのまま適応することは望ましくないとされている．

さらに，日本をはじめとする先進諸国では，飽食が問題となる時代であり，エネルギー・栄養素の欠乏は認められなくなったことから，必要量を測定することは今後ほとんどないだろうと言われている．今や「食」の世界は大きく変化している．

今回の改訂は，これらの社会の変化に対応することを意図した．また，同時に現時点での最新の内容を加えることに力を注いだ．したがって，第4章のどれだけ食べたらよいか，第7章の疾病と栄養の項の改訂が比較的多くなっている．

まだ不十分な点があろうかと思いますが，今後も流動する「食」の世界の情報を敏感に察知して内容の充実に務め，人々の健康生活の向上に寄与できる最良の書にしたいと思っています．

看護学生や臨床に携わる看護師の皆様に本書をご活用いただき，また，ご意見ご感想をお寄せ下さいますようにお願いいたします．

2005年2月吉日

編者代表　尾岸恵三子

●第2版の発行にあたって

ここ4年程の間に，日本人の栄養問題への取り組みは大きな変化をみせている．それは健康を保つうえで標準となるエネルギーや栄養素の摂取量を示す「日本人の栄養所要量」の5年ぶりの改定内容にも波及しているように思われる．

1969年に厚生省が設定した「日本人の栄養所要量」は，当初は栄養素欠乏症を予防することを目的としたものであり，以来5年毎に見直されてきた．今年1999年は第6回目の実施となる．今回の見直しの特徴は，健康の保持・増進，生活習慣病予防を中心的な目的としたことである．すなわち，栄養素欠乏症の解消・予防のための健康維持だけでなく，昨今の栄養をめぐる問題に対応していることである．たとえば，栄養素摂取量のバランスの乱れ，栄養素の欠乏あるいは摂取過剰に陥りやすい生活状態など，いわゆる半健康状態や半病気の状態にある人々に対して，積極的に健康増進を推し進め，生活習慣病誘発の危険要因を軽減・除去し，生活習慣病の予備群を解消することである（具体的には，栄養素欠乏症を予防する観点から「平均必要量」「栄養所要量」を，過剰摂取による健康障害を予防する観点から，「許容上限摂取量」を算出している．許容上限摂取量は，ビタミン，ミネラルなど過剰に摂取すると健康障害を起こす栄養素について設定した上限値である）．

そこでこの度「日本人の栄養所要量」の第六次改定の背景となった食生活の変化をふまえ，この機に本書の改訂を行うこととした．

今回の改訂で編著者らが意図した点は，現時点での最新の内容を入れることに加え，第10章「現代人の食生活の課題」では，現代の食生活の問題を浮き彫りにし，看護者として今後どのように対応していくのか，その方向性を探る課題を提起した．

まだ不十分な点があろうかと思いますが，今度さらに内容充実を図るとともに，本書を通じ人々の健康生活の向上に役立つことができれば幸いに存じます．

これまでに感想をお寄せいただき，本書の成長にご尽力いただいた読者の皆様に厚く御礼申し上げます．

2000 年 1 月吉日

編者代表　尾岸恵三子

はじめに

看護は，対象となる人々がどのような健康状態にあっても，またどのような生活の場にあっても，人々の一生にわたって健康の保持・健康の増進・健康の回復に直接にかかわる重要な専門的働きである．したがって，看護職者は，人間の生命現象や生活現象を広い知識を通して丁寧に，そして正確に観，十分に理解することが必要となる．またそれらを統合して人々の健康と福祉の向上のために実践に活用でき，さらに科学的・創造的に研鑽し続けることが専門職者としての責務となる．

栄養学はまさにこの生命現象としての「いのち」と生活現象としての「生きる」を問い続ける学問といえる．人間がとり込む食物，とり込む側の人間，食物と人間を包括する社会の関係を「いのち」と「生きる」に位置づけた学問が栄養学である．食物の「いのち」を人間がいただき，いただいた「いのち」で人間は生き，多くの「いのち」と「いのち」で社会が成り立つ．人々にとって，自らの「いのち」を健康にし，向上させることは重要な課題であり，看護職者はその課題達成に対して，もっとも身近にいて援助協力できる役割をもつ．

さらに，小林らは，患者と看護者の関係は，相互に健康上のバランスを考慮した人の出会いにより，初めて健康問題に対して自立的に対処でき，共にいかされる体験となると述べている．患者が健康問題に対し自立的に対処できるように働きかけるには，看護者自身も自らの健康問題に主体的に取り組む姿勢をもつことが望ましい．

本書は，「いのち」，「生きる」，「自立」をテーマとし，日々の体験が対象者とともにいかされる体験となるように，また本書を読み終えたときに，その重要性に気づくことができるような内容であることを心がけた．また，より高い質の看護とは「対象となる人の精神的，身体的ニードを的確に把握し，その時々に適切な対応ができ，その人らしく生活できるよう（自己実現）に援助できること」と考えるとき，栄養学を通して，その人らしい生活，「食」生活のありようを探究することは，より高い質の看護実践のために重要な意味をもつと考える．

本書は，以上のような考えのもとに編集された．

第 1 章から 3 章は，看護学と栄養学との出会いから，その人らしい食生活とはどんな食生活であろうか，人の一生とのかかわりにおいて，食はどんな意味をもつであろうかを考えた．第 4 章では，何をどれだけ食べたらよいかを問い，第 5 章は，とり込まれた食物のゆくえを追い，第 6 章，7 章においては，食べることと健康とのかかわりにこだわる．第 8 章は，人間と食文化の側面をとりあげ，食文化を楽しみながら健康に生きることについて論じ，第 9 章では，「その人らしい食生活」への働きかけについて，その考えと事例による展開を試みていただいた．

各章を通じて「いのち」，「生きる」，「自立」をテーマとし，各著者の貴重な提言をもとにして構成されているが，まだ十分とはいえず，読者の皆様のご意見，ご批判をいただきながら修正を加え，さらに内容が充実していくことを願っている．

本書が生まれることとなった背景には，編者の一人である尾岸が看護学における栄養学の授業展開に苦慮し，7年前からプログラム学習をとり入れ，学生とともに「食」にこだわり，学ぶなかから上記のような考えに至った経緯がある．

プログラム学習は，健康上のバランスを考慮した看護者として患者に出会えるように，健康問題に対し自律的・自立的に対処できる学習姿勢が培われることを意図し，学生自らの気づきを出発点にし，主体的行動により学習を深める方法として検討されたものである（「看護栄養学・プログラム学習の進めかた」参照）．

これらの教育方法を含めて，本書が看護学生のテキストとして活かされ，また，より質の高い看護実践のために，臨床に携わるナースの方々共どもご利用いただけることを願ってやみません．

1996年1月吉日

編者代表　尾岸恵三子

看護栄養学　第５版［237670］
（第５版第１刷：2022 年 12 月 10 日発行）
正誤表

頁	箇所	誤	正
94	本文上から 15-16 行目	0.85 g/kg 体重 / 日とし，個人間変動に EAR の 1.25 倍	0.85 g/kg 体重 / 日とし EAR の 1.25 倍
94	本文上から 23-24 行目	中期 10 g/ 日	中期 5 g/ 日
94	本文下から 9-7 行目	たんぱく質摂取量 2.0 g/kg 体重 / 日以上では，インスリン感受性低下，高窒素血症，糸球体濾過速度増加，骨吸収増加などが報告され，耐容上限量は 2.0 g/kg 体重 / 日となる．	成人（妊婦・授乳婦を含）への各種代謝変化に好ましくない影響を与えない量，高齢者への健康障害をきたす可能性が 20～23％エネルギー前後であることから，目標量（上限）は１歳以上の全年齢区分，20％エネルギーとしている．

医歯薬出版株式会社

もくじ

看護栄養学・プログラム学習の進め方

A. 問題提起

プログラムは人と食物，食物と身体，生活と食に関する問題提起の VTR 観賞からスタートする．

B. プログラム（図）

① 1日の食事調べ
② 1日の生活動作（タイムスタディ）
③ 万歩計による1日の運動量の測定
④ 仲間に伝えたい料理づくり
⑤ 人体のエネルギー代謝測定（ダグラスバッグ）

①～③は，日常生活からの情報収集から始まる．これらから体験的に自身の食生活を観る目を養い，観た事実に基づき，日常の「食」を取り巻く生活を通して健康問題を問い直す機会とする．各人の感じた問題をグループワークにより深める．④は，学生の家庭で大切に育まれてきた家庭料理や学生自身が日常大事にしている料理をつくり，意味づけをして学友に紹介し，団らんの場を整えてともに食する．⑤は，学生２人１組となり，ダグラスバッグによる，安静時と運動時のエネルギー代謝を測定し，その意味することについてグループワークを通して考察する．

C. 研究発表

以上のプログラム学習を通して学生は自身のなかで疑問になったこと，さらに深めて追究したいことなどをテーマとして，5～6 名の任意のグループ構成により，文献調べ，実態調査，体験学習を行い，相互に発表し合う（表）.

D. 総合講義

① 食べることと身体
② 食べることとこころ

E. ま と め

学習の振り返りを通して，新たな課題の明確化と各人の学習方向の確認をする．また，学生が体験した基礎看護学実習での食生活への援助を栄養学的に考察し，看護での課題を明確にする．

このプログラム学習は，８割以上の学生が意欲的に，主体的に取り組めたと評価しており，栄養学の課題である「いのち」，「生きる」，「自立」について深く追究していた．また取り組めなかった学生の理由には，「グループワークが面倒」という内容があり，

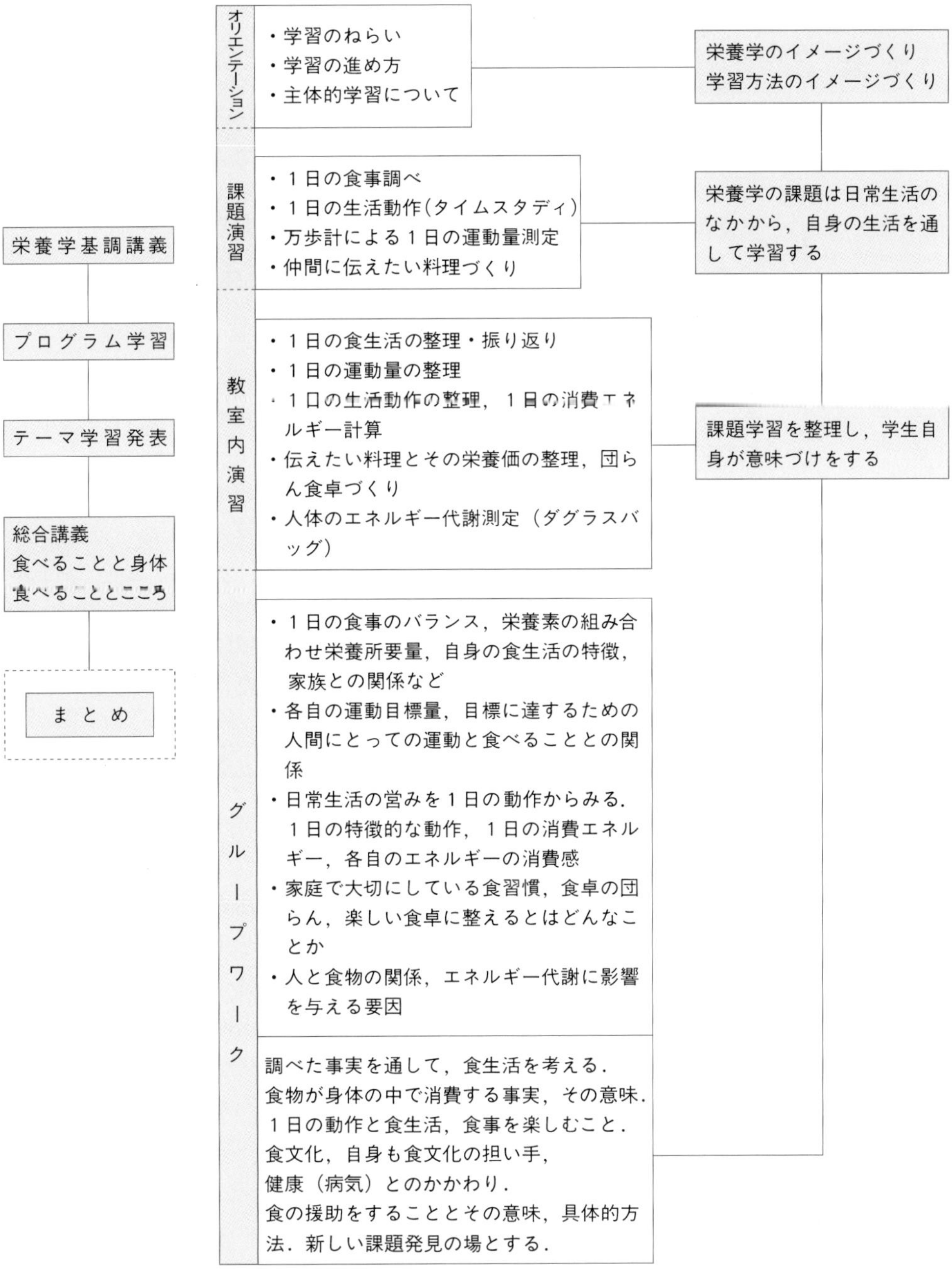

プログラム学習の進め方

グループテーマ学習内容

領　域	テーマ内容
食物をつくる	食材，理想的献立，健康的なダイエット食，こんぶについて，マクドナルドの栄養価から理想の献立を考える，１日の食事をすべてファーストフードにしたら，どんぶりものの副菜，バランス栄養食（料理方法），コンビニエンス弁当の栄養調べ，栄養素をいかす調理方法，塩分の多い食品
食べる	食べ放題の恐怖，ケーキと私，鍋料理，食事における団らんと環境
食教育・食の伝承	好ましい食習慣，家庭による食習慣の違い，郷土料理，おせち料理，おふくろの味，具合の悪いときの食事調べ（食文化から）
暮らし方，暮らしのなかで	食生活と運動，１日の消費エネルギーと食事量，１日の食事量，自宅生と下宿生の食生活，理想の食生活，職業別運動量とエネルギー消費量（カロリーカウンターによる調査），ひとり暮らしの食事，大学生の食生活，老人の食生活
知　識	運動と消費エネルギー，肥満と食事，魚と肉のたんぱく質とカロリー，食品中の農薬，食品添加物，がんにならない食事，お菓子，香辛料の身体に対する作用，駅弁めぐり，健康と塩分，糖尿病の患者が食べている食事の栄養価，便秘と食物繊維，ビタミンが身体に及ぼす影響，食品が肌に及ぼす影響，消化の良い食物，アルコールが人体に及ぼす影響，カルシウムと身体，病気に良い食物・防ぐ食物，貧血の人の食事，βカロチンについて，輸入食品の安全性，緊急時の食物

（1989～1995年の内容より）

今後の課題となっている．

プログラム学習の試行錯誤の段階では，多くの先生方のご尽力をいただいた．なかでも，小林冨美栄先生の次に述べる教育理念を基調にした．“学生がもっている自ら学ぶ力と教師自身の自立した学問を追究する姿勢と創造力がともにいかされるときに，学生は「自立」して学習することができる”．また，足立己幸博士の“栄養学はその人らしい食生活のありようを追究する「人間食べること学」”との発想を栄養学を追究する基礎とし，藤田美津子先生にはプログラムづくりに直接参加いただいた．

Chapter 1 看護学における栄養学の流れ

■ 看護における栄養学とは

看護における栄養学の使命は，人びとが健康なからだをつくり，それを維持するために，また病めるときは健康の回復を促すことができる食生活のありようについて，栄養とのかかわりを通して明らかにすることを目的とする．

それは人びとの健康生活と切り離すことができない，ごく日常的な営みのうえに存在する学問領域である．そのため看護者は，すべての人びとの健康生活の守り手として，人間の生命維持において空気に次いで重要とされる食生活にかかわるこの栄養学の領域から，人びとの健康について理解することが求められる．

さらに，重要なことは，人は食べるか食べないかを自己決定できることである．すなわち，人は食べることそのものを生か死かの道具とすることができる．このことを理解しておく必要がある．看護学における栄養学では，この食べることを通してみえる人びとの生きる営み，「食べること・生きること」にいかにかかわるか，よりよく生きることにともにこだわり，問い続ける必要がある．これは大きな課題である．

1 看護学における栄養学の原点

■ Nightingaleのとらえた「食」と看護

看護学における栄養学の原点は，Nightingale（1820〜1910）に出発すると考えられる．Nightingaleはその著書『看護覚え書』[1)] において，食にかかわる内容を，食事 taking food と食物 what food の2つの側面からとらえている．それは，① 患者が食物を摂取するにあたり，何をどのように整えたらよいか，その方法と，② 患者が何をどのくらい食べたらよいかの食べる内容についてである．

食事の項では，患者に最も適したときに，適した方法で援助することの重要性と，患者自身の自立を促すことの必要性について述べている．

また食物の項では，「患者の胃が何を消化でき，何から栄養を吸収できるかを知ることの大切さと，それを決めるのは患者自身の胃である」とも述べている．

さらに「患者に何を食べさせるかを決める立場にある人の仕事とは，患者の胃の意見に耳を傾けることであり，『食品分析表』を読むことなどではない」とも述べている．化学により知らされるのは食品に含まれる成分であり，患者にとって何が必要かを決めるのは患者の胃であり，それを決定できるのは看護者の注意深い観察のみであるとし，看護が何をなすべきかを明確にしている．

■ **看護学と栄養学の接点**

栄養学が栄養素中心に偏りがちな現代において，このナイチンゲールの考えに戻り「食」を見直すことは，人びとの健康生活に必要な栄養学の存在を確かなものにすると考える．そして看護学と栄養学との接点は，人びとの健康生活を守り，維持するためのこの実践的な学問的追究にあるといえる．

実践分野では，2005年に，広く国民的な運動として食育に取り組んでいく方向性を示すために，食育基本法が成立した．食育基本法は，①食品の安全性の確保などにおける食育の役割，②食に関する感謝の念の醸成，③食育推進運動の展開，④伝統的な食文化などへの配慮，⑤農山漁村の活性化と食料自給率への貢献，⑥食に関する体験活動と食育推進活動の実践，⑦子どもの食育における保護者，教育関係者などの役割，⑧心身の健康な増進と豊かな人間形成の8つの基本理念からなる．「食」を通じて誰もが健康で幸福な人生を送ることができるように，「食育」を国民運動として推進，また，学校給食の管理に加え，児童生徒に対する食の指導・相談を職務とする「栄養教諭」が開設されている．すでに存在する保健担当の看護者は，生活のあらゆる角度からの健康教育・保健指導・ケアに責任をもち，「栄養教諭」と協働する．

2 日本の看護学教育における栄養学教育

わが国の看護学教育において，栄養学の教育はどのように進められてきたのであろうか．その変遷を看護教育におけるカリキュラムの位置づけにより確認する．

■ **1949～1966年――健康な生活を整える要素としての栄養学**

1947（昭和22）年の高等看護学院学科課程における栄養学は，1学年次に栄養学として独立した科目で教授されている（**表1-1**）．1951（昭和26）年の看護婦教育課程においては，栄養としてとらえられている（**表1-2**）．当時の聖路加女子専門学校など多くの看護学校の学生の必読書として活用された著書に『臨床看護指導の原理と実際』[2)] がある．その内容の一部を次に紹介する．

> 看護課程の計画にあたり教材を5つの主要な知識の領域に分けることができる．
> 1）生物および物理的科学：解剖，生理，微生物，化学，物理，および数学などの科目
> 2）社会学：歴史，心理学，経済学，倫理などの科目を含む
> 3）医学：病理，薬物学，治療学，および諸種の臨床および予防医学などの科目
> 4）看護および関連技術：個人衛生，衛生，家事整理，栄養学および調理，食事法などと同時に看護各臨床分野などの科目
> 5）語学，美術，人文学，哲学および宗教の下に含まれる科目
> 　これらの広範囲にわたる各領域は，さらに理論的にまとめられる範囲で各科

表 1-1　甲種看護婦養成所学科課程（1947 年）

学　科　目	時間数	看護学内訳	時間数		臨床実習科目	週
解剖生理学	90	看護史及び看護倫理	20	病室其の他勤務	内　科	15
病理学細菌学及び消毒法	70	一般基礎看護法	100		外　科	15
看護学	585	看護管理法	15		小児科	15
栄養学及び食餌療法	120	内科学及び看護法	50		産婦人科	12
薬理学及び調剤学	45	外科学及び看護法	80		伝染病科	10
衛生学	50	小児科学及び看護法	45		手術室	10
物理学及び化学	45	産婦人科学及び看護法	45		調理室	8
衛生統計	20	伝染病学及び看護法	45		精神病科	3
衛生法規	15	皮膚泌尿器科学及び看護法	30	外来勤務	内　科	4
社会学大意及び医療社会事業	30				外　科	4
教育及び心理	45	眼科学及び看護法	15		小児科	4
		耳鼻咽喉科学及び看護法	20		産婦人科	4
		歯科学及び看護法	10		皮膚泌尿器科	3
		理学療法	15		眼　科	3
		臨床診療介補技術	35		耳鼻咽喉科	3
		手術室勤務技術	15		歯　科	2
		総合症例研究	15		理学療法科	2
		精神病学及び看護法	30		精神病科	3
					その他	8
計	1,115	計	585		計	128

（金子　光 編著：初期の看護行政．日本看護協会出版会，1992．を改変）

目に分類され，各科目の詳細な計画は単位法を用いることが提案される．

上記にみられるように，栄養学は「看護および関連技術」のなかで重要な科目として取り上げられており，対象となる人びとの健康生活を整える主要な知識の領域となっている．

■ 1967〜1988 年――体内の物質代謝としての栄養学

1967（昭和 42）年の「保健婦助産婦看護婦学校養成所指定規則」の改正時には，従来のいくつかの専門科目の表現が改められた．栄養学は生化学（栄養学を含む）の範疇に含まれることとなった（**表 1-3**）．以来 1989 年の改正で栄養学として独立した単元になるまで，生化学のなかに含まれている．これは栄養学の基本に生化学を位置づけている医学系の研究の発想によるものと考えられる．

近代栄養学の先駆者といわれる鈴木梅太郎は，栄養学に関する概論のなかで，「われわれが適当な食物をとって成長し，生存していくことを栄養といい，この食物を栄養素とよぶ．したがってごく簡単に定義するならば，どういうものを食べさせれば生きていかれ，どういうものを食べさせなければ死んでしまうというようなことを決定するのが栄養学である」と述べている．また吉川春寿は栄養学を「栄養学といえば，食物はどんな成分からできているか，われわれが健康を保つのにはどんな食物をどれだけ食べなけ

表1-2　看護婦教育課程（1951年）　　上段：医師による　下段：看護師による

科　目	時間数
医科学概論	15
解剖生理	90
細菌学	45
化　学	45
教育学	30
心理学	30
精神衛生	15
統　計	15
社会学	30
社会福祉	20
衛　生	50
個人衛生	20
公衆衛生概論	30
栄　養	45
薬　理	30
看護学	690
計	1,150時間以上

看護学内訳	時間数	
看護史	20	
看護倫理（職業的調整）	20	
看護原理及び実際	135	
公衆衛生看護概論	10	
内科学及び看護法	90	60 30
外科学及び看護法	110	55 55
伝染病及び看護法	80	50 30
小児科学及び看護法	60	40 20
産婦人科及び看護法	70	50 20
精神病学及び看護法	25	15 10
眼科学，歯科学及び耳鼻咽喉科学	40	
皮膚泌尿器科学	15	
理学療法	15	
計	690時間以上	

病室とその他の実習	
科　目	週
内　科	16
外　科	16
小児科	12
産婦人科	14
産科（分娩室）	8
（新生児室）	2
婦人科	4
伝染病（結核を含む）	10
手術室	10
特別食調理室	4
計	82週以上

外来実習	
科　目	週
内　科	3
外　科	2
小児科	3
産婦人科	3
耳鼻咽喉科	2
眼　科	2
歯　科	2
皮膚泌尿器科	2
保健所	1
計	20週以上

（金子　光 編著：初期の看護行政．日本看護協会出版会，1992．を改変）

ればならないか，成分のどれが欠乏するとどのような病気になるか，献立をつくるにはどんな注意がいるか，という問題が取り扱われる」と定義している[3)]．

両者の定義する栄養学は，栄養素からみた食物の摂取と健康との関係に考え方の基本があるといえよう．医学が病気の身体に重きを置かれてきた歴史的背景からすると，生化学の研究を通して栄養学が発展してきた経緯は理解できる．1967年に生化学のなかに栄養学が含まれた由縁もそこにうかがえる．しかし，吉川は，のちに栄養学について「……しかし，今までやってきたこと，あるいは栄養学と称して学生に教えてきたこととか，世のなかに指導していることというのは，割合に狭いと思います．つまり健康ということに偏りすぎ，食と健康という両者の共通する面のみを対象としてきたきらいがあります……」と述べ，その方向性に示唆を与えている[4)]．また足立は，「人間食べること学」（食生態学）を提唱し，栄養学の対象を「ヒトと食物の交流に関する科学（理論）とそれの食生活への応用（実践）」と述べており[5)]，栄養学が生活のなかにおける食事のあり方に注目してきている．

■ 1989〜1996年——日常の食生活からとらえる栄養学

1989（平成1）年の改訂は，看護学における栄養学の位置づけが再確認されたといえ

表 1-3　看護学教育課程（1967 年）

	科　目	時間数
基礎科目	物理学	30
	化学	30
	生物学	30
	統計学	30
	社会学	30
	心理学	30
	教育学	30
	外国語	120
	体育	60
専門科目	医学概論	15
	解剖学	45
	生理学	45
	生化学	45
	薬理学	30
	病理学	45
	微生物学	45
	公衆衛生学	30
	社会福祉	15
	衛生法規	15
	看護学	2,655
	看護学総論	360
	成人看護学	1,665
	小児看護学	300
	母性看護学	330
	合　計	3,375

看護学内訳	時間数 講義	実習	計
看護学総論	150	210	360
看護概論	60		60
看護技術	90	90	180
総合実習		120	120
成人看護学	495	1170	1665
成人看護概論	30		30
成人保護	60		60
成人疾患と看護	405	1170	1575
内科疾患と看護	135	435	570
精神科疾患と看護	30	90	120
外科疾患と看護	90	330	420
整形外科疾患と看護	45	90	135
皮膚科疾患と看護	15	45	75
泌尿器科疾患と看護	15		
婦人科疾患と看護	30	45	75
眼科疾患と看護	15		
耳鼻咽喉科疾患と看護	15	90	135
歯科疾患と看護	15		
保健所等実習		45	45
小児看護学	120	180	300
小児看護概論	15		15
小児保健	30	180	285
小児疾患と看護	75		
母性看護学	120	210	330
母性看護概論	15		15
母性保健	75	210	315
母性疾患と看護	30		
合　計	885	1,770	2,655

（金子　光編著：初期の看護行政．日本看護協会出版会，1992．を改変）

る（**表 1-4**）．小池は「広い意味での栄養を考える学問は，人体の栄養に関する分野，食物に関する分野，社会と栄養に関する分野，の３つの分野からなり，おのおのは不即不離の関係にある」と述べている[6]．看護学における栄養学では，食べることに託して表現されるその人の生きるさまを観・守ることとして，「生きる営み」のすべてを通して追究していく．そして，その人がよりよく生きていくためには食物をどれだけとればよいか，また，その人にとっての必要な栄養所要量はどれほどなのかを決めるのは，その人個人の実際の食生活のなかから考える必要がある．医学が専門分化された結果，対象となる人を生活者として統合的にとらえることができにくくなっていると懸念され

表 1-4　看護教育課程（1989 年）

	科　目	時間数
基礎科目	人文科学　2科目	60
	社会科学　2科目	60
	自然科学　2科目	60
	外国語	150
	保健体育	60
	小　計	360
専門基礎科目	医学概論	30
	解剖生理学	120
	生化学	30
	栄養学	30
	薬理学	45
	病理学	75
	微生物学	45
	公衆衛生学	30
	社会福祉	30
	関係法規	30
	精神保健	45
	小　計	510
専門科目	基礎看護学	300
	看護学概論	(45)
	基礎看護技術	(195)
	臨床看護概論	(60)
	成人看護学	315
	成人看護概論	(15)
	成人保健	(30)
	成人臨床看護	(270)
	老人看護学	90
	老人看護概論	(15)
	老人保健	(15)
	老人臨床看護	(60)
	小児看護学	120
	小児看護概論	(15)
	小児保健	(30)
	小児臨床看護	(75)
	母性看護学	120
	母性看護概論	(15)
	母性保健	(30)
	母性臨床看護	(75)
	小　計	945
	臨床実習	1035
	基礎看護	(135)
	成人看護	(630)
	老人看護	
	小児看護	(135)
	母性看護	(135)
選択必修科目		150
合　計		3,000

（金子　光編著：初期の看護行政．日本看護協会出版会，1992．を改変）

表 1-5　看護師課程（2009 年）

	教育内容	単位
基礎分野	科学的思考の基盤 例）人文科学，社会科学，自然科学，情報科学，外国語など 人間と生活，社会の理解 例）家族論，人間関係論，カウンセリング理論と技法など	
	小　計	13
専門基礎分野	人体の構造と機能 疾病の成り立ちと回復の促進 例）解剖生理学，生化学，栄養学，薬理学，病理学，微生物学など	15
	健康支援と社会保障制度 例）公衆衛生学，社会福祉学，関係法規など	6
	小　計	21
専門分野Ⅰ	基礎看護学	10
	臨地実習	3
	小　計	13
専門分野Ⅱ	成人看護学	6
	老年看護学	4
	小児看護学	4
	母性看護学	4
	精神看護学	4
	臨地実習	16
	小　計	38
統合分野	在宅看護論	4
	看護の統合と実践	4
	臨地実習	4
	小　計	12
	総　計	97

表 1-6 保健師・看護師統合カリキュラム（2009 年）

	教育内容	単位
基礎分野	科学的思考の基盤 例）人文科学，社会科学，自然科学，情報科学，外国語など 人間と生活，社会の理解 例）家族論，人間関係論，カウンセリング理論と技法など	
	小　計	13
専門基礎分野	人体の構造と機能 疾病の成り立ちと回復の促進 例）解剖生理学，生化学，栄養学，薬理学，病理学，微生物学など	15
	健康支援と社会保障制度 例）保健福祉の法的基盤，行財政，保健福祉計画の企画と評価	8
	健康現象の疫学と統計 例）疫学・保健統計（情報処理を含む）など	4
	小　計	27

	教育内容	単位
専門分野Ⅰ	基礎看護学	10
	臨地実習	3
	小　計	13
専門分野Ⅱ	成人看護学	6
	老年看護学	4
	小児看護学	4
	母性看護学	4
	精神看護学	4
	臨地実習	16
	小　計	38
統合分野	在宅看護論	4
	地域看護学	10
	看護の統合と実践	4
	臨地実習	8
	小　計	26
	総　計	117

る．そのような状況における看護のための栄養学は，日常生活を営む人の食生活の実際，および食べることを通して表現される生きることそのものへの取り組みからとらえることに，いっそう力を注ぐことが重要といえる．

■ 1997〜2021 年——統合カリキュラムにおける栄養学

1997 年からは，統合カリキュラムへの変更となった．統合カリキュラムは，看護職に対する期待に施設内の看護と地域の看護などを視野に入れた看護を提供できる能力のいっそうの向上があげられたことから生まれたと考える．すなわち，保健師・看護師のカリキュラム，助産師・看護師のカリキュラムを統合して学習することによる教育効果を高めることもねらいにある．

表 1-5，1-6 は，2009 年からの看護師教育および保健師・看護師教育の統合カリキュラムの基本的考えを示したものである．専門基礎分野に位置する栄養学は，人体の構造と機能・疾病の成り立ちと回復の促進の教育内容に含まれる教科目である．人体を系統立てて理解し，健康・疾病に関する観察力，判断力を強化する内容，すなわち解剖生理学・生化学・栄養学・薬理学・病理学・微生物学などである．

これらの内容をどのように具体的に組み立てて，幅広く，ダイナミックに展開するかは，おのおのの教育機関に委ねられ，それが独自の特徴として表現されることになる．すなわち，専門基礎分野の栄養学は，各教育機関においてどのようにとらえ，どのように統合させ具体化するかにより，いっそう明確なものとなる．

表 1-7　新カリキュラムの内容と単位数の変更箇所

	教育内容	単位
基礎分野	科学的思考の基盤	14 (+1)
	人間と生活・社会の理解	
専門基礎分野	人体の構造と機能	16 (+1)
	疾病の成り立ちと回復の促進	
	健康支援と社会保障制度	6
専門分野	基礎看護学	11 (+1)
	地域・在宅看護論	6 (+2)
	成人看護学	6
	老年看護学	4
	小児看護学	4
	母性看護学	4
	精神看護学	4
	看護の統合と実践	4
	臨地実習 基礎看護学 地域・在宅看護論 成人看護学 老人看護学 小児看護学 母性看護学 精神看護学 看護の統合と実践	23
合　　計		102 (+5)

色文字が変更箇所

看護学は，実践の科学として栄養学の広義・狭義の両側面からとらえ，日常生活への援助へと発展させる必要がある．とくに食生活が多様化する現代においては，食物の流通性や人間の食への認識の変化，また，栄養学のミクロな研究成果をも世界的視野から見据え，人びとの健康生活への支援を考えることが大切である．

■ 2022 年度より開始される「新カリキュラム」での看護教育

2022 年 4 月に看護学校（大学・短大・専門学校）に入学する学生より，新しいカリキュラムでの看護教育が始まる（**表 1-7**）．具体的に変わる代表的な点を以下に示す．

・総単位数が 97 単位から 102 単位に充実（総時間数は削除）
・ICT を活用するための基礎的能力やコミュニケーション能力の強化に関する内容を充実
・臨床判断能力などに必要な基礎的能力の強化のため解剖生理学などの内容を充実
・対象や療養の場の多様化に対応できるように「在宅看護論」を「地域・在宅看護論」に名称変更し内容を充実
・各養成所の裁量で領域ごとの実習単位数を一定程度自由に設定できるよう，臨地実習の単位数を設定

教育は時代の変化に合わせて進化し，医療の進歩や社会の変動に対応できる看護師の育成が考えられている．

3 看護学教育における栄養学の方向性

■ 生活の基本的要素としての「食」

看護とは，あらゆる人びとの「生・老・病・死」とかかわりながら，その人の健康を守り，生活を援助することであり，その生活の基本的要素のひとつとして食生活があげられる．

足立は，「食べることは生きることの原点である」と述べている[7]．食べることは栄養素の摂取である以上に，人間の心理的・社会的・文化的な営みである．日常何気なく食べている食事も，病を得て食べるときには違った感覚となるようである．また，病気によっては，健康時には気にかけなかった食事の内容に関心をもつように促されたりもする．終末期の患者にとっては，「食べること」そのことが「生きること」でもある．何もできなくなったとき，最後にできる主体的な営みは，食物を噛み，飲み込むことである．そして，そのとき何を食べたいかに，その人の人生のすべてが集約されると思えるときもある．看護学教育における栄養学は，食を通して生きることを支える看護の基本への教育といえる．

■ 子どもの「食べる力」を育むことへの支援

2003（平成15）年に，厚生労働省の後押しではじまった「食を通じたこどもの健全育成」（いわゆる食育）の検討は，2005（平成17）年度の小中学校における「栄養教諭」創設にまで発展した．近年の子どもたちを取り巻く食生活の状況は，栄養素摂取の偏りや朝食の欠食，肥満の増加，思春期のやせの増加など多くの問題が山積している現状である．

看護学教育においては，このような社会の状況を踏まえ「食育」を視野に入れ，地域の健康コーディネーター，学校教育の現場との連携のもとに，子どもの食べる力を育む担い手としての教育力を培う必要がある．

21世紀の看護学教育における栄養学の方向性は，これまでの人びとの「食生活」をあらゆる角度から振り返ることからスタートする必要がある．食生活を支えてきた生産・流通・経済が飛躍的に成長する反面，置き去りにしてきた「食」への感覚，食べることへのこだわり，食と生命観など，人びとの健康を支えてきた「食」の原点を探ることが，看護学教育における「栄養学」の出発点と考える．

■ 高齢者の「食生活を支える」ことへの支援

国立社会保障・人口問題研究所は，2018年推計の「日本の世帯数の将来推計（全国推計）」を公表した．今回は，2015年の国勢調査をもとに2015～2040年の25年間について将来推計を行っている．

推計結果のポイントは，①世帯総数は2023年をピークに減少開始，平均世帯人数は減少が続く，②「単独」「夫婦のみ」「ひとり親と子」の割合が増加，③世帯主の高齢化が進み，65歳以上の高齢世帯が増加する，④高齢者の独居率が上昇する．たとえば65歳以上の男性の独居率は14.0%→20.8%，女性は21.8%→24.5%と上昇する，などである．

食事への支援に，この状況を重ね合わせると，宅配食・調理済みの食事・食材の宅配などの利用の伸びが予測される．高齢者の介護福祉施設などさまざまな場で「食生活を支える」工夫がよりいっそう必要とされる．食は主体的な行動であるだけに，生き甲斐を失った高齢者にとって食を断つ，すなわちいのちを立つ道具となりかねない．これらは，単に栄養素からのアプローチだけではなく，具体的な食べる行動への支援や生きる楽しみや希望への食生活の支援がいっそう期待される．このことは，看護学における栄養学において，重要な点といえよう．

■ 食生活を通して患者の自己実現を援助するための看護栄養学

従来の栄養学の方向性は，人間の身体の内側にかかわる栄養素中心の栄養学や，生化学的領域に主流が置かれてきた．しかしこれからは，人間を生活している総合体として把握し，食生活領域すべてのかかわりを通してとらえる方向に見方を変える必要がある．

栄養学がひとり歩きをするのでなく，健康の担い手として，患者の生活をあらゆる側面から整える役割を担う看護者と，栄養学を専門とする研究者，および栄養士などの栄養業務に携わる実践者とが連携をとり，食生活を通して患者の自己実現にいかに協力できるかが今後の課題といえよう．

看護学教育における栄養学の方向は，看護の対象となるあらゆる人びとの健康の保持・増進，あるいは回復のために健康な食生活が営まれるように援助するための専門的な知識と実践力を基盤とし，看護学を支える研究分野として位置づくと考えられる．

文献

1）フローレンス・ナイチンゲール（著），湯槇ます・他訳：看護覚え書―看護であること・看護でないこと―．現代社，1968.
2）デボラー・M・ジャンセン（著），湯槇ます訳：臨床看護指導の原理と実際 上巻．メヂカルフレンド社，1952.
3）吉川春寿：からだと食物．岩波書店，1959.
4）吉川春寿：栄養トピックス．女子栄養大学出版，1982.
5）足立己幸 編著：食生活論．医歯薬出版，1987.
6）小池五郎：新・やさしい栄養学．女子栄養大学出版，1990.
7）足立己幸，巷野悟郎 編：乳幼児からの食事学．有斐閣，1991.

Chapter 2 QOLと食生活

■ “その人らしい食生活”への援助

QOL（quality of life）は，人間の生命や生活・暮らしの質を問うものであり，人びとが“その人らしく生きる”ことを基本とした概念の上に成り立っている．そして，人間は，日々繰り返されるごく日常の生活を通し，さまざまな環境に置かれるなかで“その人らしく生きる”ことを培い，“その人らしい自己実現”の欲求が生じる．その具体的な結果もまた，日常生活のなかに表現される．

看護はこの日常生活への援助を通して，単に病気や病状からの回復にかかわるだけでなく，“その人らしく生きる”ことを支援し，対象者にとってのQOLを高めることへの働きかけが必要とされる．

食生活は，この日常生活の基本に位置し，その援助においては“その人らしい食生活”を見極め，“その人らしい食生活”が営めるようにかかわることが必要とされる．健康回復のための食生活への援助はもとより，それまでの人生において培われてきた食習慣や食物の好み，食事の仕方など，さまざまな角度から“その人らしさ”を損なうことなく，対象者自身が健康生活を維持・増進する高次の食生活のありようへと発展できるよう援助する必要がある．

1 健康と食

■ 「健康で長生き」とは

「健康で長生き」とはよく聞く言葉であり，誰もが願うことである．長寿国のわが国だからこそ，考えなければならないことでもある．同じ長生きでも，最後の瞬間まで自分のことは自分でしたいと願う高齢者の言葉を耳にする．またひと口に健康といっても，いろいろな意味が含まれる．現代の健康の概念の基本には，WHO（world health organization；世界保健機関）の世界保健憲章の前文に述べられている定義がある．この前文には，“健康とは，完全なる身体的，精神的，および社会的安寧の状態であり，単に疾病や病弱が存在しないということではない”とされており，健康を多角的にとらえているところに特徴が見出せる．

またルネ・デュボは，『健康と病気の話』のなかで「健康の本当の意義は，すべての病気を絶滅するという夢のような話ではなく，与えられた環境のなかで支障なく力いっ

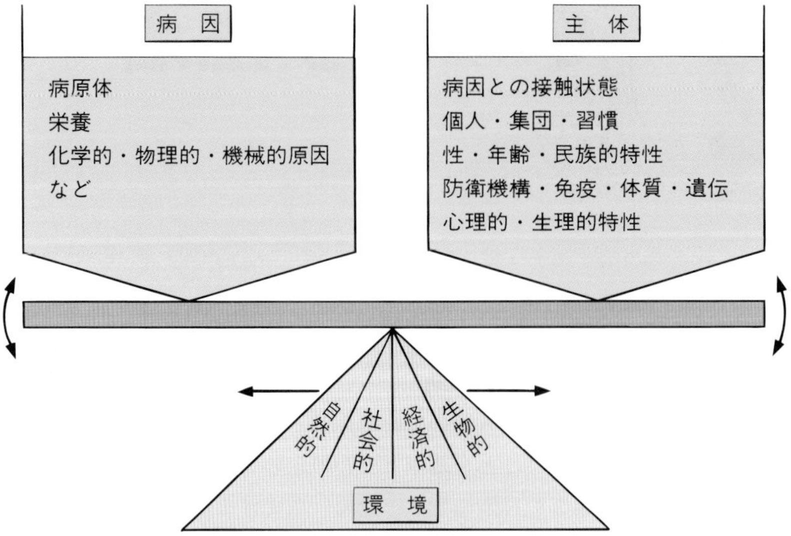

図 2-1　レーベルの健康の成立条件の疫学模型

（鈴木　勉・他：健康概論．新思潮社，1979.）

ぱい働く能力だといえるでしょう．また環境というのは絶えず変わっていくものなので，健康とは，毎日のように襲いかかる無数の微生物，刺激，未解決の問題などに，次々と適応する連続作業だともいえるでしょう」と述べている．健康は，人間にとって不可欠なことではあるが，日常的にはなかなか意識にはのぼりにくく，病気を得てはじめてその重要性に気づくこともまれではない．人間が，身体的にも精神的にも社会的にも健康であり続けるためには，さまざまな条件が整う必要がある．レーベルは健康の成立条件の疫学模型で，病因・主体の軽重と環境支点の移動によって健康は影響を受けると説明している（**図 2–1**）．

これらの考えから，人間が「健康で長生き」できるためには自然的・社会的・経済的・生物的側面の環境，すなわち生活環境を自己の生活に適するように改善できるか，また身体・精神・社会的存在としての自己の適応力をいかに養うことができるかにかかっているともいえる．また，健康の価値を認識し，日常生活の営みにおいて，健康行動がとれることが重要となる．

■ 健康生活の鍵を握る「食生活」

また人間にとって，健康はそれ自体が目的になることもあるが，より高次な目的達成のための方法でもある．すなわち健康の意味は２つの性格を同時にもち合わせていることになる．この健康行動には，健康をもたらす食生活の営みが含まれる．病気からの回復とともに健康の維持・増進において，食生活は重要な役割を担っている．

朝食を家族揃って食べられるように奮闘する母親，夕食を子どもたちと一緒にとろうと家路を急ぐ父親，食卓で１日のできごとを話す子ども，これらの人びとにとっての食卓は，家族の関係を深め，心を安める大切な場となる．職場においても，食をともにすることは「同じ釜の飯を食べた仲間」として，心許す職場の人間関係づくりに貢献すること大である．人びとは健康が日常の食生活を通して導かれること，また食生活のありようが健康生活の鍵を握ることを実感している．

1……「食」を通してみえるもの

■ 「食」を通した人間観察

「食」は「くう」とも「くらう」とも表現される．食する「人間」と食される「食物」との関係がその基礎に置かれる．この「食」の法則について足立[1]は，食べる「人間」と食べられる「食物」について正しく認識し，それらの相互関係である「食」について考えを進めることの必要性について述べている（図 2-2）．

看護者は，食生活を営んでいるその人を援助するにあたり，この食物を「つくり」「食べる」こと，そしてその人間自身について観察し，深く理解することが重要である．援助にあたり「食」を通してみえるものは何かを認識していることが必要である．

（1）食べる人間の観察で何がみえるか

■ 人間の欲求——食欲はこころの表現

人間の食に対する欲求は，食欲として表現される．また一面では健康状態のバロメーターでもある．人間の基本的欲求であるがゆえに，その変化は身体の状態を表すと受け止められたのであろう．

マズローは，「人間のすべての欲求のなかで最も基礎的で強力であり，はっきりしているのは，生命維持に関する欲求である．すなわち，食物，飲物，保護，性，睡眠，酸素への欲求である．たとえば，食物，自己承認，愛などを欠いている人間は，まず第一に食物を要求し，この欲求が満たされるまでは他のいっさいの欲求は無視されるか，あるいは背後に追いやられてしまうであろう．極端にかつ危険なほどに飢えている人にとっては，食物以外のものへの関心は何もない．彼は食物を夢みる，彼は食物を思い出す，彼は食物に思いをめぐらす，彼は食物だけに感情を示す，彼は食物を知覚する，彼は食物だけを欲しがる．………このような人はパンだけで生きているといわれても，公

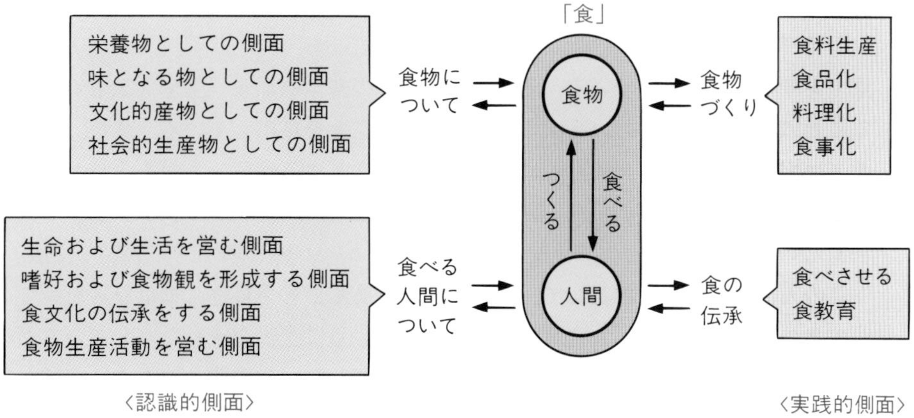

図 2-2　人間の「食」の認識と実践

（有山　恒 編：食物の機能と生態．同文書院，1979）

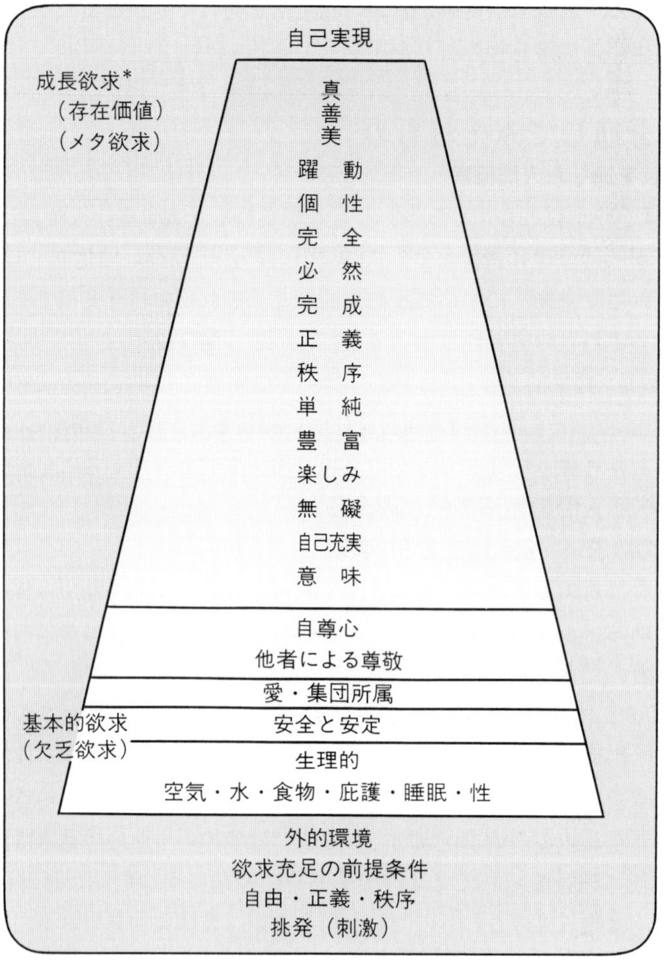

＊ 成長欲求はすべて同等の重要さをもつ（階層的ではない）

図2-3　アブラハム・マズローの欲求の階層

（フランク・ゴーブル著，小口忠彦 監訳：マズローの心理学．産業能率大出版，1988.）

正でありうる」と述べている．そして彼は，この基本的欲求（生理的欲求）が満たされることにより，次の新しい高次の欲求が現れることを見出している．また，最も高次な要求は“人がなるところのものにますますなろうとする願望，人がなることのできるものなら何にでもなろうとする願望”すなわち自己実現の欲求であるとしている（**図2-3**）[2)]．

この人間の基本的欲求として，食への欲求があることを見逃してはならない．人間が示す食への欲求は必ずしも空腹を感じていたり，単に食物を求めたりしているだけでなく，実際には愛情の欠乏を訴えていることもある．食べる人間の諸々の欲求は有機的に関連し合い，“その人らしさ”の欲求として，生活現象に現れる．食を通してみえるものは，これらの人間のもつ欲求の一側面であり，また重要なこころの表現であったりする．

■ 人間の身体――栄養素の取り込みと固有の性質

「栄養」とは，人間が外界の物質を飲食物として取り入れ，身体をつくり，また活動のためのエネルギーとし，代謝の結果生じた不要な物質を処理するしくみのことである．そして，取り込む飲食物に含まれているのが「栄養素」であり，栄養素は，飲食物に含まれる成分のうち，成長・発育や生命維持に必要であり，それが欠けることにより健康な生活活動を営むことができないものである．「栄養素」は，エネルギーの供給と身体の構成素として役立つ熱量素と，円滑に代謝を営むのに必要な微量成分である保全素に分類される．熱量素としては炭水化物，脂質，たんぱく質の三大熱量素があり，保全素としてはナトリウム，カリウムなどの無機質，各種のビタミンがある．しかしこれらの栄養素が身体の中で処理されて有効に利用されるかどうかは，その身体の状態によるところが大である．また一方で，栄養状態をよくすることにより，健康状態を高めることも考えられ，これらはそれぞれの関係性の上に成り立つものである．

また人間の身体は，おのおの異なる個体であり，しかも生物としての性質と自然環境や人間社会に適応することにより生まれた特異な性質をもっている．そして，社会生活の過程のなかで絶えず影響され変化している．同じ栄養素を同じ量摂取しても，人それぞれの身体に現れる反応は異なる．したがって，各人固有の性質を大切にしながら，より健康状態へと導くには，その性質が固有のものであることを認識する必要がある．

■ 人間の文化的，社会的側面――食行動の背景となるもの

文化とは人間が自然界に対処しながら蓄積してきた，人間らしい行動様式を示すといわれる．この考えからすると文化は，その人らしい個別的な側面をもつと考えられる．人間は，ものの考え方，感じ方により自然界に対処し，個別的な文化を育んできたともいえる．

また，社会的には家族を単位とした独自な生活領域をもち，ひとつの社会を形成している．

人間の「食」を考えるときに重要なことは，これらの文化や社会的な背景を理解し，その特徴をとらえ，また配慮して対応することである．

食文化は，食べることを通して形成された文化であり，それに基づく食行動はおのおの異なる．個人の食生活を把握するうえで，個人の文化的・社会的背景は，重要な基本的手がかりとなる．

■ 人間と食物――文化・生産・社会活動とのかかわり

食物の機能のひとつに，生物としての人間の生命維持がある．食物は体内に取り込まれ，形を変えて生命現象にかかわり，そして排出される．この現象は人間の目には直接には見えにくい細胞の世界のできごとである．この意味からすると，食物は栄養素を運ぶ役割を担っているともいえる．食物の性質は加工，貯蔵，調理などにより変化し，人それぞれの食物の嗜好や食習慣を生む．

また，人間は食べるために生きるという一面をもっている．食物の「おいしさ」は，人間を快い気持ちにし，「おいしさ」を追求する気持ちを起こさせる．食物へのこだわりは「美味」「うま味」を追求する．この食物の追求に伴う文化，生産活動，社会活動が人間の生活に果たす食物の機能の他の側面である．

家庭料理としての食物は，「おいしさ」と母親の懐しい味と重なり，「おふくろの味」

として伝承され，ひとつの食文化をつくる．食物は，食することでその姿は消滅する．したがって，常に生産される必要がある．人びとの嗜好を求めた生産活動は，新しい食品を世に送り出し，食糧経済を刺激する．

アフリカ難民の食糧危機は，個々の人びとに他者に対する救援の気持ちを思い起こさせ，もてる地域からもたない地域への食糧分配に対する問題意識を提言している．食糧自体の援助から，食糧の生産技術援助など，食物を中心とした人間関係が生まれ，人間の活動は地球規模となる．人びとは食物を中心として相互に“人間らしく”生きることを模索し，地球規模で助け合うことの必要性を学ぶことができる．

2……健康と食生活

■ 変化する食文化と食生活への影響

人間は自らの手で食物をつくりだし，生命の維持のために，また人間生活の豊かさの象徴として新しい素材開発に取り組み，それは尽きることがない．足立は，「食生活は人間の時間的経過のなかで生まれた食にかかわる生活文化の表現である」と述べている[1]．わが国は高度経済成長からのち，食生活は大きな変換を遂げている．春夏秋冬，国内外を問わずさまざまな食材が手に入り，食卓に並ぶ料理の多様性もその変化のひとつである．食卓に季節感がなくなり，旬の食材を忘れたり，調理済みで売られる食品からは素材の原形を想像できなくなったりしている子どもがみられる．野菜汁入りの駄菓子を子どもに与え，「にんじんがきらいだが，こうしたら食べた」と自慢する母親をみかけたりもする．食生活は食文化の変化に伴い，大きく変わろうとしている．

（1）食生活の変遷と栄養状態

食生活は食品の消費と摂食行動の側面からとらえることができる．

■ 食品の消費

①食品の摂取の推移

図 2-4 は，1 人 1 日当たりの摂取量の変化の多い食品を中心に，1975 年を 100 とし

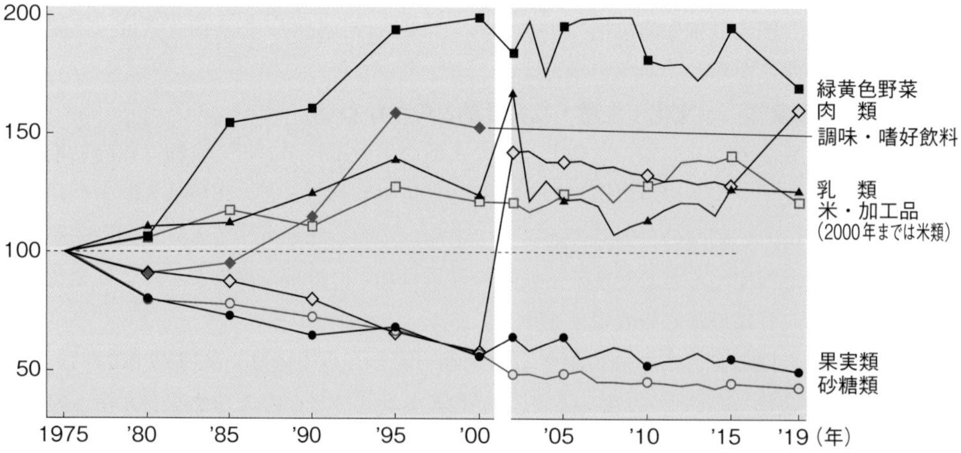

図 2-4 変化の多い食品群（1975 年 =100）

（厚生労働省：国民健康・栄養調査）

表 2-1　日本人の食品摂取量年次推移（1 人 1 日当たり）（単位 g）

食品群別 ＼ 年		1975	1980	1985	1990	1995	2001	2005	2010	2015	2019
穀物	米・加工品	248.3	225.8	216.1	197.9	167.9	356.3	343.9	332.0	318.3	301.4
	その他の穀類・加工品	1.5	1.5	1.5	2.6	2.5	8.1	8.8	7.6	9.8	9.9
	小麦・加工品	90.2	91.8	91.3	84.8	93.7	99.6	99.3	100.1	102.6	99.4
種実類		1.5	1.3	1.4	1.4	2.1	2.2	1.9	2.1	2.3	2.5
いも類	さつまいも・加工品	11.0	10.4	10.7	10.3	10.8	7.1	7.0	7.2	6.6	6.3
	じゃがいも・加工品	22.1	23.2	25.6	28.2	30.3	31.5	28.5	25.9	25.1	23.0
	その他のいも類・加工品	27.8	29.8	26.9	26.3	27.8	24.5	23.5	20.3	17.3	17.6
砂糖・甘味料類		14.6	12.0	11.2	10.6	9.9	7.2	7.0	6.7	6.6	6.3
菓子類		29.0	25.0	22.8	20.3	26.8	26.7	25.3	25.1	26.7	25.7
油脂類		15.8	16.9	17.7	17.6	17.3	11.3	10.4	10.1	10.8	11.2
豆類	大豆・加工品	67.2	63.2	64.3	66.2	68.0	55.3	57.7	53.9	58.6	59.2
	その他の豆類加工品	2.8	2.2	2.3	2.3	2.0	2.0	1.5	1.3	1.7	1.4
動物性食品	魚介類	94	92.5	90.0	95.3	96.9	94.0	84.0	72.5	69.0	64.1
	肉類	64.2	67.9	71.7	71.2	82.3	76.3	80.2	82.5	91.0	103.0
	卵類	41.5	37.7	40.3	42.3	42.1	36.8	34.2	34.8	35.5	40.4
	乳および乳製品	103.6	115.2	116.7	130.1	144.5	170.1	125.1	117.3	132.1	131.2
野菜類	緑黄色野菜	48.2	51.0	73.9	77.2	94.0	93.6	94.4	87.9	94.4	81.8
	その他の野菜	189.9	192.3	178.1	162.8	184.4	185.8	185.3	180.0	166.5	167.5
きのこ類		8.6	8.1	9.7	10.3	11.8	14.9	16.2	16.8	15.7	16.9
果実類		193.5	155.2	140.6	124.8	133.0	132.0	125.7	101.7	107.6	96.4
藻類		4.9	5.1	5.6	6.1	5.3	13.5	14.3	11.0	10.0	9.9

① 2001 年より分類が変更されている（ジャム：砂糖類→果実類，味噌：豆類→調味料・香辛料類，バター：乳類→油脂類，マヨネーズ：油脂類→調味料）ほか，調理を加味した数量となっているため，2000 年とは接続しない．

（厚生労働省：国民健康・栄養調査）

てその推移をみたものである．

なお，2001 年度からは分類が変更された．ジャムは砂糖類から果実類に，味噌は豆類から調味料・香辛料類に分類されている．さらに，米・加工品の米は，調理を加味した数量となり，めし・かゆに，嗜好飲料類の茶葉は茶浸出液などで算出している．また，調味・嗜好飲料は，嗜好飲料類と調味料・香辛料類からなり，含まれる内容が多く比較対象から除外する．また，米類は，米・加工品としてとらえており，2001 年度よ

表 2-2　日本人の摂取栄養量年次推移（1人1日当たり）

栄養素 ＼ 年	1975	1980	1985	1990	1995	2000	2005	2010	2015	2019
エネルギー (kcal)	2188	2119	2088	2026	2042	1948	1904	1849	1889	1903
たんぱく質 (g)										
総　量	80.0	78.7	79.0	78.7	81.5	77.7	71.1	67.3	69.1	71.4
動物性	38.9	39.2	40.1	41.4	44.4	41.7	38.3	36.0	37.3	40.1
脂　質 (g)	52.0	55.6	56.9	56.9	59.9	57.4	53.9	53.7	57.0	61.3
(動物性脂質)	(27.4)	(26.9)	(27.6)	(27.5)	(29.8)	(28.8)	(27.3)	(27.1)	(28.7)	32.4
炭水化物 (g)	337	309	298	287	280	266	267	258	257.8	248.3
無機質										
カルシウム (mg)	550	539	553	531	585	547	539	503	517	505
鉄 (mg)	13.4	10.4	10.8	11.1	11.8	11.3	8.0	7.4	7.6	7.6
ナトリウム (g)(食塩換算)	14.0	12.9	12.1	12.5	13.2	12.3	11.0	10.2	9.7	9.7
ビタミン										
A (I.U.)	1602	1986	2188	2567	2840	2654	—	—	—	
(μgRE)	—	—	—	—	—	—	604	529	534	534
B_1 (mg)	1.11	1.37	1.34	1.23	1.22	1.17	0.87	0.83	0.86	0.95
B_2 (mg)	0.96	1.21	1.25	1.33	1.47	1.40	1.18	1.13	1.17	1.18
C (mg)	117	123	128	120	135	128	106	90	98	94

注）①栄養量はすべて調理による損耗を考慮していない．②1975年以降は4訂食品成分表，2001年は5訂食品成分表による計算値である．③脂質の（　）内の数値は動物性脂質の量である．④ビタミンAについては2001年以降はレチノール当量である．

（厚生労働省：国民健康・栄養調査）

り増量している．一方，砂糖は減少している．新たに分類された食品の他は比較的変動は少ない（**表 2-1**）．

②栄養素摂取の推移

栄養素などの摂取量の年次推移では，動物性脂質と動物性たんぱく質ともにやや増加傾向がみられる．炭水化物は減少しているが，エネルギー，カルシウムはほぼ横ばいである（**表 2-2**）．

③エネルギーの栄養素別摂取構成の推移

エネルギーの栄養素別摂取構成割合は，たんぱく質と脂質の割合が1988年頃より横ばい状態にある．とくに脂質は適性割合の上限とされている25％を超えており，2019年では28.6％である．生活習慣病予防の観点からその推移を見守る必要がある（**図 2-5**）．

④エネルギーに占める栄養素の割合

日本と米国について，エネルギーに占める栄養素の割合を比較すると，米国は，脂肪が適正割合とする目標の30％に近づいている．日本は目標の上限の25％に達していることと，近年の動物性脂質の摂取量の増加に注目する必要がある（**図 2-6**）．

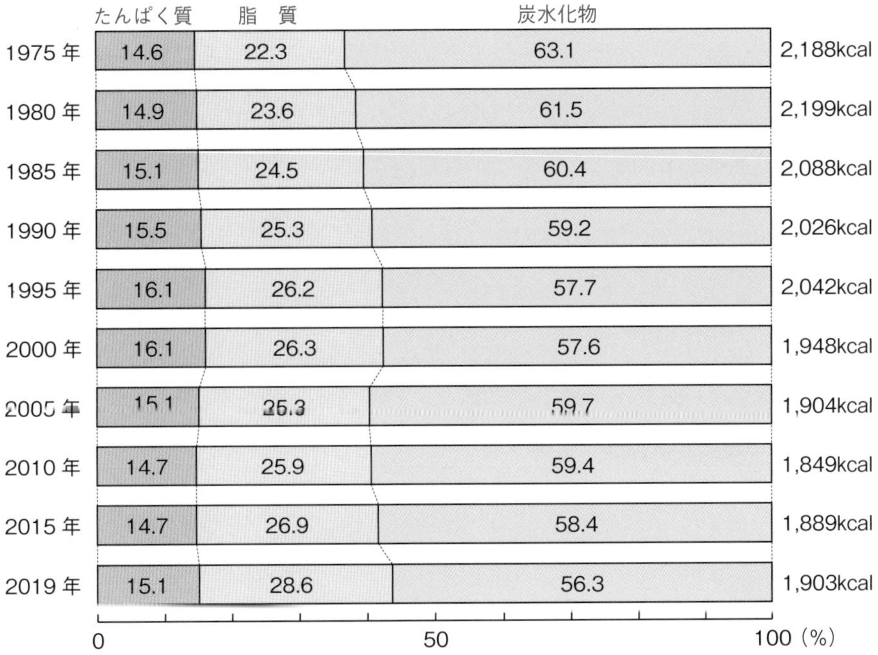

図 2-5　エネルギーの栄養素別摂取構成割合

（厚生労働省：国民健康・栄養調査）

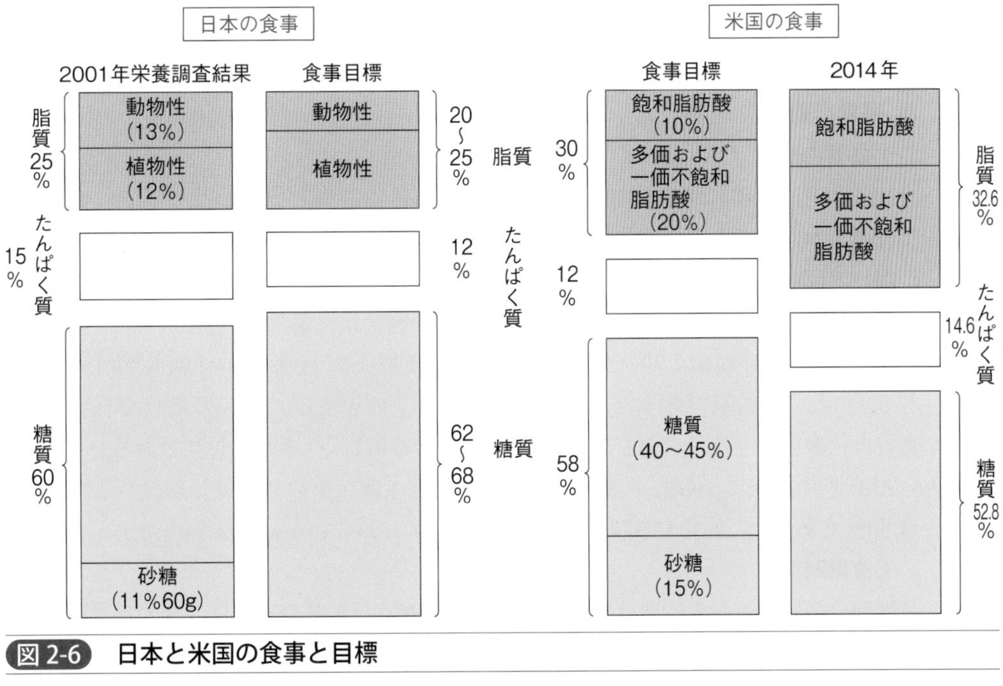

図 2-6　日本と米国の食事と目標

（阿部達夫：わが国の食生活と疾病構造，臨床栄養，66（1）：34，1985．に加筆して作成）

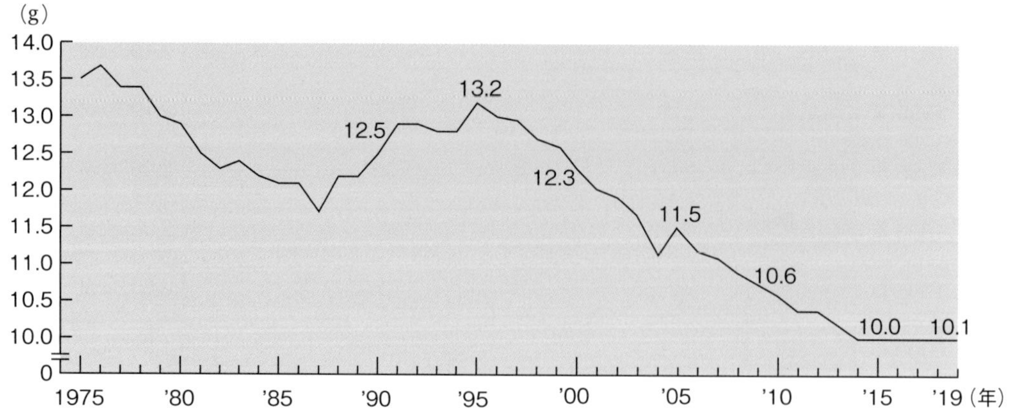

図 2-7　食塩摂取量の年次推移（全国平均）

*平成 13 年国民栄養調査より食品群の分類が変更した.

（厚生労働省：国民健康・栄養調査）

⑤食塩摂取量の推移

食塩は 1 日 10 g の目標摂取量に対し 1987 年の 11.7 g の減少を機に，以後次第に増加し，1995 年の 13.2 g をピークとして，再び減少，2019 年には 10.1 g である（**図 2-7**）. 健康への影響は，かつての東北地方の脳血管疾患死亡率の高さにみられたとおり，脳血管疾患死亡と食塩摂取量との相関について多くの報告がなされている. 2015（平成 27）年の地域別調査では，脳血管疾患死亡率は全体として減少し，食生活の改善，食塩摂取量減少の効果が全国的にみられ，東北地方においても改善されているが，男女ともに岩手，青森などの東北地方で顕著に高く，関西以西では比較的低いという「東高西低」の傾向がみられる. 脳血管疾患死亡の多い県において，現在もなお食塩の摂取が多いことが考えられる.

■ 摂食行動

①食事の共有

NHK が 2016 年に実施した「食生活に関する世論調査」（2 回）によると，家族揃って食事をした人の割合は，全国平均では朝食 50.1％，夕食 60％であった.

2018 年の「食育白書」によると，朝食または夕食を家族と一緒に食べる「共食」の頻度について，「ほとんど毎日」と回答した人の割合は，朝食と夕食のいずれも 20 歳代が最も低く（朝食 37.7％，夕食 57.4％），70 歳以上が最も高い（朝食 79.1％，夕食 87.1％）という結果であった. 家族との「共食」の頻度は，20〜50 歳代で低い傾向であった. 家族と一緒に食事をすることが困難な理由は，仕事の忙しさであった.

2020 年の調査によると，自身または家族が週 1 回以上の頻度で「個食」しているのは 86％であった. 個食する理由は，「生活のリズムが合わない」が 74％であった.

②食事時間

性別，年齢別の夕食時間は女性に比し男性が遅く，年齢が進むにつれて夕食時間が早い傾向にある. 仕事中心の夜型社会による影響は，食卓に揃う人びとにも影響を与えている（**図 2-8**）.

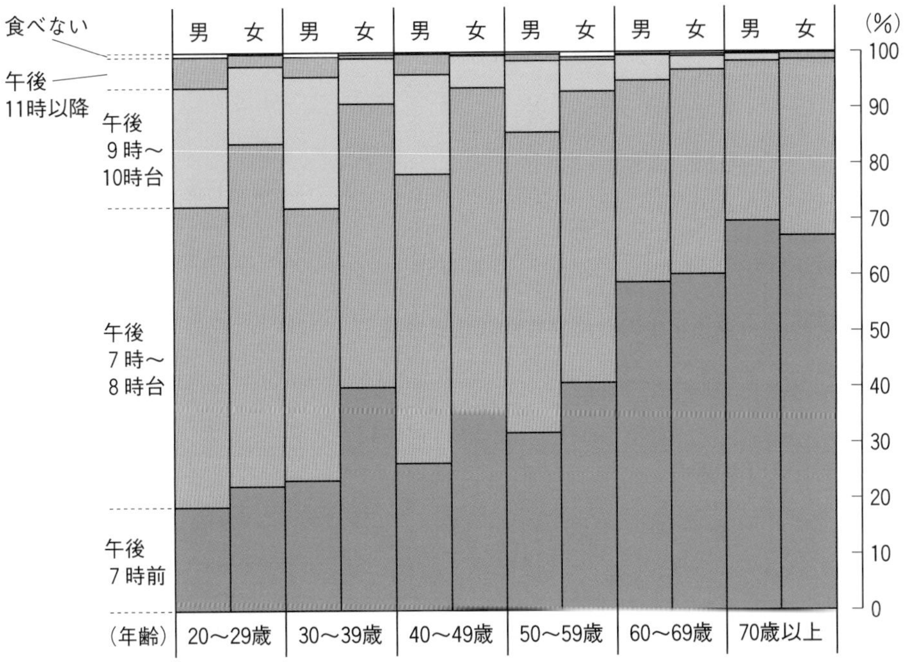

図 2-8 食生活状況調査結果（性・年齢・階級別）―夕食時間―

（国民栄養の現状：厚生労働省平成 11 年「国民栄養調査結果」，第一出版，2001 より尾岸作図）

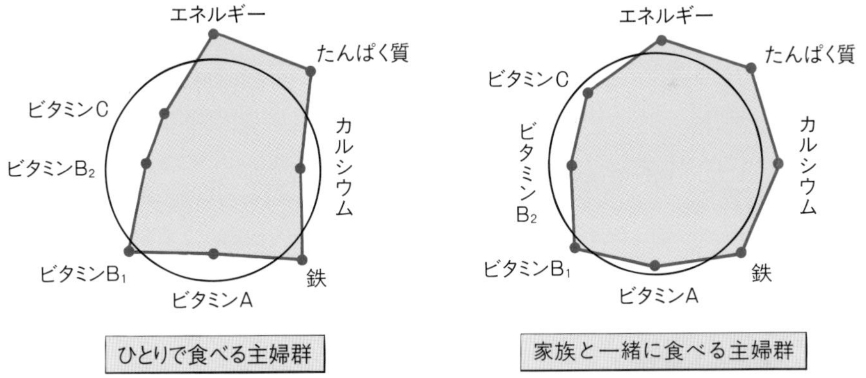

図 2-9 家族と食べることと食事の栄養バランス（全円は栄養所要量）

（足立己幸，磯田厚子：「食事の健全な自己点検のてびき」を使った私たち自身の食生活の見直し．全国農協婦人組織協議会，1983.）

③摂食行動の影響

この影響は，摂取量にも影響を与える．家族と一緒に食事をする主婦群は，ひとりで食事をする主婦群よりも栄養素構成のバランスがよく，女子学生の場合も同じ現象がみられる（図 2-9，2-10）．

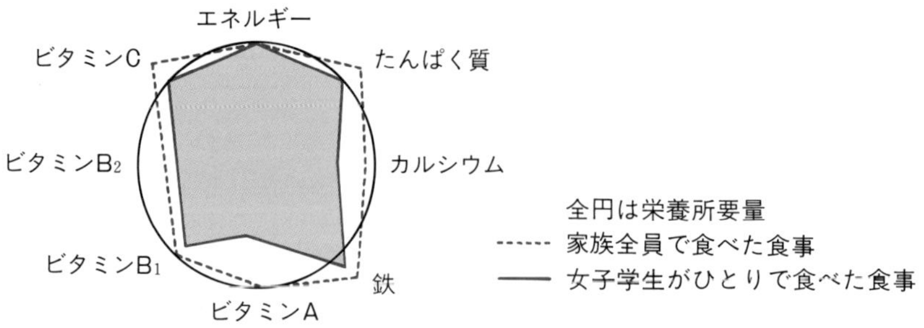

図 2-10 女子学生の食事共有別栄養素構成

(足立己幸 編著：食生活論．p40，医歯薬出版，1994.)

表 2-3 諸外国の平均寿命

国　名	年次	男	女	国　名	年次	男	女
日本	2020*	81.64	87.74	メキシコ	2018	72.2	77.9
アイスランド	2020*	81.2	84.3	カナダ	2017-2019*	80.0	84.2
英国	2017-2019*	79.37	83.06	アルゼンチン	2015	73.72	80.33
オランダ	2019*	80.5	83.6	ブラジル	2019*	73.1	80.1
スイス	2019*	81.9	85.6	イスラエル	2014-2018*	80.55	84.37
スウェーデン	2020*	80.60	84.29	インド	2014-2018*	68.2	70.7
フランス	2020*	79.10	85.12	韓国	2019*	80.3	86.3
ノルウェー	2020*	81.48	84.89	中国	2015*	73.64	79.43
チェコ	2020*	75.30	81.38	ロシア	2018*	67.75	77.82
デンマーク	2019-2020*	79.51	83.59	エジプト	2020*	74.3	75.5
フィンランド	2019*	79.16	84.53	南アフリカ	2014	59.1	63.1
ドイツ	2017-2019*	78.63	83.36	オーストラリア	2017-2019*	80.85	85.04
米国	2019*	76.3	81.4	ニュージーランド	2018-2020*	80.29	83.87

(資料：国連「Demographic Yearbook 2019」 ただし，＊印は平均寿命が当該政府の資料によるものである.)

(資料：国連「Demographic Yearbook 2019」)

(2) 食生活と疾病

■ 食生活指針の実践のために

わが国は世界有数の長寿国のひとつである (**表 2-3**)．21 世紀における長寿国日本が，壮年期死亡の減少，認知症や寝たきりにならない状態で生活できる健康寿命の延伸を目的に，健やかで心豊かに生活できる活力ある社会となるように，厚生労働省では，「21 世紀における国民健康づくり運動 (健康日本 21)」を開始し，「健康日本 21 (第二次)」に引き継がれた．「健康日本 21 (第二次)」は，21 世紀のわが国において少子高齢化や疾病構造の変化が進むなかで，生活習慣および社会環境の改善を通じて，子どもから高齢者まですべての国民がともに支え合いながら希望や生きがいをもち，ライフステージ (乳幼児期・青壮年期・老年期などの人の生涯における各段階) に応じて，健やかで心豊かに生活できる活力ある社会を実現し，その結果，社会保障制度が持続可能なものと

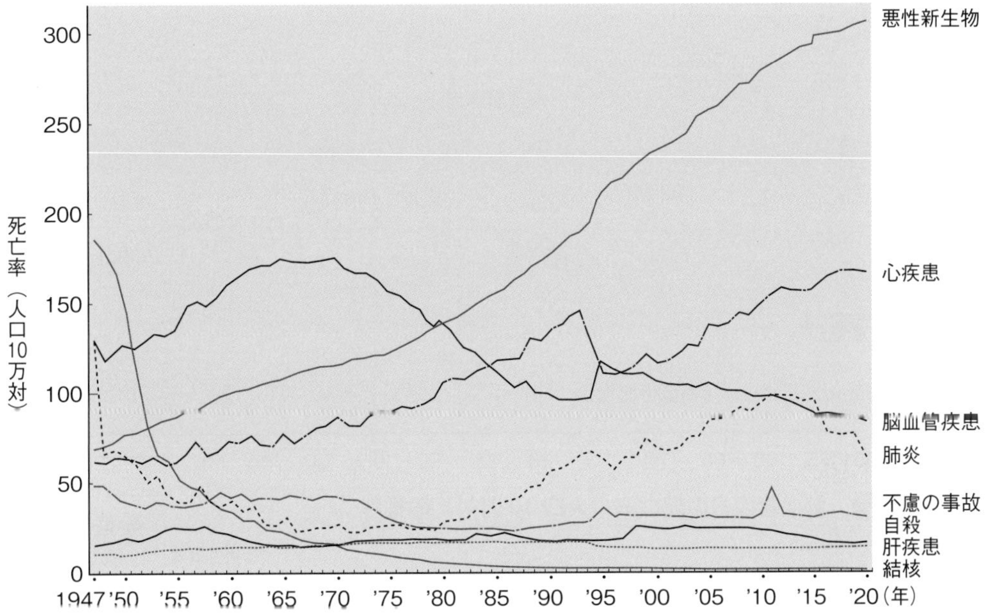

図 2-11　主な死因別にみた死亡率（人口 10 万対）の年次推移

（厚生労働省：人口動態統計）

なるよう，国民の健康増進の総合的な推進を図るための基本的な事項を示し，2013 年度から 2023 年度まで推進するものである．

■ 主要死因の年次推移（図 2-11）

脳血管疾患は 1970 年をピークとしてその後減少し，1985 年には主要死因第 3 位になっている．悪性新生物は 1981 年から主要死因第 1 位となり，心疾患は 1985 年に第 2 位となる．

脳血管疾患は，脳出血，脳梗塞，くも膜下出血，その他の脳血管疾患に分類される．これらのうち 2020 年の最も多い死亡率を占めたのは脳梗塞であった（**図 2-12**）．

心疾患では，虚血性心疾患と心不全の死亡率が高かった（**図 2-13**）．

病態については他の章にゆだねるが，現代の社会構造がもたらす「食品の消費」「摂食行動」などとの関連性を追究する必要がある．

2 人間生活（生きる）を豊かにする食

■ 食卓の演出と QOL

人間は食文化の発展に伴い，食物を栄養素としてとらえる食物観から，自然との対話，社会との対話へと食物観を変化させ，食糧を生産し，調理して食物化するようになった．その過程には歴史的営みがある．そして食卓はそれらが凝縮された場所といえる．食卓は“その人らしく”人それぞれに演出される．自身でできなくても，主体的に

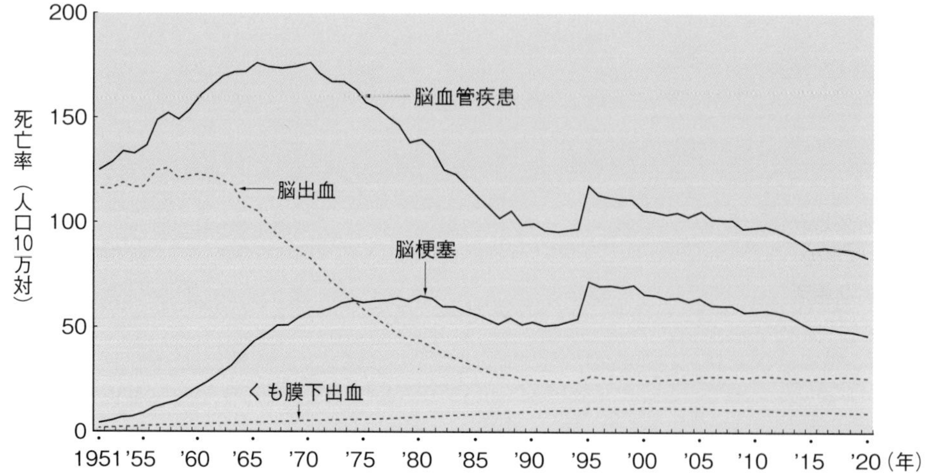

図 2-12　脳血管疾患の死亡率（人口 10 万対）の推移

（厚生労働省：人口動態統計）

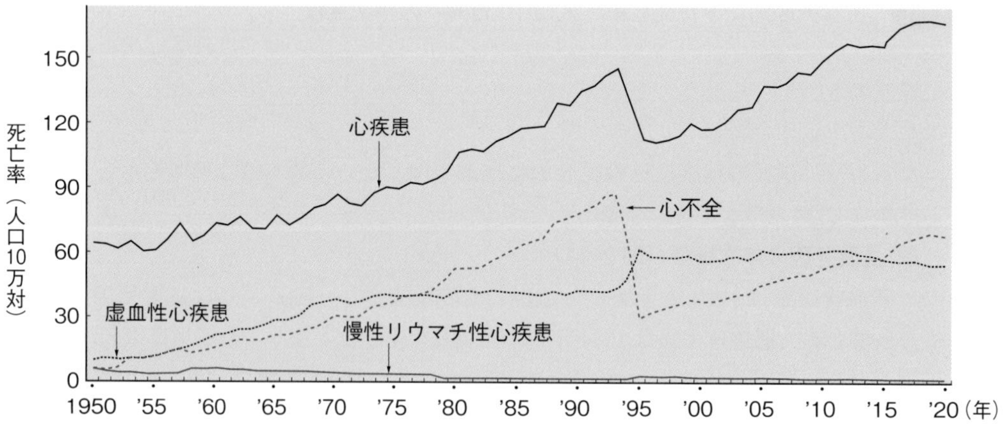

図 2-13　心疾患の死亡率（人口 10 万対）の推移

（厚生労働省：人口動態統計）

他者の力を借りる姿勢をもつことで，そして自身で行動できる人は他者の知恵を借りることで，“その人らしく”暮らしを装うことは可能であろう．QOL は「満足のいく暮らし」という理想状態を示す概念であるともいわれる．食への欲求はマズローの基本的欲求に位置づけられている．この欲求が満たされることで次の欲求が生まれることは確かではあるが，一方で，食生活により将来の健康が左右されることも学んだ．

■ 健康づくりのための食生活指針

厚生労働省は，個々人のライフスタイルが多様化する現状にあって，栄養，食生活をめぐる問題を，栄養状態や食物の摂取にとどまらず，食行動，食環境にいたるまで幅広い視点から公表している．とくに重視したいのは，“食事を楽しみましょう”という点である．食生活は，家族のふれあう食卓から出発し，食べることを通して人とのふれあ

表 2-4　日本，米国，ノルウェーの食生活指針

日　本	米　国	ノルウェー
「食生活指針」（2016 年改定版）	「米国人のための食生活指針」（2021 年）	「国立栄養審議会のガイドライン」
1）食事を楽しみましょう． 2）1 日の食事のリズムから，健やかな生活リズムを． 3）適度な運動とバランスのよい食事で，適正体重の維持を． 4）主食，主菜，副菜を基本に，食事のバランスを． 5）ごはんなどの穀類をしっかりと． 6）野菜・果物，牛乳・乳製品，豆類，魚なども組み合わせて． 7）食塩は控えめに，脂肪は質と量を考えて． 8）日本の食文化や地域の産物を活かし，郷土の味の継承を． 9）食料資源を大切に，無駄や廃棄の少ない食生活を． 10）「食」に関する理解を深め，食生活を見直してみましょう．	1）すべてのライフステージで健康的な食生活様式に従いましょう． 2）個人的な好み，文化的伝統，コスト上の制約などの要素を反映させながら，栄養素密度の高い食品や飲料の選択肢を各人に合わせて楽しみましょう． 3）栄養素密度の高い食品や飲料によって食品群の要求を満たすことに焦点を当て，カロリー制限内に留まりましょう． 4）添加された糖類，飽和脂肪，ナトリウムが比較的多い食品や飲料を制限し，アルコール飲料を制限しましょう． （J-MILK INTELLIGENCE（2021/01/13）．https://www.j-milk.jp/report/international/h4ogb40000005dg7-att/h4ogb40000005did.pdf）	1）食事を楽しむことが健康につながります．あなたの食べる食品と友だちになりましょう． 2）固いマーガリンやバターの代わりに植物性ソフトマーガリンや植物油を使いましょう． 3）平日は全乳の代わりに低脂肪牛乳または脱脂乳や低脂肪の乳製品をとりましょう． 4）溶かしバターやマヨネーズの代わりにホワイトソースやブラウンソースを適宜使いましょう． 5）多くの種類の魚をパンにのせたり，また夕食にももっと食べましょう．サバやニシンのように脂肪の多い魚もタラやクロダラのように脂肪の少ない魚も両方とも，もっとたびたび食べましょう． 6）脂肪の少ない肉を選びましょう． 7）パンやほかの穀物製品をもっと食べましょう． 8）いも類，野菜，果物，ベリー類をもっと食べましょう． 9）決まった時間に食事をとることはよい習慣です． 10）水は食事と食事のあいだでも食事の際でもよい飲み物です． （農林水産省資料）

いを学び，心の豊かさを養うと同時に，食の伝承の場として認識されたと考えられる．また，それらが要求される食生活の現状がある．

食生活に対するこのような提言は，他の国にもみられる．**表 2-4** は日本，米国，ノルウェーの３カ国の食生活に対する指針である．米国の目標からは，動物性脂肪やエネルギーのとりすぎに対する呼びかけが，ノルウェーの心得からは，パン食や魚，野菜の利用に対する具体的な呼びかけが読み取れる．これらから各国の食生活の現状と抱えている問題が，また今後の方向性が推測される．

■ 食生活に表現されるQOL

個人を対象にしたときには，食生活のありようが，そのままその人のQOLを表現するということも理解できる．食道がんの患者が，手術後の絶食期間のあとに食べることを許されたとき，「口から食べられるって，こんなに素晴らしいことなんだ」と，涙しながら喜びを語っていた．この瞬間は，この患者にとって，ここまでたどった苦しみのすべてを超えた満足感があったに違いない．また瀕死の若者が，最後に“おふくろの味”の手打ちうどんを希望し，「おいしい」と感謝している場面に出会った．これらの人びとの喜びは，それ自身が人生であり，食生活に表現された最も最高の“その人らしい”QOLのありようであったと思われる．

文献

1）足立己幸編著：食生活論．医歯薬出版，1994.
2）フランク・ゴーブル（著），小口忠彦監訳：マズローの心理学．産業能率大学出版，1988.

Chapter 3

ライフサイクルと栄養

1 ライフサイクルの変容

ライフサイクルとは，人が誕生してから死に至るまでの一生の流れを意味する．人の一生の流れはさまざまな事柄から変容を遂げてきている．2016年に，わが国の平均寿命は男女ともに80歳を超え，2020年において男性81.64歳，女性87.74歳となっている．これは，1947年では，男性50.06歳，女性53.96歳だったのと比べると，おおよそ30年間の延長がみられる．人が誕生し成長・成熟するまでの期間は同じであるが，生理的な老化が表れる高齢期の期間が延びている．そのため，団塊の世代が75歳を超える2025年に備えて，高齢期の栄養の課題，とくに健康長寿を実現するための課題への関心が高くなっている．

また，第二次世界大戦後，高度経済成長期を迎えたわが国では，大都市への人口移動や女性の就業率の向上などから家族形態が変化した．核家族化により，複数の家族と食事をともにする頻度も減少し，それは食を通じた家族内でのコミュニケーションのあり方にも影響をもたらした．さらに，65歳以上の高齢者においては一人暮らしの単身世帯が増えている．

一方，家族形成する様相も時代とともに変化している．1975年当時は，女性が結婚してから第1子出生までの期間は結婚10カ月がピークであったのに対し，2005，2015，2019年では6カ月がピークとなっている（**図3-1**）．第1子出生数のうち，この結婚期間が妊娠期間より短い出生数が占める割合は，2002年をピークに低下傾向となっている．母親の年齢階級別でみた内訳では，「15～19歳」が8割と高く（**図3-2**），若い女性が結婚してから妊娠を計画的に考え，食生活を整える期間があまりないことを意味している．

2 各ライフステージにおける栄養の意義

人の一生のなかで成長・変化の特有な時期をライフステージという．各ライフステージの特徴に応じて栄養の意義や重要性は異なるが，日頃の食生活の積み重ねは次のライフステージの基盤となって根付く．たとえば，胎児は母親の胎内で胎盤を通じた栄養摂

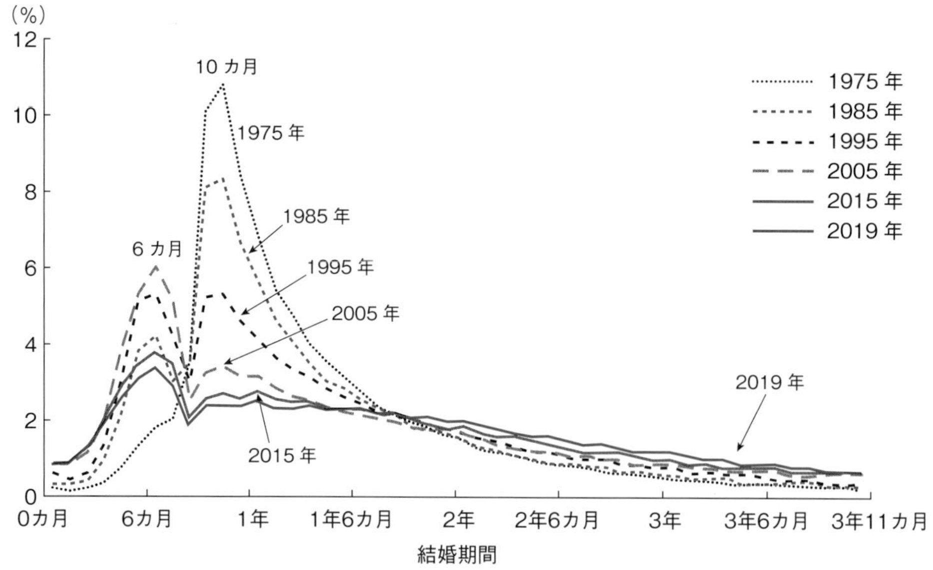

図 3-1　第 1 子出生までの結婚期間別にみた出生構成割合

（厚生労働省：令和 3 年度「出生に関する統計の概況」.）

取で成長することから，母親の食生活の影響を受ける．さらに，この世に誕生した以降は，子どもは保護者の食生活や生活リズムの影響を受けながら食の基盤をつくり上げていき，幼児期から思春期を経て，自らの身体に適した食物を選択する自律性が育まれる．保護者の庇護から離れる青年期においては，食生活の自律を目指していく．そして，ライフイベントである結婚や出産を通して，新たな家族を形成する頃には，自分の家族の健康状態も視野に入れた食生活を管理するようになる．家族一体となった食とのかかわりの積み重ねが，将来迎える壮年期および老年期を健やかに過ごすことに反映する．看護は人の一生において健康と生活の側面に主に関与しており，個々人が今までにどのような食のストーリーをつくり上げてきたのかに目を向け，よりよく生きていくことを手助けすることが期待される．

3 ライフステージごとの栄養の特徴

1 …… 新しい生命を育むための栄養

（1）妊（胎生期）産婦・授乳婦

人は誕生後，成熟を経た後に結婚し，次世代へ新しい生命を継承していく．新しい生命は，成熟した男女の精子と卵子が出合う受精によって誕生する．受精卵は母体から胎盤を通じて栄養摂取しながら胎児へと成長し，出生後は母体から離れ，自分の力で乳汁を吸わなくてはならない．赤ちゃんは受動から能動という劇的な変化を乗り越え，母親

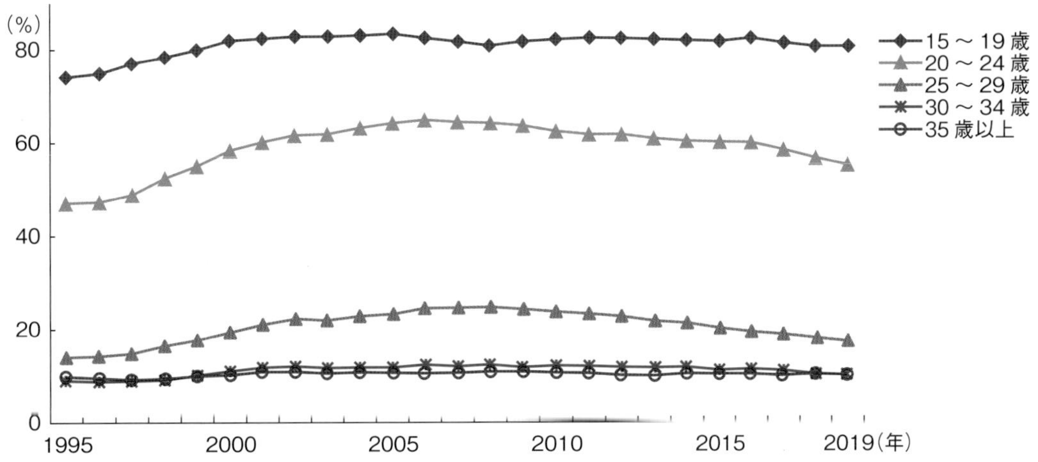

図3-2　母の年齢階級別にみた「結婚期間が妊娠期間より短い出生」の「嫡出第１子出生」に占める割合

（厚生労働省：令和３年度「出生に関する統計の概況」.）

の体外での生活に適応しようとする．胎児ならびに母乳栄養児の栄養のすべては母体から与えられるため，母体の栄養状態が胎児期から新生児期の形態機能の発達に大きく影響する．

①妊産婦

妊娠中は糖代謝や脂質代謝に異常をきたしやすく，ナトリウムが貯留しやすい特徴があり，普段以上に食生活への配慮が必要となる．妊娠中は胎児・胎盤・子宮において鉄の需要が増加するため，鉄を十分に摂取しなければ貧血になる．

近年，若い女性に低体重の割合が増えている．妊婦が低体重であると子宮内で胎児の発育が遅延し，低出生体重児が生まれる割合の増加につながる．出生時の体重が少ないと，小学生時での２型糖尿病の発症率が高くなるというデータもあり[1)]，胎生期の栄養状態が小児期の生活習慣病発症へ及ぼす影響が指摘されている．また，妊婦の栄養不良は，母体の衰弱・流産・早産・胎児の臓器発育不良などのリスクとなる．

妊娠前の体格，妊娠中の体重増加量により高まるリスクがあるので，適正な体重増加を目指すことが大切である．とくに肥満となった妊婦は，高血圧・蛋白尿・浮腫などの症状を呈する妊娠高血圧症候群が起こりやすいため，妊娠を意識しすぎて過剰な栄養摂取にならないように注意が必要である．

②授乳婦

授乳期は，食事摂取基準でも乳汁分泌をもとに付加量（87頁：**表4-27**参照）が算定されている．母乳栄養を行わない場合は食事摂取量が過剰にならないように注意する．また，授乳期では飲酒・喫煙・薬剤など乳汁への分泌が懸念されるものは控える．

（２）胎内から始まる母子の健康のための栄養

厚生労働省では，胎児の神経管閉鎖障害発症リスクの低減のため，妊娠する１カ月前から妊娠後３カ月（妊娠初期）に葉酸を摂取すべきと推奨している[2)]．しかし，最近の出生動向をみると，妊娠が結婚に先行するケースが15～19歳で約８割，20～24歳は約

6割となっており（**図3-2**），自分の健康管理を整えたうえでの計画的な妊娠ではないことを意味する．前述した葉酸のように，妊娠が判明してから気をつけるのでは遅い栄養素もあるため，妊娠する前から自分の健康管理をすることが重要である．

2 …… 発育・発達過程に欠かせない栄養

（1）乳児期

生後4週間（28日）を新生児期，新生児期を含む生後1年未満を乳児期という．この時期は，体重は3カ月で出生時の約2倍，12カ月で約3倍，身長は12カ月で出生時の約1.5倍と，成長は著しい．一方，咀嚼・嚥下や消化・吸収・排泄機能といった生理機能は未熟であることが特徴である．出生直後，消化管の蠕動はみられず，生後12時間くらいから蠕動運動がみられるようになり，授乳が始まると消化酵素が含まれる消化液の分泌が起こる．生後5カ月までは乳汁のみで栄養をとり，生後5カ月以降は乳汁と離乳食の併用となる．

新生児期・乳児期は，人間関係形成の基盤となる基本的信頼を獲得する時期である．いまだ自分では満たすことのできない欲求を満たしてくれる母親の存在を通して，基本的信頼を獲得する．授乳を中心とした母子のスキンシップ時に起こる相互作用は双方によい影響を与える．

①母乳育児の利点

現在，母乳育児の推進がアピールされている．1989年，WHOとユニセフは「母乳育児を成功させるための10カ条」（**表3-1**）を共同発表した．これは産科医療や新生児ケアにかかわるすべての施設が取り組む，母乳育児を推進するために必要な項目をまとめたものである．

母乳育児による利点（**表3-2**）は大きく，また母親が母乳育児を選択する割合も高くなっている．2015年に実施された乳幼児栄養調査（**図3-3**）によると，2005年度に実施した結果と比べ，母乳栄養の割合は増加し，生後1カ月では51.3%，生後3カ月では

表3-1 母乳育児を成功させるための10カ条　（WHO・ユニセフによる共同声明）

1．母乳育児の方針をすべての医療にかかわっている人に，常に知らせること
2．すべての医療従事者に母乳育児をするために必要な知識と技術を教えること
3．すべての妊婦に母乳育児のよい点とその方法をよく知らせること
4．母親が分娩後，３０分以内に母乳を飲ませられるように援助すること
5．母親に授乳の指導を十分にし，もし，赤ちゃんから離れることがあっても母乳の分泌を維持する方法を教えること
6．医学的な必要がないのに母乳以外のもの，水分，糖水，人工乳を与えないこと
7．母子同室にする．赤ちゃんと母親が一日中２４時間，一緒にいられるようにすること
8．赤ちゃんがほしがるときに，ほしがるままの授乳を進めること
9．母乳を飲んでいる赤ちゃんにゴムの乳首やおしゃぶりを与えないこと
10．母乳育児のための支援グループづくりを援助し，退院する母親に，このようなグループを紹介すること

表 3-2　母乳育児の利点

乳児にとっての利点	母親にとっての利点
・免疫学的感染防御作用をもつ	・出産後の母体回復を早める
・成分組成が乳児に最適であり，代謝負担が少ない	・母性ホルモン（プロラクチン）を分泌させる
・顔全体の筋肉や顎を発達させる	・妊娠前の体重への回復を促す
・信頼関係を育む	・排卵を抑制する
・新鮮で衛生的である	・乳がん，卵巣がんの発症率が低下する
・精神的安定をもたらす	・衛生的，経済的で手間もかからない

（堤ちはる・平岩幹男：新訂版　堤ちはるの10時間講義　やさしく学べる子どもの食－授乳・離乳から思春期まで－．p28，診断と治療社，2012．）

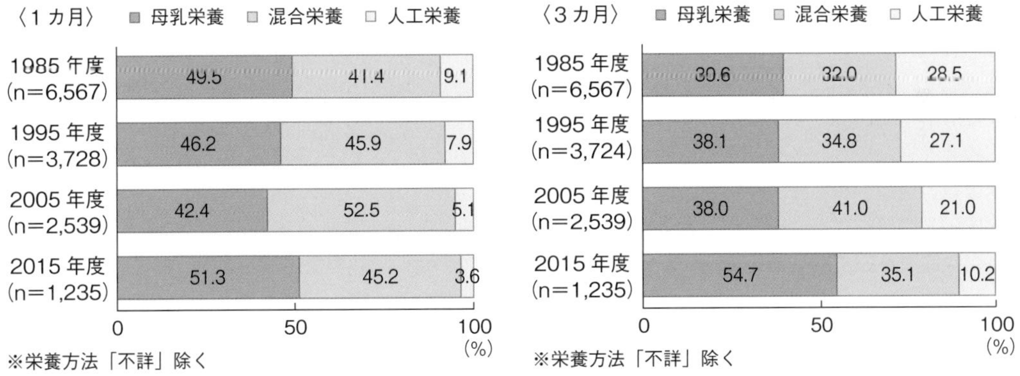

図 3-3　授乳時の栄養方法（1カ月，3カ月）の推移

（厚生労働省：2015（平成27）年度乳幼児栄養調査.）

54.7%となっていた．また出産後1年未満の就業状況別では，出産後1年未満に働いていた者について，母乳栄養の割合が22.6ポイント増加していた．妊娠中に，「ぜひ母乳で育てたいと思った」と回答した者は43.0%，「母乳が出れば母乳で育てたいと思った」と回答した者は50.4%と，合計すると母乳で育てたいと思った割合は9割を超える．しかし，母親や子どもの健康状態，育児をする環境によっては母乳育児を行うことが難しい場合もある．

そこで，厚生労働省では従来取り組まれてきた母乳育児の推進を図る観点から，2007年に「授乳・離乳の支援ガイド」を作成し，その適切な支援について具体的に示し，妊産婦や子どもにかかわる保健医療従事者が基本的事項を共有し一貫した支援を行えるようにした．2019年には，授乳および離乳を通じた育児支援の視点を重視した内容に改定されている．授乳の支援にあたっては，母乳や育児用ミルクといった乳汁の種類にかかわらず，母子の健康の維持とともに，健やかな母子・親子関係の形成を促し，育児に自信をもたせることを基本とした支援の方法を示している（**表3-3，3-4**）．

表 3-3　授乳の支援の方法（母乳の場合）

出産直後から母親の母乳による育児への意欲や，乳房の状態に合わせた個別対応を行うことが重要である．とくに出産直後については，医療従事者がかかわるなかで，安全性に配慮した支援を行う．

・出産後はできるだけ早く，母子がふれあって母乳を飲めるように支援する．
・子どもがほしがるサインや，授乳時の抱き方，乳房の含ませ方などについて伝え，適切に授乳できるよう支援する．
・母乳が足りているかなどの不安がある場合は，子どもの体重や授乳状況などを把握するとともに，母親の不安を受け止めながら，自信をもって母乳を与えることができるように支援する．

（厚生労働省：授乳・離乳の支援ガイド 2019 年改定版．2019．https://www.mhlw.go.jp/content/11908000/000496257.pdf）

表 3-4　授乳の支援の方法（育児用ミルクの場合）

母乳育児を望んでいても，医学的な理由などにより子どもの必要栄養量をまかなうのに十分な母乳が出ずに育児用ミルクを利用する場合もある．栄養方法のいかんにかかわらず，授乳を通した健やかな親子関係づくりが進むように支援を行う．

・授乳を通して，母子・親子のスキンシップが図られるよう，しっかり抱いて，優しく声かけを行うなど温かいふれあいを重視した支援を行う．
・子どものほしがるサインや，授乳時の抱き方，哺乳瓶の乳首の含ませ方などについて伝え，適切に授乳できるよう支援する．
・育児用ミルクの使用方法や飲み残しの取り扱いなどについて，安全に使用できるよう支援する．

（厚生労働省：授乳・離乳の支援ガイド 2019 年改定版．2019．https://www.mhlw.go.jp/content/11908000/000496257.pdf）

②離乳食の進め方の目安（図 3–4）

離乳食は子どもの月齢ごとに厳密に区切るのではなく，一人ひとりの子どもの個人差に考慮する．このとき，子どもの食欲や成長・発達の状況に応じて食事の量は調整し，食事や生活のリズムがつくような食べ方を目安とすることが重要である．子どもは成長しているため，身長・体重の成長曲線上に計測値をプロットして評価する．身長や体重が成長曲線（**図 3–5**）のカーブに沿っていれば，その食事量は適していると判断する．

食物アレルギーと離乳食開始の時期

日本小児アレルギー学会では，食物アレルギーを「食物によって引き起こされる抗原特異的な免疫学的機序を介して生体にとって不利益な症状が惹起される現象」と定義している[3]．症状誘発に関与する食物アレルゲンが生体に侵入する経路は問わないが，経口（摂取）・経皮（接触）・経気道（吸入）・経粘膜・経胎盤あるいは注射などが考えられている．食物アレルギーは免疫学的機序によって IgE 依存性反応と非 IgE 依存性反応に大きく分けられている．また，アレルゲン曝露から症状誘発までが 2 時間以内に進展する即時型反応と，2 時間以降に出現する非即時型反応に分けられている（**表 3–5**）．

	離乳の開始 ━━━━━━━━━━━━━━━━━━━━━━━▶ 離乳の完了 以下に示す次項は，あくまでも目安であり，子どもの食欲や成長・発達の状況に応じて調整する			
	離乳初期 生後5～6カ月頃	離乳中期 7～8カ月頃	離乳後期 9～11カ月頃	離乳完了期 12～18カ月頃
食べ方の目安	○子どもの様子をみながら，1日1回1さじずつ始める ○母乳や育児用ミルクは飲みたいだけ与える	○1日2回食で，食事のリズムをつけていく ○いろいろな味や舌ざわりを楽しめるように食品の種類を増やしていく	○食事のリズムを大切に，1日3回食に進めていく	○1日3回の食事のリズムを大切に，生活リズムを整える ○手づかみ食べにより，自分で食べる楽しみを増やす
調理形態	なめらかにすりつぶした状態	舌でつぶせるかたさ	歯ぐきでつぶせるかたさ	歯ぐきでかめるかたさ
1回当たりの目安量 Ⅰ 穀類 (g)	つぶしがゆから始める すりつぶした野菜なども試してみる 慣れてきたら，つぶした豆腐・白身魚，卵黄などを試してみる	全がゆ 50～80	全がゆ90 ～軟飯80	軟飯80 ～ご飯80
1回当たりの目安量 Ⅱ 野菜・果物 (g)		20～30	30～40	40～50
1回当たりの目安量 Ⅲ 魚 (g) または肉 (g) または豆腐 (g) または卵 (g) または乳製品(g)		10～15 10～15 30～40 卵黄1～全卵1/3 50～70	15 15 45 全卵1/2 80	15～20 15～20 50～55 全卵1/2～2/3 100
歯の萌出の目安		乳歯が生え始める	1歳前後で前歯が8本生えそろう	離乳完了期の後半頃に奥歯（第一乳臼歯）が生え始める
摂食機能の目安	口を閉じて取り込みや飲み込みができるようになる 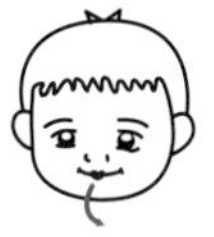	舌と上あごでつぶしていくことができるようになる 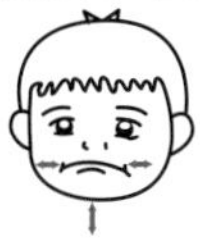	歯ぐきでつぶすことができるようになる 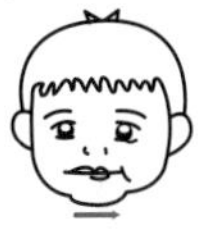	歯を使うようになる

※衛生面に十分に配慮して食べやすく調理したものを与える

図 3-4　離乳の進め方の目安

（厚生労働省：授乳・離乳の支援ガイド 2019 年改定版．2019．https://www.mhlw.go.jp/content/11908000/000496257.pdf）

食物アレルギーの典型的なタイプである，即時型食物アレルギーの発症は 0 歳が最も多く，以降加齢に伴い漸減している [4]．この原因食物は 0 歳群で三大原因食物（鶏卵，牛乳，小麦）が圧倒的に多いといわれる．0 歳群は初発率が最も高く，その後は急激に低下し誤食による発症が中心となっている．しかし，離乳食の開始を遅らせることで食物アレルギーの発症を予防できるというエビデンスはなく，離乳食の開始時期は「授乳・離乳の支援ガイド」に準拠した生後 5～6 カ月頃が適当といわれている．

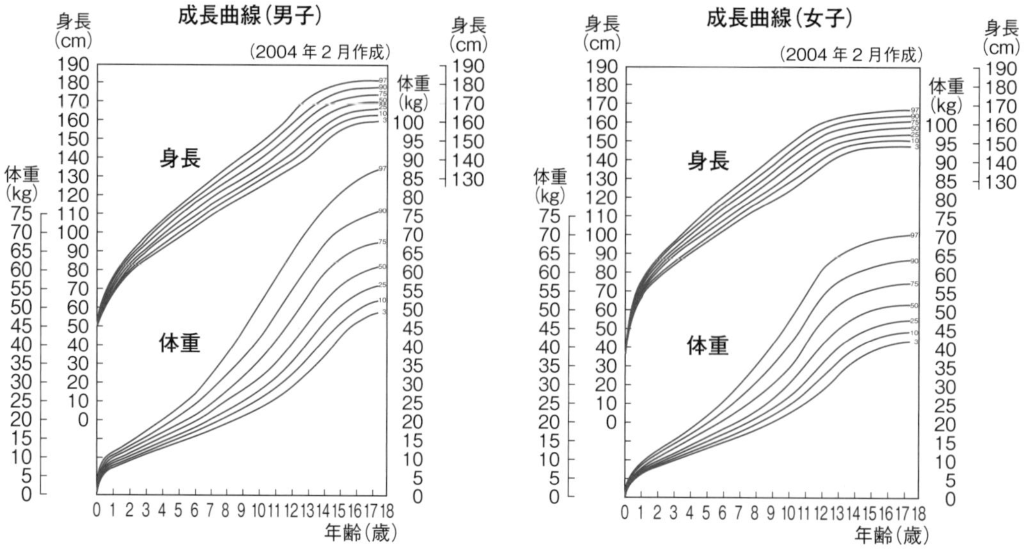

図 3-5　成長曲線

（厚生労働省雇用均等・児童家庭局：楽しく食べるこどもに－食からはじまる健やかガイド－．pp70-71，2004.）

表 3-5　IgE 依存型食物アレルギーの臨床型分類

臨床型	発症年齢	頻度の高い食物	耐性獲得（寛解）	アナフィラキシーショックの可能性	食物アレルギーの機序
食物アレルギーの関与する乳児アトピー性皮膚炎	乳児期	鶏卵，牛乳，小麦など	多くは寛解	（＋）	主に IgE 依存性
即時型症状 （蕁麻疹，アナフィラキシーなど）	乳児期～成人期	乳児～幼児： 鶏卵，牛乳，小麦，ピーナッツ，木の実類，魚卵など 学童～成人： 甲殻類，魚類，小麦，果物類，木の実類など	鶏卵，牛乳，小麦は寛解しやすい その他は寛解しにくい	（＋＋）	IgE 依存性
食物依存性運動誘発アナフィラキシー（FDEIA）	学童期～成人期	小麦，エビ，果物など	寛解しにくい	（＋＋＋）	IgE 依存性
口腔アレルギー症候群（OAS）	幼児期～成人期	果物・野菜・大豆など	寛解しにくい	（±）	IgE 依存性

（食物アレルギーの診療の手引き 2020．https://www.foodallergy.jp/care-guide2020/cg2020-2/#2）

（2）幼児期

満 1 歳から就学前までの 5 年間の時期である．この時期は運動機能や精神・知能の発達が著しい．体重より身長の発育のほうが著しく，また運動機能の発達に伴って皮下脂肪が減少し体型は細身になる．身長と頭長の身体プロポーション比は，新生児は 4：1 であるが，6 歳では 6：1 となる．幼児期は代謝が活発で，体重当たりの栄養必要量が

表 3-6　間食の意義

1．エネルギー，栄養素，水分を補給する

　幼児期はからだの大きさに比べて，エネルギーや栄養素の必要量が多い．しかし，幼児は胃袋が小さく，消化機能も未熟であるため，三度の食事だけでは必要な栄養量を満たすことは難しい．そのため，間食は「食事の一部」と考え，食事で不足するエネルギーと栄養素を補給する．幼児期は物質代謝が活発であり，それに伴い水分の必要量が多い時期であるために，水分補給も間食の役割である．

2．心理的な楽しみの場を与える

　からだや心を休めて精神的にリラックスできる効果が期待できる．また，家族や友だちと和やかにコミュニケーションを図ることで，子どもに精神的な安定感をもたらし，社会性を育てる．

3．食への関心を高め，食教育の場となる

　間食の楽しみから，食に対する興味や関心を高めることができる．また，親子で間食を手づくりすることにより，料理を身近に体験したり，食品に関する知識を深めたりすることもできる食教育の場でもある．

（堤ちはる・平岩幹男：新訂版　堤ちはるの 10 時間講義　やさしく学べる子どもの食−授乳・離乳から思春期まで−．p92，診断と治療社，2012．）

表 3-7　女性の思春期やせおよび不健康やせの発生頻度の推移

年度	不健康やせ（中学 3 年時）	不健康やせ（高校 3 年時）	思春期やせ
2002 年度調査	5.5%	13.4%	2.30%
2005 年度調査	7.6%	1.65%	1.03%
2009 年度調査	19.5%	21.5%	1.01%
2013 年度調査	19.6%	20.5%	1.5%

（厚生労働省：「健やか親子 21」最終評価　参考資料集．）

成人よりも多いが，消化器の発達が未熟なため，3 回の食事では必要な栄養量を満たすことができず間食による補充が必要となる．大人の間食は甘いものを食べるというイメージが強いが，幼児の間食はそれとは違い，エネルギーと栄養素を補う重要な意味をもつ（**表 3-6**）．

（3）学童期

　満 6 歳から満 12 歳までの小学校の期間である．学童期も成長期であるが，心身のバランスがよくとれ，成長期のなかで最も安定した時期である．体重当たりの体表面積が大きく，基礎代謝基準値は成人より大きく，体重増加量も大きい．

（4）思春期

　明確な年齢区分はないが，おおよそ 11〜15 歳までの期間である．第二次性徴の始まり（10 歳頃前後）から長骨骨端線の閉鎖（17〜18 歳頃）までとする区分もある．

この思春期に特徴的な現象である第二次性徴が現れ始め，男らしさ女らしさを示す身体的な変化が顕著となり，身長と体重が急激に発育する．身長の伸びは乳児期に次いで大きくなり，骨にカルシウムを貯蔵し骨をつくる時期である．したがって，カルシウムの食事摂取基準は，推定平均必要量・推奨量ともこの時期が最も高い．この時期に十分にカルシウムを蓄積し骨量を高めることで，成人期・高齢期以降に生じやすい骨粗鬆症を予防できる．

この時期には，不必要なダイエットやそれをきっかけにして起こる思春期やせ（神経性やせ症）などの問題があり，思春期やせの発生は1.5%（**表 3-7**）にもなる．健康へ何らかの影響をもたらす可能性のある不健康やせも問題となる．著しい成長に見合ったエネルギー量および栄養素の摂取が必要となる．

思春期やせ（神経性やせ症）

近年，思春期やせが増加し，低年齢化の傾向にあることが指摘されている（**表 3-7**）．思春期やせは栄養障害による低身長，性発育の遅れ，性腺機能障害，脳萎縮などさまざまな障害を引き起こす．とくに女子に至っては，骨代謝に影響し，将来の骨粗鬆症につながる骨形成不全となり，将来の妊娠や出産などへの悪影響も考えられている．肥満と同様，身長と体重の成長曲線を描くことによって，思春期やせを早期発見できる．

身長と体重の成長曲線は基準線のカーブに沿って描ければ問題はないが，体重の成長曲線が上向きになると肥満，下向きになると不健康やせを疑う必要がある．不健康やせは思春期やせの始まりであり，放置しておくと，高い頻度で思春期やせになることがわかっている．

（5）乳児期～思春期における食べる力の基礎づくり（表 3-8）

①摂食行動の形成

乳児期から幼児期にかけ，成人の食べ方の基礎がつくられる離乳の時期を迎える．授乳期・離乳期には，安心と安らぎのなかで母乳または育児用ミルクを飲み，離乳食を食べる経験を通して，食欲や食べる意欲という一生を通じての食べることの基礎をつくる[5]．離乳とは乳汁のみを与えられている乳児に半流動食，半固形食を与え，次第にその硬度・量・種類を増やし幼児期の固形食摂取へ移行する過程をいう．このときに与える食物を離乳食という．

摂食行動においては，授乳期の哺乳反射による乳汁摂取から，離乳期に離乳食の飲み込み（嚥下），口での取り込み方（捕食），つぶし方，かみ方（咀嚼）の順に食べる機能が発達する．離乳食後期になると，自分でつかんで食べたいという意欲が芽生え，手づかみで食べ始める．しかし，消化管の発達はいまだ十分ではないため，消化吸収能力に応じた食品が必要となる．この「手づかみ食べ」は，自分の目で食べ物を確かめ，物をつかみ，口まで運び，口に入れるという行動の発達である．いろいろな食べ物を見て，触って，味わって，自分で進んで食べようとすることで食べる意欲の基礎づくりとなる．

表 3-8　発育・発達過程にかかわる主な特徴

授乳期 ／ 離乳期 ―― 幼児期 ―― （学童期） ―― 思春期 ―

心と身体の健康

著しい身体発育・感覚機能などの発達
脳・神経系の休息発達 → 身長成長速度最大
生殖機能の発達
精神的な不安・動揺

体力・運動能力の向上 →

味覚の形成
咀嚼機能の発達
言語の発達

生理的欲求の充足 → 生活リズムの形成 →

―― 望ましい生活習慣の形成，確立 →

健康観の形成，確立 →

安心感・基本的信頼感の確立 > できることを増やし，達成感・満足感を味わう → 自分への自信を高める

人とのかかわり

―― 〈関係性の拡大・深化〉 ――

親子 ・ 兄弟姉妹 ・家族 →

仲間・友人 （親友） →

社会 →

食のスキル

哺乳 → 固形食への移行

手づかみ食べ → スプーン・箸などの使用

食べ方の模倣 →

食べる欲求の表出 → 自分で食べる量の調整 → 自分に見合った食事量の理解，実践 →

食事・栄養バランスの理解，実践 →

食材から，調理，食卓までのプロセスの理解 →

食事観の形成，確立 →

食に関する情報に対する対処 →

食べ物の自己選択 →

食の文化と環境

―― 〈食べ物の種類の拡大・料理の多様化〉 ――

食べ方，食具の使い方の形成 → 食事マナーの獲得

食べ物の育ちへの関心 → 食料生産・流通への理解 →

居住地域内の生産物への関心 → 他地域や外国の生産物への関心

居住地域内の食分化への関心 → 他地域や外国の食文化への関心

―― 〈場の拡大・かかわり方の積極化〉 ――

家庭 →

保育所・幼稚園 → 学校 →

塾など →

放課後児童クラブ・児童館など →

コンビニエンス・ストア，ファストフード店など

地域 →

テレビ，雑誌，広告など →

―― 〈食に関する情報の拡大・かかわり方の積極化〉 ――

（厚生労働省雇用均等・児童家庭局：楽しく食べるこどもに－食からはじまる健やかガイド－．p9，2004.）

②食習慣の基礎づくり

従来，乳児期ではあまり肥満の心配はいらないとされていたが，「授乳・離乳の支援ガイド」では，生活習慣病予防の観点から，この時期に健康的な食習慣の基礎を培うことも重要であるとし，肥満予防についても取り入れられている．幼児期，とくに3歳頃は成長発達の観点から，ある程度規則的な生活ができ，食習慣の基礎ができてくる時期である．3歳児のBMIが18以上であると，そのうちの30%が20歳時の肥満に移行するともいわれており[6)]，この時期までにきちんとした食習慣を確立することが望ましい．子どもが小さければ小さいほど，親の生活リズムや食習慣に非常に影響されやすいため，子どものみでなく，家族全体の食生活を視野に入れて考えることが期待されている．とくに幼児期は活動する内容やその範囲が少しずつ広がりをみせる時期であり，「おなかがすいた」感覚をもつために十分に遊び，規則的な食事をとることが一生を通じての食習慣の基礎づくりとなる．

幼児期は食べ慣れない物や嫌いな物も出てくることから，偏食をもたらす可能性もある．偏食とは，嗜好の発達が妨げられた状態であり，特定の食べ物を食べることを嫌がったり，同じ物しか食べなかったりすることで，栄養のバランスが崩れる．たとえば，苦手な食べ物の栄養素を調べて，他の食品で代用するということも一方法であり，あまり神経質に考える必要はないが，偏食の原因となる生活の見直しは重要である．日頃の食生活において，簡単な調理を手伝う，栽培や収穫体験にかかわるなど，食べ物に意欲的にかかわる体験を取り入れたい．

学童期以降は，さらに食に対する体験を積み重ねていくことで幅広い知識を習得する時期である．家庭以外にも，学校給食の場を通して，児童生徒は生涯にわたり健康な生活を送るのに不可欠な栄養バランスのとれた食事の体験を積み重ね，健全な食習慣や将来の食事づくりの指標を身につける．

学校給食において摂取すべき栄養素の基準値については，食事摂取基準による目標量または推奨量の3分の1とすることを基本とし，たんぱく質は13～20%，脂質は20～30%としている[7)]．

思春期や最近では学童期といった低年齢においても，肥満ややせといった健康上の課題が出現している．学童期や思春期は自己の食生活の振り返りとともに食と健康とのかかわりに関心を高め，望ましい生活習慣の形成と確立を目指すことが期待される．

（6）小児期の肥満とやせ

①乳児期

乳児が過体重の場合は，単純性か，症候性の肥満であるかを見極める．症候性肥満の場合には原因疾患の治療が必要となるが，単純性肥満の場合は将来の肥満や生活習慣病につながらない例が多いので，エネルギー制限は原則としては行わないが，経過観察は必要とされている．経過観察では，定期的に身長と体重の測定を行い，成長曲線（**図3-5**）を描くことがあげられている．

Adiposity rebound

乳児期においては体脂肪率が高値を示しているが，幼児期にかけて身長が伸びることで徐々に体脂肪率は低下する．5～7歳ぐらいまでに最低値を示し，その後は年齢とともにまた徐々に上昇していく．この，小児においてBMIがいったん最小値を示した後，再び上昇する“はね返り”をRolland-Cacheraらはadiposity reboundと定義した[8]．6歳前後に起こるこのリバウンドが早期に現れるほど，成人した際に肥満になる危険率が増加するといわれる．早期にBMIの増加傾向が出現して，同年齢の子どもたちに比べて体重やBMIがより高値をとる場合には気をつける必要がある．

②幼児期～学童期

乳児期の肥満の大半は12歳まで継続することはないとされているが，わが国では肥満児の長期的な自然経過を縦断的に検討した十分な成績が報告されていない．欧米では，7歳の肥満は40%，思春期肥満では70～80%が成人肥満へ移行している．これらの背景を受けて，日本肥満学会では，医学的な介入の基準としての「小児肥満症」を定義することとなった[9]．日本肥満学会の判定基準では，小児肥満症は肥満度と体脂肪率で判定し，さらに肥満児でいくつかの条件を満たすことで行われる．成人では内臓脂肪蓄積と代謝異常とは関連が深いのに対し，小児でも学童以降になると代謝異常が内臓脂肪蓄積に関連して生じる．肥満児のなかでも高度肥満は骨折などの外傷を受けやすく，学校での学習や生活に支障をきたすことや精神的抑圧の原因にもなる．

小児の内臓脂肪型肥満とメタボリックシンドローム

小児も成人と同じく，過剰な内臓脂肪の蓄積は肥満に伴う健康障害と関連がある．臍高で測定したウエスト周囲長が80 cm以上（小学生では75 cm以上），ウエスト身長比（ウエスト周囲長［cm］／身長［cm］）が0.5以上の場合には内臓脂肪型肥満の疑いがあり，腹部ＣＴの画像により内臓脂肪面積を測定し，60 cm^2 以上は内臓脂肪型肥満と診断される．

これに加え，①血清脂質120 mg/dL以上，かつ／または高比重リポ蛋白（HDL）コレステロールが40 mg/dL未満，あるいは②収縮期血圧が125 mmHg以上，かつ／または拡張期が70 mmHg以上，あるいは③空腹時血糖が100 mg/dL以上のうち，2項目が該当すると，小児のメタボリックシンドロームと診断される．

3 成熟した身体を支え，次世代を見据えた栄養

成人期は思春期から64歳までの幅広い年齢層を含んでいる．成人期は青年期・壮年期・老年期という区分があるが，この区分は一律ではない．成人期の区分は人生50年といわれていた時代と，80年を超えて人生を生きていくこれからの時代では，ライフサイクルの流れも変容する可能性がある．

青年期は身体のすべての発育がほぼ成人のレベルに達した時期であり，生涯で最も健康度が高いといわれる．また，親からの自立を機に，人生が大きく転換していく時期でもある．この年代は，朝食を欠食する人が男女ともに多く，食事のバランスがとれてい

ない問題がある．2019年度の国民健康・栄養調査によると，食習慣改善の意思は「関心はあるが改善するつもりはない」という回答がすべての年代の男女において最も高い割合を示している．

青年期から壮年期にかけては，形態的・機能的に成熟した身体となる．そして，病気に対する抵抗力や回復力が充実する時期である反面，それまで積み重ねてきた生活習慣やストレス蓄積による健康障害をきたしやすい時期でもある．親から自立し，仕事や育児などで，生活リズムとしての規則正しい食事や栄養面でのバランスのとれた食事がとりにくく，食習慣や生活習慣が乱れやすい時期であるが，成人期の食習慣や生活習慣が壮年期以降の健康を左右する点を理解しておく必要がある．

（1）食習慣や生活習慣の見直し・改善

生活習慣病のリスクは食生活や運動習慣の改善により減らすことが可能である．しかし，食習慣の形成過程の複雑さ，個人の心身および社会的状況が異なるため，食生活や運動習慣の改善効果の維持は困難な場合が多い．生活習慣の良否は検査データによって判断が可能である，一方，検査データが異常値を呈したからといって食習慣の見直しや改善に至るわけではない．また食や栄養に関する知識が多くとも，食習慣の改善につながらない例も多い．さらに近年では，個人の行動や認知に影響を与える家族や友人などの人間関係，食べ物の入手しやすさなどの環境的な要因，所得水準などの経済的要因も生活習慣との関連があるというデータも示されている[10]．これらの背景から，検診などによる早期発見・早期治療などの二次予防ではなく，個人の生活習慣改善への働きかけを中心とする一次予防に重点が置かれた対策がとられている．

2015年度の食事摂取基準から，エネルギー収支バランスの維持を示す指標としてBMI（Body mass index）が採用されるようになった．成人期以降を大きく3つに分けたBMIの目標範囲を設定し（85頁：**表4-23**参照），すべての年代においてBMIの上限を25.0未満としている．ただし，BMIの下限は18〜49歳は18.5以上，50〜69歳は20.0以上，さらに70歳以上では21.5と年代が高くなるにつれて緩やかな設定となっている．成人期は生活習慣病の発症を防ぐために肥満の対策に重点が置かれているが，老年期に入るとBMIの低さがサルコペニアやフレイルにつながってくる．成人期では生活習慣をしっかりと身につけ，健康を維持させた状態で老年期に入ることがベストである．

肥満対策として，エネルギー摂取量の制限に偏重すると各栄養素の摂取量の低下を招くため，身体活動量を増加させる取り組みも併用することが重要である．肥満以外にも循環器疾患やがんなどの生活習慣病を予防するには，野菜および果物摂取が有効であるという科学的根拠が多く示されている．2019年度の国民健康・栄養調査の結果では，20〜40歳代の男女ともに，野菜摂取量が350 g（「健康日本21（第二次）の目標」）を満たすのは2割程度であり，少ない状況が続いている．

（2）女性に多い低体重

BMI 18.5未満の低体重（やせ）は，20歳代の女性で増加している傾向がある．30歳代でも，約15％が低体重であるという結果が報告されている．2019年度の国民健康・栄養調査の結果では，肥満者（$\mathrm{BMI} \geqq 25\ \mathrm{kg/m^2}$）の割合は男性33.0％，女性22.3％であり，この10年間でみると，女性は有意な増減はみられないが，男性は有意に増加している．やせの者（$\mathrm{BMI} < 18.5\ \mathrm{kg/m^2}$）は男性3.9％，女性11.5％であり，この10年

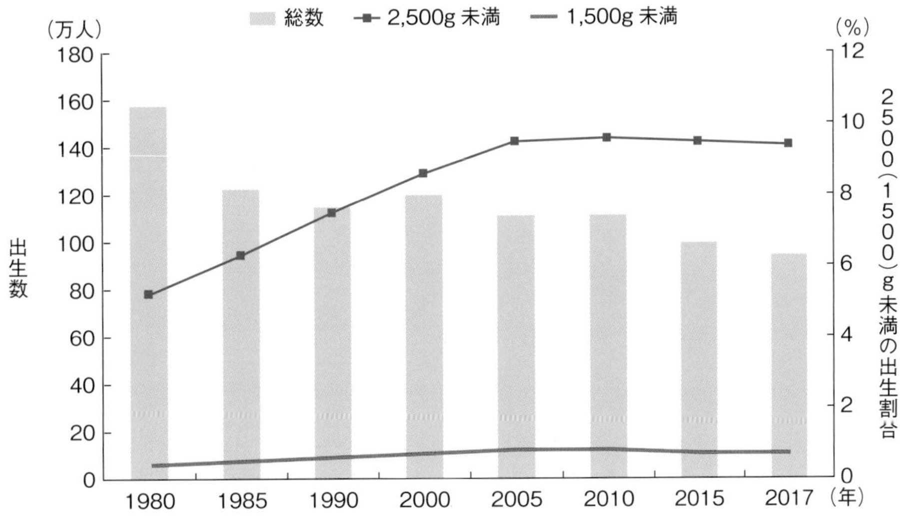

図 3-6　低出生体重児の出生割合

（厚生労働省：人口動態統計．より）

間でみると，男女ともに目立った変化はみられていない．しかし，年齢階級別にみると，1982 年では 20 歳代女性でやせは 12.1％に過ぎなかったのに対して，2019 年では 20.7％と増加している．「健康日本 21（第 2 次）」では，適正体重を維持している者の増加を取り上げており，20 歳代女性のやせの者の割合を 20％に減少することを目標値としている．

20 歳代および 30 歳代女性は，1 日のはじまりとなる朝食の欠食率が高く，とくに一人暮らしの 20 歳代女性では 35.7％と高くなっている（2019 年の国民健康・栄養調査結果より）．1 日に必要な栄養摂取量のうち，欠食により不足した栄養素を，1 日のなかの他の食事で補うことはむずかしく，やせの大きな要因となっていると考えられる．こうした 20 歳代女性のやせ傾向は低出生体重児のリスクを高めることとなる．わが国では低出生体重児の出生割合が年々増えている現状（**図 3-6**）もあり，2020 年に改定された日本産婦人科医会の産婦人科診療ガイドラインでは，妊娠前の体格と妊娠予後の情報として，「やせ女性は切迫早産，貧血および低出生体重児分娩のリスクが高い」と記し，妊婦の栄養指導はバランスよく栄養素の摂取を促すことを基本とし，かつ個人差を配慮してゆるやかな指導を心がけることを推奨している[11]．

（3）生活習慣病のリスクを高める飲酒

2015 年の国民健康・栄養調査では，男女それぞれの「生活習慣病のリスクを高める飲酒量」を正確に認識している者は 20～30％程度であった．生活習慣病のリスクを高める量は，1 日当たりの純アルコール摂取量が男性 40 g 以上，女性 20 g 以上となっている（**表 3-9**）．たとえば，われわれが飲む酒のラベルには製品中に含まれるアルコール度数が書かれている．この度数は，体積パーセント（％）を意味している．度数 5 または 5% のビールとは，100 mL に，純アルコールが 5 mL 含まれているビールということとなる．5% のビールの中瓶（500 mL）またはロング缶 1 本（500 mL）に含まれ

表3-9 各種酒の2ドリンク量

酒の種類（基準%）	酒の量	だいたいの目安
ビール・発泡酒（5%）	500 mL	中瓶またはロング缶1本
チューハイ（7%）	360 mL	350 mL 缶の1本
焼酎（25%）	100 mL	0.5 合強
日本酒（15%）	170 mL	1合弱
ウイスキー・ジンなど（40%）	60 mL	ダブル1杯
ワイン（12%）	200 mL	ワイングラス2杯弱

＊ドリンクとは：基準飲酒量1ドリンク＝純アルコール量10 g
純アルコール量（g）＝酒の量（mL）×度数または%/100×0.8（アルコールの比重）
［ビールの場合］500（mL）×0.05×0.8=20（g）

ている純アルコール量は，アルコールの比重も考慮して，以下のように計算する．

酒の量（mL）×度数または%／100×比重（0.8）=純アルコール量（g）
500（mL）×0.05×0.8=20（g）

2019年度の国民健康・栄養調査では，この生活習慣病のリスクを高める量を飲酒している者の割合は，男女ともに1割前後（男性14.9%，女性9.1%）となっている．この10年でみると，目立った変化はみられていない．アルコールは食欲を増す効果もあることで，過剰な食事摂取による肥満や肝機能障害に注意しなくてはいけない．健康日本21（第2次）では，「生活習慣病のリスクを高める量を飲酒している者の割合の減少」として，男性13%，女性6.4%を目標値に設定している．

4…… 老年期を穏やかに過ごすための栄養

老年期はWHOの定義や人口動態統計では，現在のところ65歳以上と定めている．この老年期は75歳で2つに分けられ，前半を前期高齢者，後半を後期高齢者とよんでいる．高齢者は加齢に伴う生理的変化により予備力が減少しており，疾患からの治癒回復に遅れを生じやすい．さらに，成人期からの生活習慣の蓄積により健康障害を生じやすい特徴もある．

こうした高齢者にとって食事摂取は疾患の予防や治癒回復に必須であるが，たとえば食材を買いに行くといった移動能力，包丁やまな板・鍋などを使って調理する認知力，食事を食べる摂食嚥下機能などは低下する傾向があることから，低栄養状態を示す者が増えてくる．とくに75歳以上の後期高齢者は要介護状態となる率が増加することから，この年代に差しかかる前から食生活を充実させる意義は大きい．

高齢者を取り巻く社会的背景として，核家族化，高齢者の単身世帯の増加，長寿化があり，またこの時期は身体能力や健康の衰退に適応することが課題となる．しかし，介護を要する場合もあり，高齢者個人の努力で食生活を充実させるには限界もある．地域

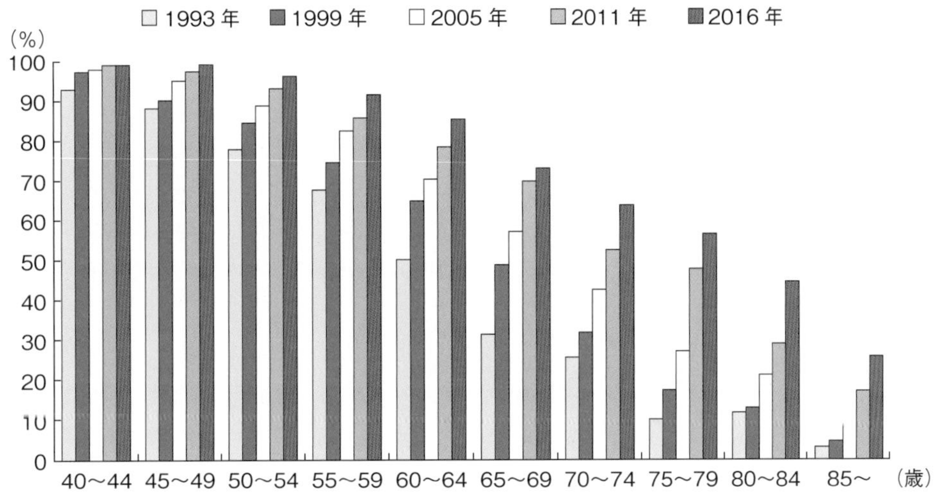

図3-7 20本以上の歯を有する者の割合の年次推移

(厚生労働省：平成28年歯科疾患実態調査結果の概要．http://www.mhlw.go.jp/toukei/list/dl/62-28-02.pdf)

包括ケアシステムの構築が推進されているが，食に関する地域環境の充実化が求められる．たとえば，高齢者の買いものの利便性の向上，配食や宅配サービスの普及，地域内における会食の機会を拡大するなど，自治体，近隣住民，およびボランティアが協力し合い，高齢者の食生活をめぐる地域環境を豊かにする必要がある．

（1）加齢に伴う食事摂取への影響

人が良好な栄養状態を維持するために消化吸収の機能は必須である．消化吸収に関与する機能として，咀嚼能力・食道機能・胆嚢機能・膵外分泌機能・小腸機能・大腸機能などがあげられる．加齢によりこれらの臓器は変化を生じるが，高齢者でも通常の食事を摂取しているかぎり，消化吸収はほとんど障害されないと考えられている．高齢者では低栄養が問題となることが多いが，その主因は食事摂取量の低下であると考えられている[12]．

①咀嚼能力

高齢者は加齢に伴い歯周疾患やう歯（虫歯）が増加し，歯の喪失が生じ，咀嚼能力へ与える影響は大きい．2016年度に行われた歯科疾患実態調査（**図3-7**）によると，20本以上の歯を有する80歳代前半の高齢者は44.2%（男性46.5%，女性42.4%）で，咀嚼力を維持している目安のひとつとされている．その一方，高齢者における歯数は個人差が大きく，1人平均歯数にすると15.3本である．厚生労働省では2000年度から8020（ハチマル・ニイマル）運動推進特別事業を開始し，平均寿命である80歳まで自分の歯を20本以上保つことを目標としている．歯の喪失以外にも，加齢による味覚の低下や唾液腺アミラーゼ分泌量の減少なども高齢者の食事摂取に変化をきたす要因となる．

②摂食嚥下機能

摂食嚥下とは，食物を認識して口へ運び，口の中に取り込み，咀嚼し，飲み込むことにより胃まで送る一連の動作である．高齢者は成人に比べ唾液腺の萎縮によって唾液分泌量が減少し，嚥下機能も低下する．一般に嚥下障害は，脳血管障害の後遺症や口腔・

咽頭・食道などの腫脹などが原因であることが多いが，高齢者は加齢に伴って軽度の嚥下反射の低下がみられる．高齢者がむせたり咳払いしたりしながら食事をしているのは，すでに何らかの嚥下障害があるサインであると考えられる．

③食道運動機能

高齢者は主に胃酸が胃から逆流することにより胸やけなどの症状を呈する胃食道逆流症（GERD）を起こすことが多い．高齢者では下部食道括約部の静止圧の低下，食道運動機能低下などがあり，それによる胃食道逆流症が起こると考えられている．

④胃機能

加齢とともに胃粘膜が萎縮することで，胃底腺領域にある主細胞と壁細胞の数が減少し，ペプシンおよび胃酸の分泌能が低下する．高齢者では胃液の分泌が減少し，胃内部の pH が回復するまでの時間が延長する[13]．また，加齢に伴い胃体部の圧が減少し，胃内容の排出時間が延長する．

⑤肝臓・胆嚢・膵臓

加齢による肝細胞数の減少などにより，肝臓の代謝機能が低下する．肝機能を示すデータはほぼ基準値内であり，年齢による変化は認めない．肝臓から生成される胆汁酸は胆嚢に蓄えられる．胃の内容が十二指腸へ送られると胆嚢が収縮し，胆汁が分泌されて脂肪を乳化し吸収を補助する．胆嚢の収縮能は加齢のみの条件では変化はないが，生活動作が低下している人では低下する．

膵臓は加齢により重量の低下，実質の萎縮などの形態的変化をきたし，膵内分泌能は低下するとされている．膵外分泌能によるトリプシンやリパーゼの分泌は低下するが，残存機能が 10～20％以下まで障害されないと消化吸収不良は生じない．

⑥小腸機能

小腸での消化吸収に関与する因子には，腸粘膜表面の不攪拌水層，腸上皮細胞，吸収面積，腸管の運動機能，血流などがある．加齢に伴い小腸絨毛の幅は増大し，絨毛高は減少するといわれているが，小腸の吸収面積は変わらないとされている．小腸の運動機能は加齢によりほとんど影響を受けないが，心拍出量が低下すると，腸管の血流も低下するとされている．腸血流が低下することで，栄養素の吸収も低下する可能性がある．

⑦大腸機能

加齢によって，大腸壁の弾力性は減弱し，直腸や下行結腸の弾力性の低下が起こる．これらの変化は，S 状結腸および直腸において通過時間の延長をきたし便秘を増加させる．

（2）低栄養状態による影響

①低栄養状態

低栄養とは，摂取エネルギー不足，またはある種の栄養素の摂取不足により，健康上何らかの支障がある状態をいい，高齢者の低栄養は，生命予後不良や ADL や QOL の低下と関係することがわかっている（**表 3-10**）．低栄養状態を招く主因である食事摂取量の低下には，身体的・精神的・経済的要因などが考えられている．高齢者は，咀嚼力の低下や唾液分泌量の減少によって食塊形成が不十分となり，誤嚥を起こしやすくなる．また，唾液分泌量の減少は口腔内の乾燥だけでなく，味覚低下や食欲低下を引き起こす．さらに水分摂取量の減少が重なると便の硬化を促進させる．そして，加齢に伴う大腸機能の低下に加え，身体活動量や筋力の低下も影響し，腸の蠕動運動が減弱し腸内

表 3-10 観察疫学研究において報告された総死亡率が最も低かったBMIの範囲（18歳以上）[1]

年齢（歳）	総死亡率が最も低かったBMI（kg/m^2）
18〜49	18.5〜24.9
50〜64	20.0〜24.9
65〜74	22.5〜27.4
75 以上	22.5〜27.4

[1] 男女共通

（「日本人の食事摂取基準」策定検討会：日本人の食事摂取基準（2020 年版）．p59.）

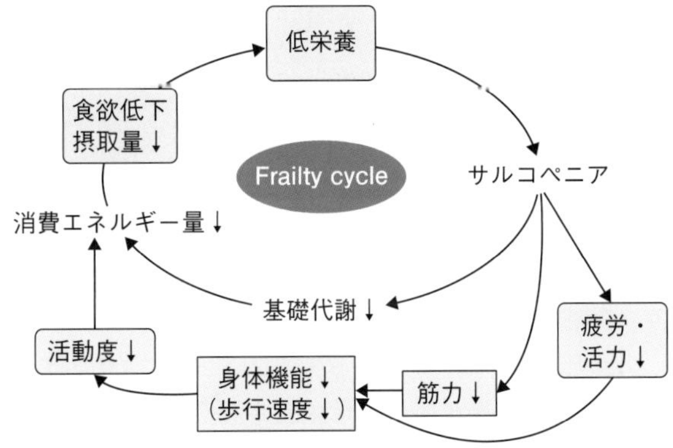

図 3-8 フレイル・サイクル

（「日本人の食事摂取基準」策定検討会：日本人の食事摂取基準（2020 年版）．p415.）

容物の腸管内通過時間の延長が起こり，便秘（弛緩性便秘）を招く．咀嚼力や唾液分泌量の低下，便秘による食欲低下は，やせや低栄養を引き起こす．食道運動機能の低下や胃排泄能の低下は胃食道逆流を引き起こしやすくし，円背姿勢の高齢者ではさらに胃食道逆流を助長する．

②やせ

一般的にはBMIが18.5未満をやせと定義するが，個人により違いがある．体重がほぼ一定している場合にはすぐ病的なやせとはいえない．また，高齢者は6〜12カ月間に5%以上体重が減少すれば臨床的に有意な変化[14]といわれている．また，短期間での体重減少が大きいほど，重症な低栄養状態を伴いやすい．低栄養状態になると食欲や摂食機能が低下し，さらに体重が減少するという悪循環に陥ることが多いので，気をつけなくてはならない．

③フレイルとサルコペニア

フレイルの診断項目には身体機能の減弱や筋力の低下が組み込まれており，サルコペ

表 3-11　身体活動レベル別にみたたんぱく質の目標量（g/日）（非妊婦，非授乳婦）

性	男性			女性		
身体活動レベル	I	II	III	I	II	III
1～2（歳）	—	31～48	—	—	29～45	—
3～5（歳）	—	42～65	—	—	39～60	—
6～7（歳）	44～68	49～75	55～85	41～63	46～70	52～80
8～9（歳）	52～80	60～93	67～103	47～73	55～85	62～95
10～11（歳）	63～98	72～110	80～123	60～93	68～105	76～118
12～14（歳）	75～115	85～130	94～145	68～105	78～120	86～133
15～17（歳）	81～125	91～140	102～158	67～103	75～115	83～128
18～29（歳）	75～115	86～133	99～153	57～88	65～100	75～115
30～49（歳）	75～115	88～135	99～153	57～88	67～103	76～118
50～64（歳）	77～110	91～130	103～148	58～83	68～98	79～113
65～74（歳）	77～103	90～120	103～138	58～78	69～93	79～105
75以上（歳）	68～90	79～105	—	53～70	62～83	—

ニアとフレイルは密着な関連がある．低栄養が存在するとサルコペニアにつながり，活力低下・筋力低下・身体機能低下を誘導し，活動度，消費エネルギー量の減少，食欲低下をもたらし，さらに栄養不良状態を促進させるというフレイル・サイクル（**図 3-8**）が構築される．

加齢に伴う骨格筋量の減少や筋力の低下であるサルコペニアによって，転倒による骨折や虚弱状態を招きやすくなる．高齢者にとって，骨折は臥床状態を長期化させる要因であり，身体機能全体の不活発化や要介護にも関与する．サルコペニアは身体機能として，歩行速度と握力を参考としており，歩行速度≦0.8 m/秒，握力が男性＜26kg，女性＜18kgのいずれか一方でも該当する場合は身体機能低下[15]と定義される．

フレイルは健康な状態と健康障害の中間に位置づけられ，加齢に伴う機能低下，予備力の低下を基盤として，健康障害に陥りやすい状態を指している．

Friedらによるフレイルの基準では，①体重減少，②主観的疲労感，③日常生活活動量の減少，④身体能力（歩行速度）の減弱，⑤筋力（握力）の低下の5項目のうち，3項目該当すればフレイルとし，1～2項目該当する場合はフレイル前段階と定義した[16]．

④たんぱく質摂取の重要性

長寿化により，要介護状態の期間を極力減らし，自立した生活で長く暮らせる健康寿命の延伸の必要性がいわれている．たんぱく質の摂取量は骨格筋とその機能維持に強い関連があり，フレイルとサルコペニアの予防においても重要性が高い．「日本人の食事摂取基準（2020年度版）」では，65〜74歳，75歳以上の男女の身体活動レベル別のたんぱく質の目標量（g/日）（**表3-11**）を示している．この値は，生活習慣病の発症予防およびフレイルの発症予防も視野に入れており，65〜74歳においては18〜49歳の年代に比べて下限値を高く設定していることに注意したい．フレイルやサルコペニアに陥っている高齢者にとっては，窒素消失を満たすだけのたんぱく質の摂取では不十分な可能性も指摘されており，「日本人の食事摂取基準（2020年度版）」ではたんぱく質の下限値を引き上げ，十分なたんぱく質の摂取が推奨されている．ただし，腎機能が低下している高齢者の場合はたんぱく質の代謝による腎障害のリスクが高く，高たんぱく食の摂取による腎機能への影響について注意が必要である．

文献

1）Anazawa, S et al：Low birth weight and development of type 2 diabetes in a Japanese population. Diabetes Care，26（7）：2210-2211，2003.

2）厚生労働省：妊娠前からはじめる妊産婦のための食生活指針〜妊娠前から、健康なからだづくりを〜解説要領．2021.
https://www.mhlw.go.jp/content/000776926.pdf

3）海老澤元宏・他監修，日本小児アレルギー学会食物アレルギー委員会作成：食物アレルギー診療ガイドライン2021．p16，協和企画，2021.

4）前掲書，pp48-50.

5）厚生労働省：授乳・離乳の支援ガイド．2007.

6）塚田久恵・他：乳幼児期肥満と成人時肥満との関連―石川県における出生後20年間の縦断研究―．日本公衆衛生雑誌，50（12）：1125-1134，2003.

7）学校給食における児童生徒の食事摂取基準策定に関する調査研究協力者会議：学校給食摂取基準の策定について（報告）．2020.
https://www.mext.go.jp/content/20201228-mxt_kenshoku-100003354_01.pdf

8）Rolland-Cachera, MF et al：Early adiposity rebound: causes and consequences for obesity in children and adults. Int J Obes，30（Suppl 4）：S11-S17，2006.

9）朝山光太郎・他：小児肥満症の判定基準―小児適性体格検討委員会よりの提言．肥満研究，8（2）：96-103，2002.

10）多門隆子・他：地域行政基礎データを用いた健康格差に関する研究第2報：健康・栄養指標と社会経済的要因に関する検討．Journal of Life Science Research，（9）：23-29，2011.

11）日本産科婦人科学会，日本産婦人科医会：産婦人科診療ガイドライン-産科編2020．p45.
https://www.jsog.or.jp/activity/pdf/gl_sanka_2020.pdf

12）田中　光・他：高齢者における消化器の機能障害　高齢者における吸収不良症候群．老年消化器病，16（1）：19-24，2002.

13）角　栄里子：加齢と生理機能．「健康長寿学大事典」．北　徹編，p62，西村書店，2012.

14）松本光弘：体重減少・痩せ．「健康長寿学大事典」．北　徹編，p220，西村書店，2012.

15）日本肥満学会編：肥満の判定と肥満症の診断基準．「肥満症ガイドライン2016」．p14，2016.

16）Fried, LP et al；Cardiovascular Health Study Collaborative Research Group：Frailty in older adults：evidence for a phenotype. J Gerontol A Biol Sci Med Sci，56（3）：M146-156，2001.

Chapter 4

食べる行動から始まる栄養

■ **食べる行動とは**

広義の食べる行動は，食物づくり（食料生産・食品化・料理化・食事化）から始まり食の伝承，食文化までをも総称する．狭義の食べる行動は人が食物を認識し，食事として取り込み，体内で消化・吸収される一連の過程を意味する．この章では，食べる行動と栄養について考える（**図 4-1**）．

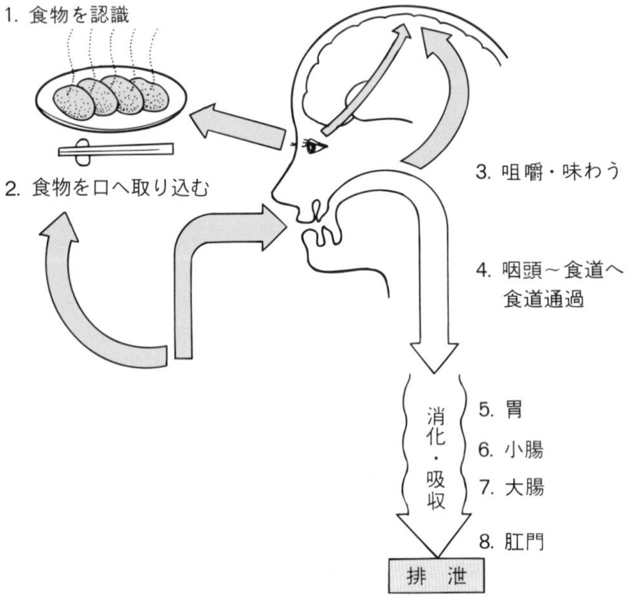

図 4-1　食物を取り込む過程

1 食べる行動

（1）人間のこころの状態と食べる行動とのかかわり

■ **食べる「行動」の意味**

「食べる・食べない」「食べたい・食べたくない」「食べようかな・食べないでおこうかな」……「さあ食べよう」……．この間のこころの動き，そして食べる行動を起こした要因は何であろうか．食べる行動の「行動」には次の２つの意味が考えられる．

① 自発的・随時的にとる行動であり，知覚運動神経系が関与する．

② 生理的反応・感情反応のような受動的かつ不随的行動であり，自律神経系が関与する．

きらいな食べ物を食べて母親にほめられた子どもが，次回には進んで食べた．またストレスや不安を飲酒で解消しようとする行動などは前者の例である．後者では，梅干しを見ただけで唾液が出るなどが知られている．また食事のたびに母親に叱られている子どもが，食事の場面では緊張したり，不安になったりするなどの例もある．

■ 食行動に秘められるこころの状態

食べる行動は，食べることにまつわる刺激→その反応→その結果の繰り返しのなかで，経験的に学習した表現行動であり，総合表現はこころの状態そのものである．そして人が食べる行動を起こすときは，おおむね目覚めているときである．意識するしないにかかわらず，このときの“こころの状態”が食べる行動を起こさせる．そして，どのようなこころの状態に自らを整え，健康的な食生活を送るかはその人自身によるところが大である．

看護者としては，これらをよく把握して食行動に秘められるこころの状態をも見つめることが重要である．

■ 事例１：食べたくないと表現していた患者

58歳のＡ氏は，肝硬変・肝臓がんにて入退院を繰り返していた．今回の入院が最後となるだろうと，家族も覚悟している．黄疸と腹水が著しく，また微熱が続いている．入院時より食欲がなく，家族や看護師が好物のスープをつくるなどして，いろいろと工夫して食事を勧めている．

ある日の昼食時の看護師Ｔとのかかわりから，Ａ氏が「どちらでもいいんですよ．本当は何も食べたくないんだから」と言っていることが確認された．申し送りを受けた看護師Ｃは，この言葉を不審に思った．確かに食欲がない状態ではあるが，食べられないのではなく「食べたくない」こころの状態になっている部分も見受けられるように思えた．

看護師ＣはＡ氏の気持ちに近づきたい，気持ちをわかりたいと思い，夕食時に十分に時間をとってかかわる計画を立てた．

夕食のケア時：「口の中を気持ちよくしてから食事にしましょうか」と口腔ケアを勧め，それをきっかけにＡ氏の話を聴く．

看護師Ｃは，昼食時のＡ氏の話で疑問に思っていることについて話した．Ａ氏は，「がんで亡くなった父親と自分自身の症状がよく似ていること，父親の最期が立派であったこと，また自分も父親の最期のように立派でありたいと思っているが自分はそんなふうになれない」と，イライラしている気持ちを語った．

看護師Ｃは，がんの告知をしていないＡ氏が自分の最期を悟っている様子に戸惑いながらも，Ａ氏の妻が以前「部下思いの夫を誇りに思っている」と話していたことなどを伝え，自身のＡ氏に対する思いや頑張ってほしいという気持ちと願いを，夢中で伝えていた．話の途中でＡ氏は，看護師Ｃの顔を見ながら突然笑い出した．

そして，スープを温めて部屋に戻ってきた妻に報告するように，「久し振りにCさんに叱られたよ．食べられるあいだは頑張ろうか．そのスープを少しもらおう」と積極的に食べる意欲をみせた．
看護師Cは，A氏が「本当は何も食べたくないんだから」という言葉に表現しようとしていたこころの状態の重さに気づかされた．

■ **事例2：ぼく，お母さんと一緒に食べるんだ**

6歳のB君は，母親をドナーとして腎移植を受けた．移植後は，経過も順調で食事を開始する．しかし，B君は「お腹が痛い」といって食事を食べない日が2日続いた．
またドナーの母親は，「痛そうな顔を息子に見せて心配をかけたくないから」とトイレまでの歩行はするが手術後B君と面会をしていない．
看護師Eは，B君の腹痛の所見から身体的なものではないと考え，母親に対する心配か，あるいは何か他に心理的要因があるのではないかと予測した．
看護師Eは，B君に「お母さんが心配なの？　お母さんは元気よ，歩くとちょっと傷が痛いんだって．お母さんもB君に早く会いたいと言っていたよ」と伝える．B君は，「お母さんは，ご飯食べられるようになったの？　ぼくお母さんと一緒に食べるんだ」と，自分の気持ちを伝えた．
看護師Eには，B君は母親への心配，母親への思いを，ご飯を一緒に食べることに託し，表現しているように思われた．

ナーシングポイント

A氏もB君も結論的には，自身の意志で“食べない”という行動をとっていたことになる．食べるという行動は，人間の微妙なこころの状態を表現しているといえよう．また看護者は，患者が意識するしないにかかわらず，時としてこころの状態が食べる意欲の変化として現れていることに早く気づくことが必要である．
こころの状態は，そのときどきのからだの状態をも表現しており，そのような意味からも食欲の有無が健康の状態を示す指標として有用であると考えられる．

（2）食欲とのかかわり（図4-2）

■ **欲求の対象としての食**

欲求は，からだやこころの状態，生活環境が，人が生きていく最も適した条件からはずれたとき，それを満たそうとして生じるといわれている．すなわち，健康な人には，これらの欲求をすべて満たすための反応や行動を起こすために必要な心身の機構が備わっている．そして，食欲は，健康な食生活には欠くことのできないこころの動きとして尊重される現象である．

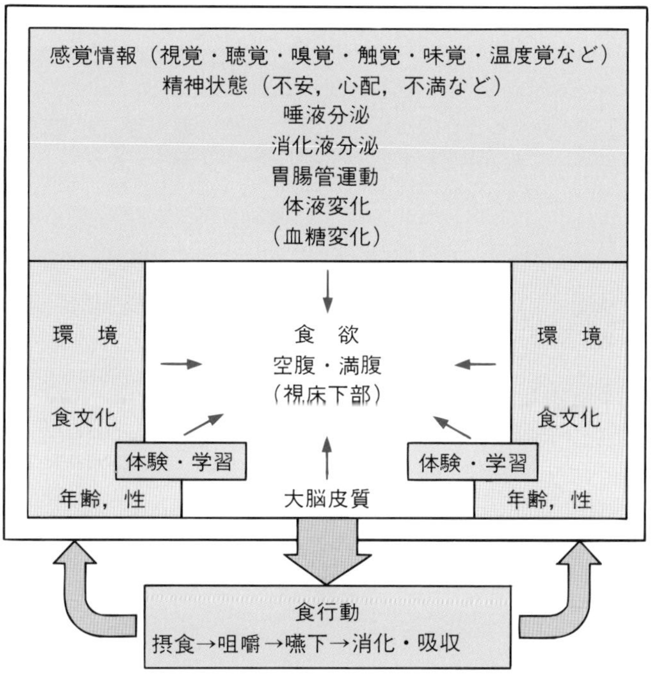

図 4-2　食欲・食行動に関する要素とその関連図

多くの欲求のなかでもこの食欲は，人間が生きるための基本的欲求である．生まれてから死ぬまで，生きる欲望のあるかぎりもち続ける生命維持のための重要な欲求である．したがって食欲という欲求が生じないことは，何らかの不健康な心身の状態を示している可能性がある．河村はこの食欲を満たすための合目的な動作として食行動が誘発され，食行動によって目的が達成されると述べている[1)]．この結果，空腹感での血液性状も変化し，満腹感が生じて食行動の目的もまた達成される．

健康な状態での食欲は，多くの場合，特別な食物に対する欲望と関心を伴っており，ときには空腹の前段階となる．この食への欲求は快い感覚であり，心理的，精神的要素が強く，とくに年齢，性，生活態度，過去の食体験などにより大きく変化する．

■ 食べるという方向を決める食欲

①生理的条件の変化

生体の内的条件の変化が空腹感を生じさせ，この欲求を満たすための適応行動が誘発され，食べる行動となる．内的条件の変化として，消化器系の求心性神経興奮や血中濃度，体温の変化などがあげられる．

②嗅覚，味覚，視覚などの感覚情報

土用のうなぎ，疲れたときのコーヒーの匂い．それぞれ好きな人は，心惹かれ食欲をそそられる．また見るからに新鮮な果物など色彩も食欲をそそる．

食物との最初のふれあいは，視覚や嗅覚によることが多い．わが国の食文化は，彩りを大切にする文化ともいわれ，四季折々の色彩を食卓に取り入れる．おいしさをイメージできる香ばしい匂いや味わいは，食行動を誘発する（**表 4-1**）．反対に，不快な匂いや

表 4-1　四季の香味野菜

季　節	香味野菜
春	しゅんぎく，ふきのとう，菜の花，あさつき，つくし，にら，みつば，パセリ，ふき，さんしょう，わらび，かぶ，浜ぼうふう
夏	にんにく，しそ，みょうが，らっきょう，ししとう，新ごぼう，葉とうがらし，実ゆず，青ゆず，しょうが，しいたけ，れんこん
秋〜冬	ゆず（夏から初冬は青ゆず），だいだい，すだち，ねぎ，せり，わけぎ，まつたけ
一年中	セロリ

注）栽培法の進歩により上記のものでも一年中出回るものが多くなったが，自然に発育したものは香りが高い．

（西村　薫：食欲の科学．医歯薬出版，1983.）

表 4-2　食物の嗜好温度（喫食開始時）

食品名	適　温
水	10〜15℃
冷やし麦茶	10
コーヒー	67〜73
冷	6
牛乳	61.4±3.13
冷	15〜16
みそ汁	62〜68
しるこ	60〜64
うどん（かけ）	58〜70
てんぷら	64〜65

（上田：1972）

味わいは食べたい気持ちや行動を鈍らせる（**表 4-1**）．

味覚の閾値を左右する温度は，食物により異なる．甘味や塩味は 30〜40℃で最高の感受性を示すといわれる．基本的に食物の嗜好温度は体温 ± 25〜30℃といわれるが，食材の特徴や調理方法，食事をする環境，そのときの身体的条件により変化がある（**表 4-2**）．

③食体験・学習

食欲は，食に対する対象が具体的で明確である．食体験により，食べ物の性状，性質の認知，識別などを学習する．これらの繰り返しを通して，それぞれの独自の食文化がつくりあげられる．空腹時に描かれる各人の食欲の対象もこのようにして，その人らしいものとして育成され，その人らしい食行動の表現になる．

④精神状態（不安・心配・不満など）

不安状態に陥ったとき，食事をしなくなる人，反対に不安の代償行為のように多食にはしる人など，精神状態は食べる行動を左右する要因のひとつとなる．このような感情や情緒の変動が視床下部にある食欲中枢に影響して食べる行動が生じる．

日常よく聞く言葉に「心配で食事も喉を通らない」がある．心配で食欲がなくなり，何を食べたいというイメージすら失せた状態であろう．また子どもが両親に対する不満や何かを訴えたいときに，「ご飯なんかいらない」と食事を拒否する例などは耳新しいことではない．健康な空腹感を自身の意思で歪めていくことになる．

⑤消化器系の機能

消化器系は，無意識のうちに自律神経系（交感神経，副交感神経）の支配を受けている．この働きにより消化液の分泌や消化管運動の「興奮する」と「抑制する」の二重の支配を受けることになる．快い視覚や味覚の刺激は，胃液の分泌を促進する（脳神経性分泌）．さらに腸の運動もこれらの刺激により亢進する．食欲不振のような交感神経系の緊張は，腸の運動を抑制することになり，消化・吸収を妨げる．これらの機能がスムーズであるときに，健康的な食欲が生じ，健康的に消化・吸収が行われる．

⑥食生活

わが国の食卓は，世界の食物流通の中心として，豊かな食材に反映されている．国際色豊かな料理の世界も食欲の具体的な対象になっている．変化する食材は，それぞれの年代の特徴的な食嗜好を生む．また社会の変化は，食卓での家族団らんの風景をも変える．子どものひとり食べをはじめ，単身赴任の父親のひとり食べ，ひとり暮らしの高齢者の食生活などに，その変化がみられる．

成人の夜型社会，塾通いの子どもたちの夜型生活は，食生活のリズムを変え，朝食の健康な食欲の出現を鈍らせることにもなる．

（3）食物の選択

■ 食体験の影響

食物をどのように選択するかはその人その人により異なる．そしてその食物を選択する力の基本は，各人がもつ食物観に裏づけられた食事観であろう．これらの能力の発達は，各人の主体的な行動を通して体験的に構築されるものと考える．「胃がもたれているから，さっぱりしたものにしようか……」「今朝パンだったから，昼は……にしようか」「今日は暑いから，冷や麦にしようか……」とさまざまである．寒いときには熱いうどん，暑いときには冷たいそうめんなど，体験的に学習した選択条件のひとつである．木村は，とくに幼少期の食体験が食物選択に大きな影響をもつと述べている[2)]．食物を選択する要因が，食物を介して母親から子どもへと受け継がれ，その後の食物選択の基礎になると考える．またそのときどきの食にまつわる社会状況は，成長後の食物選択に影響を与える．

■ 食物選択のタイプ

食物を選択する人のタイプ分けのひとつとして，健康中心に選択する「健康主義」と楽しむことを中心にする「楽しみ主義」がある．健康主義では，体によいから，健康によいからが食物の選択基準になるのに対し，楽しみ主義は，味わうことや雰囲気が中心になり，どちらかというと食物の組成はいとわない．どちらの主義がよいか悪いかではなく，食物の選択が，よりよく生きる目的のなかにどのように位置づけられているかが重要となる．

■ 健康食品と自然食品

健康主義の極端な例としては，健康食品中心の食生活や自然食主義がある．これらは食物選択の基準が健康を尺度にしているという点に類似性があるが，本質的には相反する方向性がある．

健康食品とは，厚生省（当時）の非公式な見解によると「通常の食品に比べ，その常在成分に特徴があり，通常の食品より積極的な意味での保健，健康維持，増進などの効果を期待させる食品」である．健康食品ブームの背景には，高齢社会を迎え健康への懸念が増大していること，加工食品の増大に伴い食品の安全性に対する不安や不信感が生じていること，などが影響していると考えられる．

自然食品として代表される物に，無農薬食品があげられる．自然界の生物連鎖を基本に取り入れている特徴がある．

■ 加工食品の増加

自然食品に対して加工食品が取り上げられる．加工食品は，もともとは貯蔵可能な食品として生まれたと考えられるが，今日的には食生活の便利さに活用されている向きが大である．1955 年以降の日本経済の高度成長は，食産業にも変化をもたらし，即席ラーメン，ハンバーガーをはじめとし，加工食品が各家庭に進出しはじめ，食生活を大きく変えるきっかけとなった．

加工食品の増加の背景として次の点があげられる．

① 核家族化および高齢者世帯の増加により，家族単位の購入量，調理量の少量化
② 家庭の主婦の有業化により，調理の簡素化
③ 食事内容の国際化・多様化志向
④ 健康食品，ダイエット食品などの健康志向食品の増加
⑤ 素材食品から加工食品への消費志向の変化
⑥ 日常生活の忙しさ

このように食卓の食物の選択は，食物経済にまで波及することになる．また人は，さまざまな食体験・学習を通して，多くの食品・食材料のなかから自身の好みの食物をつくり出すことが可能である．そして自分らしい食文化を築いていく．上記の食物の変化は，母親や子どもの食生活を変え，食文化そのものを変える糸口になる．

ナーシングポイント

看護が対象とする人びとの食生活の多様化は，食物の選択から考えてもかなり個別性豊かであり，配慮が必要である．国際化社会の現代においては，社会・経済の背景を異にした，またおのおのの生活環境で育まれた食文化の独自性を理解し，相互の特徴を尊重したかかわりが重要といえる．

(4) 食物の取り込み方

食物の取り込み方は，人それぞれに個別性のある行動である．多くは食欲や置かれた条件に対応した食物を選び，食物を摂取する．このようにして選ばれた食物は，人それぞれの取り込み方により心身を育むことになる．

■ 取り込み方の特徴

食物の取り込み方は以下の3点に代表される．

① 腹で食べる
② 口で食べる
③ 頭で食べる

「腹で食べる」は，空腹時の取り込みである．エネルギー源となり，比較的量の多い物を取り込みやすい．「口で食べる」は，口当たりのよい食物や，すでにおいしいと知っている食物の取り込みである．いわば味覚を中心とした感覚の働きを基調としている．また「頭で食べる」は，食べたい物を食べる取り込み方ではなく，自身のからだに合わせて知識を活用した取り込み方である．これは食物の特徴を知ることから始まり，知識が必要となる．

このように，取り込む行動を規定していくのは，① 生理的欲求，② 食欲，味覚に代表される嗜好，③ 知識や体験的学習を通して習慣化された行動などがある．

■ 取り込み方と習慣

広辞苑によると，習慣とは「日常生活において，長いあいだ繰り返し行ってきた特定の行動，思考，精神的活動」である．したがって，行動化された食物の取り込み方の多くは，食物のもつ特徴に加えて日常生活のなかで習慣化された以下の因子に関係すると考えられる．

① 食事をする時刻
② 食事をする場所
③ 食事時の雰囲気
④ 一緒に食事をする人
⑤ 食事をする姿勢
⑥ 食事の道具
⑦ 食事をする順序
⑧ ひと口の量
⑨ 噛む回数
⑩ 食事にかける時間

食事の回数は，1日2回，あるいは3回と人により培われた習慣がある．時刻などは，人それぞれであり，また家庭の状況によっても異なる．食事にかける時間は，早く食べる人やゆっくり食べる人，休憩しながら食べる人などさまざまである．実際に食堂などで観察すると，個々人にかなりの違いが認められる．看護者自身の食事にかける時間をみると，ある外科病棟の主任で，平均10分であった．食事休憩として60分を確保されてはいるが，食べることにかける時間は，変わらないとのことであった．忙しさのなかで，いつでも職場に駆けつけられるようにしていた習慣が身についてしまったとのことであった．また1回に口に含む量は汁物で平均的には30 mL前後といわれるが，ひと

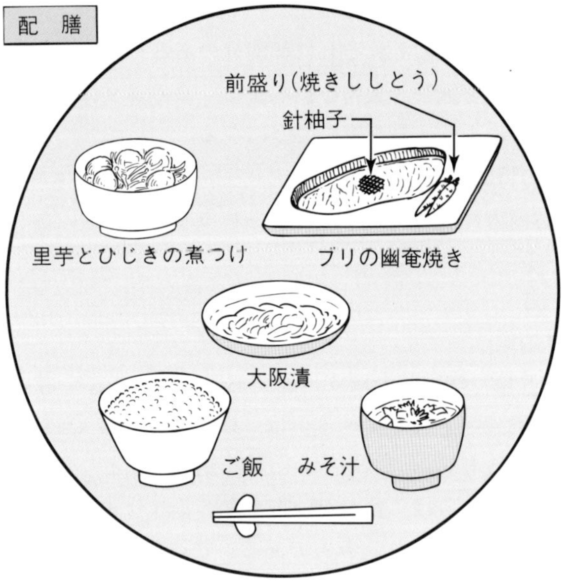

図 4-3 配膳例

口の量によっても食事にかかる時間は違ってくる．食事の場所については，家庭や外食，居間や食堂，そして，一緒に食べる仲間や時間によって異なる．畳に座るか椅子に座るかなど姿勢にも各人の特徴がみられる．またテレビを観ながら，音楽を聞きながら，新聞を読みながらの“ながら族”の食事の方法もみられる．

日本食を食べるときの特徴のひとつに，箸を用いることがあげられる．しかし最近，正確に箸を持つことができない子どもや若者を見かける．箸文化ともいわれる日本の食卓に変化が起こっている．その影響か食膳の整え方がわからないという看護学生に出会うことがある．食器の配置，箸の位置，魚の向きなどである．対象者の食生活に沿った看護実践のためにも，看護者として知っておきたいことがいくつかあげられる（**図4-3**）．飯椀と汁椀の位置を逆にしたり，箸を立てたり，逆にしたりすることは忌み嫌われることになる．

食物を口にする順序も人それぞれである．高齢者に見かける順序として，お茶や汁物をはじめに口にし，その後に飯や副菜を食べることがある．これは習慣なのか，あるいは唾液の分泌不足により食物がスムーズに飲み込めないためにとる行動なのか，意味ある行動のように思われる．

1日のなかでもその人なりの取り込み方のパターンが考えられる．朝食はご飯とみそ汁にし，昼食はパン，夕食はご飯と鍋物などという配分であったり，朝食には牛乳を必ず飲む，あるいは梅干しを食べるなどを習慣としている例もある．

ナーシングポイント

食物の取り込み方には習慣となったものが多く，しかも個別性豊かである．したがって，対象となる人びとの食文化をとらえ，人それぞれにふさわしい援助が必要であり，ときには，適切な方向へと導くことが課題となる．

2 何を食べたらよいか

■ 何を食べてきたか

遠い祖先の遺跡発見時に木の実や貝なども見つかり，何を食べていたかが話題になる．食物は，人間の存在に欠かせないものである．したがって，その時代の食物文化，生活環境，生活と人間のあらゆる営みを反映するともいえる．また何を食べたらよいかを考えるとき，何を食べてきたか，そしてその結果はより健やかな生活を送るうえにどのような影響を与えてきたか，これらを知ることは重要なヒントになる．

（1）食物とは

■ 食物の機能

人間にとっての食物とは，日常的には食べ物といわれ，食べるためにつくり出される物である．すなわち，生きるために取り込まれ，体内で同化して成長や生活力を維持する物でもある．しかし，食物は単に成長や生活力を維持するだけでなく，他にもさまざまな機能をもっている．食物の機能を整理すると以下のようになる．

① 生命を維持する源として
② 栄養素の運び手として
③ 精神生活の支えとして
④ 人とのかかわりの支えとして
⑤ 生活を支える中心として
⑥ 食文化の支えとして

■ 栄養素の特徴

栄養素の運び手として機能する食物には，各食品別に特徴のある栄養素が含まれている．人間はそれらの特徴をとらえて，絶妙に組み合わせて栄養素を取り込んでいる．人体にとってこの栄養素を過不足なく取り込むためには，自身にとって必要な食物の量と質の尺度をもち，その食物の特徴を十分に活かすことが重要である．

食物はその特徴でいくつかに分類されている．

①三色食品群（表 4-3）

栄養成分の似通ったものを，その働きの特徴別に分類したのが「三色食品群」である．1952 年に広島県庁の岡田正美技師が考案し，栄養改善普及会の近藤とし子氏が普及に努めた分類である．

赤群：血や肉をつくるもの
黄群：力や体温となるもの
緑群：からだの調子をよくするもの

表 4-3 三色食品群

赤　群		黄　群		緑　群	
	栄養分		栄養分		栄養分
魚・肉 豆　類 乳・卵	たんぱく質 脂　　質 ビタミンB カルシウム	穀　物 砂　糖 油　脂 いも類	炭水化物 ビタミンA，D ビタミンB_1 脂　質	緑色野菜 淡色野菜 海草，きのこ	カロテン ビタミンC カルシウム ヨ　ー　ド
血や肉をつくるもの		力や体温となるもの		からだの調子をよくするもの	

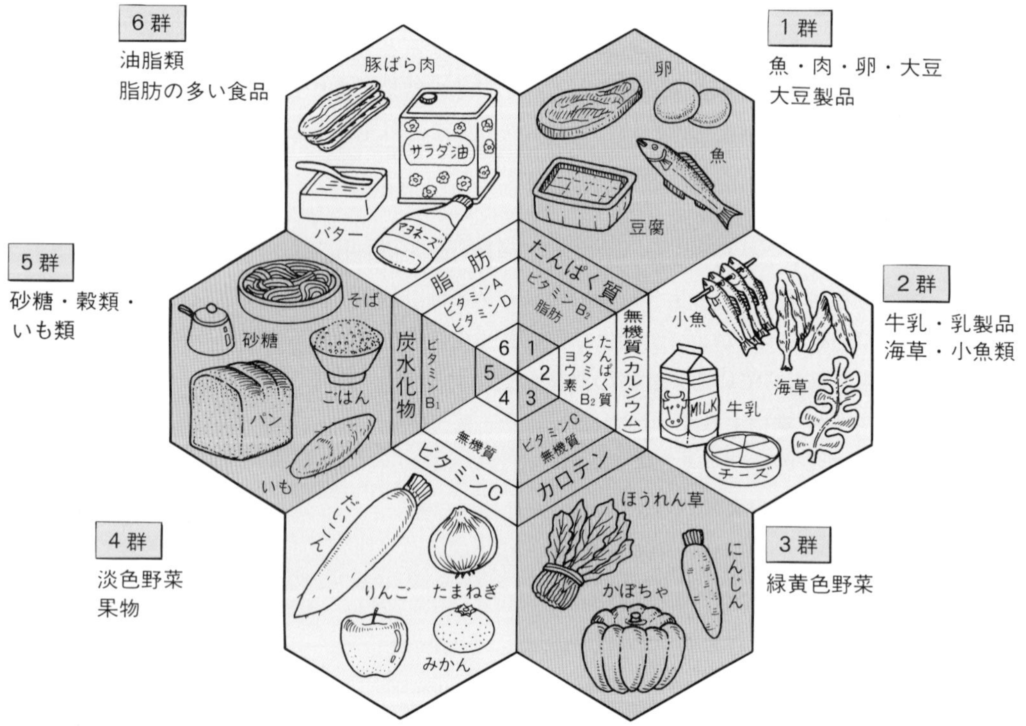

図 4-4 6 つの基礎食品群

② 6 つの基礎食品群（図 4–4）

1948 年に厚生省保健医療局（当時）が提唱したのが「6 つの基礎食品群」である．毎日摂取することが好ましいとされる栄養素を具体的な食品として提示しており，栄養教育の教材として貢献している．

③四群点数法

女子栄養大学創設者の香川綾氏により提唱されたのが「四群点数法」である．これは日本人の食生活に不足しやすい栄養素を補充しやすいように工夫されている．

第 1 群：栄養を完全にする食品

第 2 群：主にたんぱく質源になる食品

表 4-4　四群点数法

♠ 第 1 群	♥ 第 2 群	♣ 第 3 群	♦ 第 4 群
栄養を完全にする	肉や血をつくる	からだの調子をよくする	力や体温となる
良質たんぱく質, 脂質, ビタミンA, ビタミンB_1・B_2, カルシウム	良質たんぱく質, 脂質, カルシウム, ビタミンA, ビタミンB_2	ビタミンA, カロテン, ビタミンC, ミネラル, 繊維	糖質, たんぱく質, 脂質
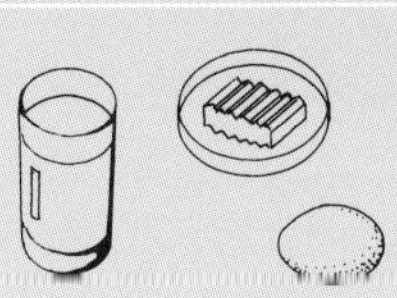	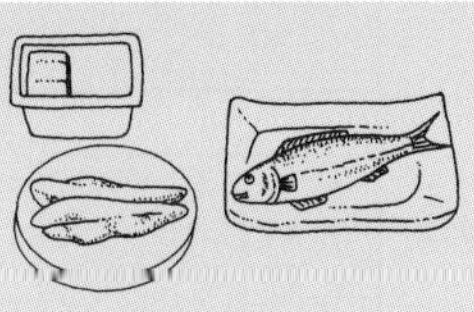	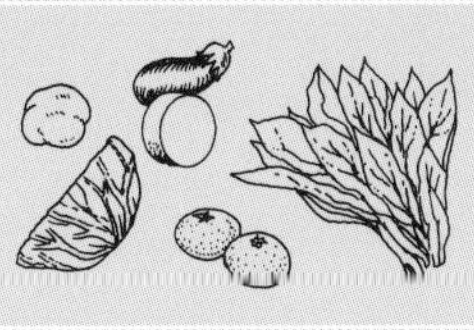	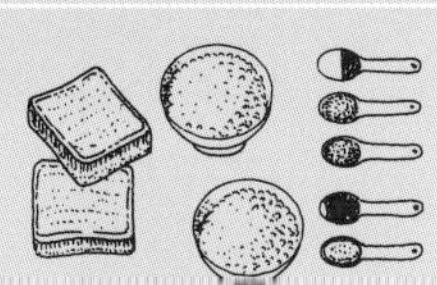
乳・乳製品　2点 卵　1点	魚介・肉　2点 豆・豆製品　1点	野　菜　1点 い　も　1点 果　物　1点	穀　物　8点 砂　糖　1点 油　脂　2点

（香川芳子監修：五訂食品成分表. 女子栄養大学出版, 2001.）

第 3 群：主にビタミン・ミネラル源として，からだの調子をよくする食品

第 4 群：主にエネルギー源として，力や体温となる食品

1 点 80 kcal として各群から必要な量がとりやすいように工夫されている．**表 4-4** は，成人女子生活活動強度Ⅰの 1 日 20 点の例である．

④核料理による分類

足立は食物が食卓で出合うときの料理を核とした，主食・主菜・副菜に分類している[2]．

主食料理：穀物を主材料（約 50〜60 g 以上含む）とする料理である．エネルギー源と各種栄養素の提供役であり，また他の料理選択のリード役ともなり食卓の中心的存在である．主食料理の種類が，主菜，副菜に影響を与える（**図 4-5**）．

主菜料理：大豆，卵，魚，肉などを主材料（約 50 g 以上を含む）とする料理である．たんぱく質や脂質をはじめ各種栄養素を提供し，総栄養素量の決定に影響を与える．

副菜料理：野菜を主材料とする料理（約 50 g 以上含む）を中心とする．ビタミン，ミネラルを中心とした栄養素の補給を中心とする．

栄養素の運び手として，また食物の具体的姿として核料理を取り上げることで，ごく日常的に食卓からバランスを整えやすい特徴がある．

⑤動物性食品と植物性食品

これらのほかには，動物性食品と植物性食品の 2 つに分類される．動物性食品は，主にたんぱく質と脂質，植物性食品はビタミン類やミネラル，食物繊維の重要な供給源となる．

いずれを尺度とするかは活用する各人が決めることであるが，各分類の特徴をとらえ，個人の食生活に合わせて用いることが大切であろう．また，教育的に活用する場合は，対象とする人が用いやすい尺度を選択し，また工夫する必要がある．

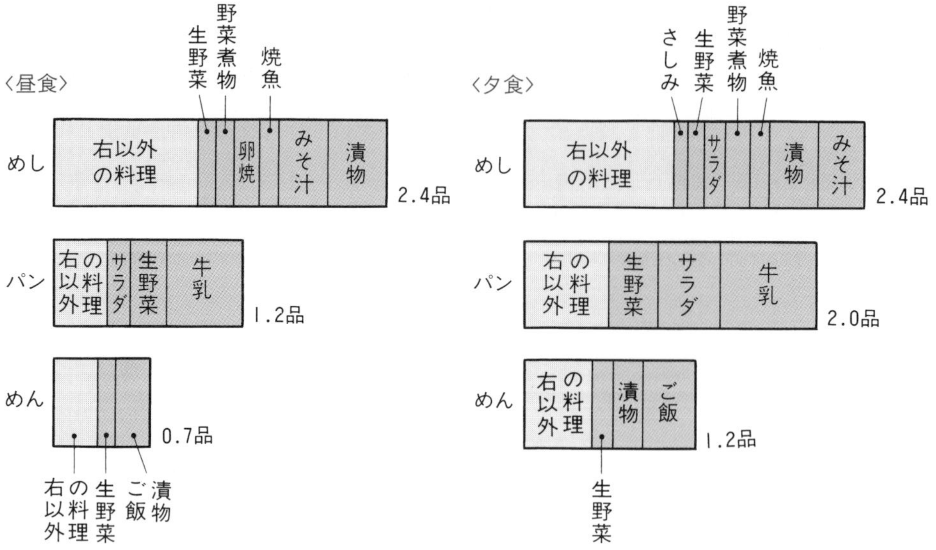

図 4-5　主食の種類によるおかずの数

（足立己幸編著，食生活論，医歯薬出版，1994.）

■ 主な食品

①主食――穀類

穀類として利用されているのは，米，小麦，大麦，とうもろこしなどである．

穀類は糖質含有量約 70％であり，エネルギー源として有効である．たんぱく質の含有量は 8～13％である．穀類は摂取量が多いため，たんぱく源としても期待できるが，アミノ酸スコアは鶏卵の 100 に対して，精白米 65，小麦粉 44 であり，精白米と小麦ではリジンが第一制限アミノ酸となっているため，卵や牛乳，肉や魚のようなリジン含有量の多い動物性たんぱく質を組み合わせるとよい（**表 4-5**）．

主成分となるでんぷんはアミロースとアミロペクチンからなっている．でんぷんは生の形では，グルコースのミセル構造の規則的な配列からなる β-でんぷんで，水に溶けにくく消化酵素の作用も受けにくいため，加水・加熱により α 化して用いる必要がある．したがって冷めた主食は温めることで，主成分であるでんぷんの消化・吸収をしやすくすることができる．

米は，搗精・水洗により胚芽部に含まれるたんぱく質，脂質，ビタミン B_1，ビタミン E，灰分，繊維などが減少する．しかし，一方では繊維の減少により消化・吸収率が向上する．このため栄養面では強化米を混ぜたり，胚芽精米を利用したりすることが勧められている．

②主菜――大豆，卵，魚，肉など

大豆：大豆製品は，含硫アミノ酸量は少ないが，植物性たんぱく質の食品のうち比較的多く必須アミノ酸が含まれる．精白米に少ないリジンを含むことから，主菜として組み合わせることもよい．製品には，豆腐，納豆，豆乳などがある．

卵：卵は，バランスのとれたすぐれた栄養価をもっている．たんぱく質は良質で，含硫アミノ酸の含有量も多く，必須アミノ酸組成のバランスもよい．また卵黄にはビタミ

表 4-5　各種食品のアミノ酸スコアと主なアミノ酸成分

	アミノ酸スコア	可食部 100 g 当たりの主なアミノ酸成分（単位：mg/100 g）							
		イソロイシン	ロイシン	リシン（リジン）	含硫アミノ酸	芳香族アミノ酸	トレオニン（スレオニン）	トリプトファン	バリン
鶏卵　全卵　生	100	660	1,100	940	710	1,300	640	190	820
普通牛乳	100	170	320	270	110	320	150	46	210
精白米　うるち米	65	93	190	84	120	230	91	35	140
小麦粉　プレミックス粉 天ぷら用　バッター	37	130	240	78	140	270	95	39	150
大豆（全粒 青大豆 国産 乾）	100	1,200	2,800	2,300	1,100	3,200	1,600	500	1,800
豚肉（かたロース 脂身つき 生）	100	760	1,400	1,500	650	1,300	790	200	830
まあじ（皮なし 生）	100	900	1,500	1,800	810	1,500	950	230	1,000

（日本食品標準成分表 2020 年版　アミノ酸成分表編）

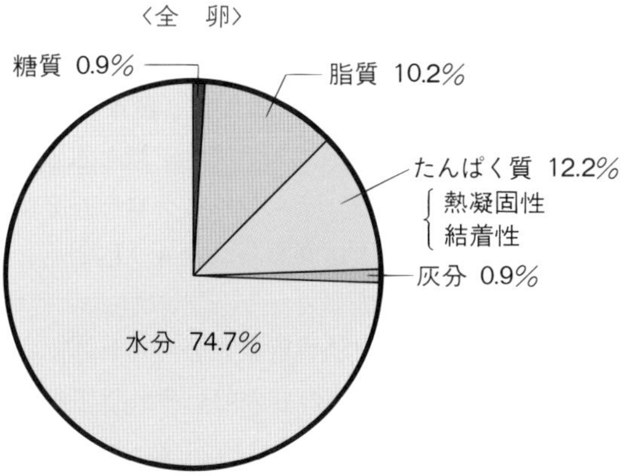

図 4-6　卵の成分組成

表 4-6　鶏卵 1 個（50 g）に含まれる栄養素量

	卵　白	卵　黄
エネルギー	14	77（kcal）
たんぱく質	3.0	3.3（g）
脂　質	Tr	6.7（g）
カルシウム	2	30（mg）
鉄	Tr	1.2（mg）
ビタミン A	0	カロテン 11（IU） レチノール当量 140
ビタミン B_1	0	0.04（mg）
ビタミン B_2	0.11	0.09（mg）

ンA（効力）含有量が多く完全食品といえる．消化率も高く，95%を超える（**図 4-6**，**表 4-6**）．

卵白は熱凝固によって消化率が高まり，卵黄はあまり変化しない．胃内停滞時間は固

表 4-7　主な肉類のたんぱく質 10 g 当たりの脂質量

種　類	含有量（g）	種　類	含有量（g）
豚肉（バラ）	20.5	ニワトリ（モモ）	5.44
ソーセージ（混合）	19.2	牛肉（ローストビーフ）	4.80
ソーセージ（ウインナー）	18.9	豚肉（肩）	4.04
鯨肉（ウネ・あぶら身）	12.4	ハム（混合プレス）	2.85
マトン	10.7	鯨肉（塩蔵・赤肉）	2.55
牛肉（コンビーフ）	9.31	牛肉（モモ）	2.20
牛肉（バラ）	8.67	牛肉（肝臓）	1.89
ニワトリ（若鶏）	8.44	豚肉（モモ）	1.63
牛肉（肩）	6.48	鯨肉（すのこ）	1.38

（小池五郎：栄養学．医学書院，1995.）

茹で 180 分，半熟 100 分，生卵 140 分と半熟卵の停滞時間が短い．

魚介類：魚介類は，たんぱく価が約 70，アミノ酸スコアは 80〜100 である．魚介のたんぱく質は消化されにくいミセル構造の強固な繊維状たんぱく質と消化されやすい筋形質の球状たんぱく質からなる．調理法による消化の違いでは，酢魚，炒め焼き魚，揚げ魚，焼き魚の順に消化が悪くなる．

また，魚油に含まれるイコサペンタエン酸などは，脂質異常症の改善やがんの予防などに効果があると認められている．

獣肉類：獣肉類の多くは，重要な動物性たんぱく質の供給源であり，アミノ酸スコアは 100 と良好である（**表 4-5**）．また無機質やビタミン類も多く含まれ，とくにビタミン B_1 に特徴がみられる．

獣肉類の脂質は，おのおのの部位によりその含有量に違いがみられる（**表 4-7**）．構成脂肪酸は水素が多く結合している飽和脂肪酸のパルミチン酸，ステアリン酸と水素の結合が少ない不飽和脂肪酸のオレイン酸，リノール酸を含む．またコレステロールを多く含む．これらは，不飽和脂肪酸を多く含む植物性の油脂とは異なる（**表 4-11** 参照）．

③副菜――野菜類

野菜はその成分および外観から緑黄色野菜（有色野菜）と淡色野菜に分けられる．緑黄色野菜は，カロテン含有量が 600 μg/100 g（1,000 IU）以上のもので，それ以下を淡色野菜として分類される．

緑黄色野菜には，ほうれん草，かぼちゃ，春菊，パセリ，にんじん，トマト，ブロッコリーなどがあり，淡色野菜に比較して，ビタミン C，ビタミン B_1，ビタミン B_2，葉酸，ビタミン K などを多く含む．淡色野菜には，キャベツ，白菜，きゅうり，かぶ，なす，カリフラワー，もやし，ごぼうなどがあり，ビタミンの含有量は少ないが無機質や食物繊維の重要な供給源である（**表 4-8**）．

かぼちゃやにんじん，きゅうりはアスコルビン酸酸化酵素を多く含むが，水溶性であるため水浸，ゆでるなどにより，水中に移行する．また脂溶性のカロテンの吸収率も調理方法により左右される．吸収率は油の調理により 100％近くになる．カリウムはすべ

表 4-8　主な食品の食物繊維含有量

重量に対する含有率（%）	食　　品
0〜1.9	ネーブルオレンジ（1.0），トマト（1.0），きゅうり（1.1），バナナ（1.1），白菜（1.3），いちご（1.4），玉ねぎ（1.5），すもも（1.6），柿（1.6），キャベツ（1.8）
2.0〜3.9	食パン（2.0），なす（2.2），こんにゃく・精粉（2.2），ピーマン（2.3），にんじん・皮つき（2.8），さつまいも・皮つき（2.8），たけのこ（2.8），ほうれん草（2.8），西洋かぼちゃ（3.5），えのきたけ（3.9）
4.0〜5.9	くり（4.2），ポテトチップス（4.2），まつたけ（4.7），枝豆（5.0），ごぼう（5.7）
6.0〜7.9	糸引き納豆（6.7）
8.0〜11.9	落花生・乾（8.5），とうもろこし（9.0），空豆・乾（9.3），オートミール（9.4），じゃがいも（9.8）
12 以上	干しひじき（51.8），しいたけ・乾（46.7），おから・乾（43.6），乾燥わかめ（32.7），まこんぶ（32.1），あずき・乾（24.8），大豆・乾（21.5），いんげん豆・乾（19.6），小麦胚芽（14.7）

（日本食品成分表 2022 年版（八訂）．医歯薬出版，2022.）

表 4-9　調理によるビタミンの損失

じゃがいもを丸ごと 40 分蒸したときのビタミン残存率		ほうれん草を 3 分間ゆでたときのビタミン残存率		ほうれん草のゆで時間によるビタミンC残存率	
ビタミン B_1	96（%）	カロテン	90（%）	生 0 分	100（%）
ビタミン B_2	96	ビタミン B_1	70	1 分	74
ビタミンC	74	ビタミン B_2	80	2 分	61
		ビタミンC	48	3 分	48
				5 分	40

（女子栄養大学教授　吉田　企世子）

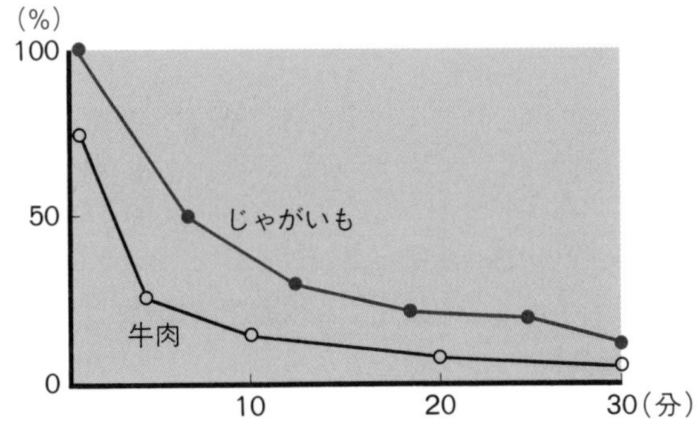

図 4-7　ゆで時間によるカリウム残存率

（小野了：栄養学会雑誌，33：19，1974）

ての野菜に多く含まれるが，調理における水浸やゆでることで減少する（**表 4-9**，**図 4-7**）．

野菜の特徴に合わせた料理，調理方法を考えることが大切といえる．また何よりも個人の心身の状況に合わせることが重要である．

（2）栄養とは，栄養素とは

■ 栄養とは

栄養とは栄養学事典によると「生物が外界から必要な物質を取り入れ，それを利用して組織修復，成長，活動などの生活現象を営むことをいう」である．すなわち食べ物を摂取し消化・吸収により，からだの血や肉とし，エネルギーとして生き，活動していくことである．それは，生体が外界から食物を体内に取り入れ，利用して“生きる”ことそのものを指しているともいえる．

栄養という言葉は，7 世紀に中国の書物『晋書』ですでに使われていた言葉で，栄養の語源からすると，健康を増進させ栄えるという積極的意味があるといわれる．小児科の医師が母親に，「お宅のお子さんは栄養がいいですね……」と健康状態を指し示すときにも用いられている．これらから考えると，栄養は，単に個体の生命活動だけでなく，社会的存在としての活動を含むといえる．そして，栄養をよくするという場合には，取り込む栄養素が適当であればよいということにはならない．栄養がよくなるためには，食事を食べたいという正常な欲求があり，食物や料理がバランスよい組み合わせであり，食卓が楽しい団らんの場であり，取り込む側の心身の状態が良好であることなどが重要である．個体の健康と取り込む栄養素としての側面だけでなく，生活する人の営みとして，総合的に栄養をとらえる必要がある．

■ 栄養素とは

栄養素は，食物のなかにあるもので，生体の中に取り込まれてから栄養のために働いている成分である．

栄養素は以下の 6 つの成分で表される．

①炭水化物
　・糖質
　・繊維
②脂質
③たんぱく質
（①〜③）三大栄養素（三大熱量素ともいう）といわれる．

④無機質（ミネラル）
⑤ビタミン
（④⑤）保全素ともいわれる．

⑥水

栄養素は一般的に，水を除く①〜⑤のグループに分類される．このうちの三大栄養素とは，熱量素となる炭水化物・脂質・たんぱく質をいい，人間の生命維持，成長，生殖と生活活動に必要なエネルギーを供給する栄養素である．以下にその特徴を述べる．

■ 三大栄養素（熱量素）

熱量素は，体内で酸化して生命の維持，成長，生殖，生活活動などに必要なエネルギーを供給する栄養素である．

①炭水化物

＜糖　質＞

糖質は，体内に存在する量が脂質やたんぱく質に比較して少なく，毎日摂取する糖質のほとんどはエネルギー源として利用される．また体内で燃焼しやすく，最も多くエネルギー源として用いられる特徴がある（**表4-10**）．糖の平均利用率は97%，生理的エネルギーは4 kcal/gとして計算される．以下の種類がある．

① 多糖類：でんぷん，グリコーゲンなど

② 少糖類：ショ糖，麦芽糖，乳糖など

③ 単糖類：グルコース，果糖，ガラクトース，リボースなど

＜繊　維＞

人間の消化酵素で消化されない食物中の繊維を総称して食物繊維とよび，次のように分類される．

① 植物性繊維：セルロース，ヘミセルロース，リグニン，ペクチン，コンニャク，マンナン，アルギン酸

② 動物性繊維：キチン，コラーゲン

③ 食品添加物：多糖類誘導体

これらは便秘を防ぎ，コレステロールを原料としてつくられる胆汁酸（脂肪の消化液）を吸着して排泄することにより血中コレステロールの増加を防ぎ，腸内の発がんを予防する．

表4-10　成人体内糖量（体重60 kg）

	重　量	糖濃度	糖　量	
筋　　肉	25 kg	0.7%	175 g	グリコーゲン
肝　　臓	1.5	6	90	
体　　液	30	0.1	30	ブドウ糖

（小池五郎：栄養生理学入門．女子栄養大学出版，1984.）

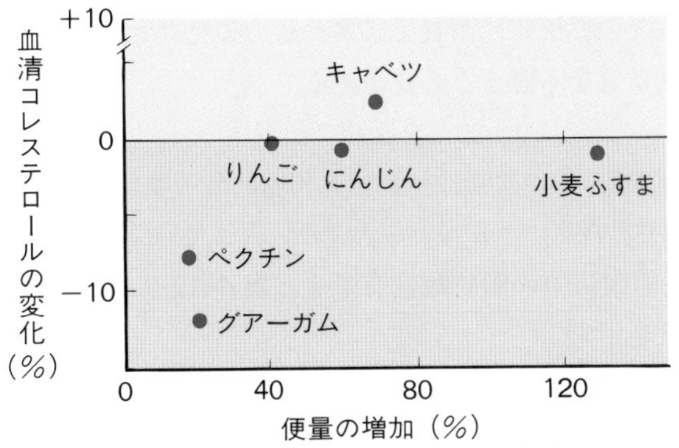

図4-8　便量の変化と血清コレステロールの変動

（中村治雄：食物繊維．老人の食生活と栄養，医歯薬出版，1991）

食物繊維の生理作用には以下の6点があげられる．

① 便容積の増加

② 消化管通過時間の短縮

③ コレステロールの低下作用（**図 4-8**）

④ 食事成分の消化吸収の低下作用

⑤ 食事中の有害物質の毒性の阻止

⑥ 大腸がん発生の予防

欧米型に近づいているといわれる食生活は，食物繊維の減少から脂肪の多い食物への変化としてとらえられ，これらに伴う健康上の問題もクローズアップされてきている．

②脂　質

脂質は，完全燃焼による燃焼値が1gについて平均9kcalと他の熱量素に比べて多く，体内にエネルギー源として貯蔵しやすい．摂取量を少量にすることで胃への負担を少なくし，それによって胃の蠕動がゆるやかになることで，胃の停滞時間を長くする．脂肪酸の燃焼過程では，β-酸化によりアセチルコエンザイムAを生じるため糖質と違いビタミンB_1の節約となる．また脂溶性のビタミンの摂取量を増し，吸収をよくする．

脂質はその特徴から次のように分類されている．

① 動物性脂肪と植物性脂肪による分類

② 化学構造による分類

a．単純脂質：中性脂肪ともいわれる．グリセロールと脂肪酸の化合物である．ステロールエステルなども含まれる．

b．複合脂質：リン脂質（レシチンなど），糖脂質（脂肪酸とガラクトース，スフィンゴールの化合物）

c．誘導脂質：コレステロールなど

一般に中性脂肪を脂肪とよび，他を含めたすべてを脂質とよんでいる．

＜必須脂肪酸＞

体構成成分として不可欠であるが，体内では合成できない脂肪酸を総称して必須脂肪酸（多価不飽和脂肪酸）とよび，リノール酸，リノレイン酸，アラキドン酸，イコサペンタエン酸などがあり，これらは食物として摂取しなければならない．

＜飽和脂肪酸と不飽和脂肪酸＞

脂肪は，体内での燃焼時に糖質を必要とし，またコレステロール代謝との関係を考えて，摂取する量と質を考慮する必要がある．

① 摂取エネルギーの20～30%を脂肪で摂取する．

② 不飽和脂肪酸の多い植物性脂肪と飽和脂肪酸の多い動物性脂肪との比率は2：1または1：1がよい．

表 4-11に各種脂肪中の脂肪酸含有量を，**表 4-12**に可食部100g当たりの脂質と各種脂肪酸含有量を示す．

③たんぱく質

たんぱく質は，身体組織の細胞を構成する基本的な成分，構成素である（**図 4-9**）．細胞は絶えず消耗と再生を繰り返しているので，その構成成分であるたんぱく質を食物として取り込むことが必要である．エネルギー源としては1g 4kcalを供給する．

表 4-11　各種脂肪中の脂肪酸含有量（重量に対する含有率%）

脂肪の種類	飽和脂肪酸	不飽和脂肪酸	
		n-3 系多価	n-6 系多価
動物性脂肪			
ラード	39.29	0.46	9.35
有塩バター	50.45	0.28	1.86
牛脂	41.05	0.17	3.44
植物油脂			
とうもろこし油	13.04	0.76	50.82
落花生油	19.92	0.21	28.80
綿実油	21.06	0.34	53.51
大豆油	14.87	6.10	49.67
オリーブ油	13.29	0.60	6.64
やし油	83.96	0	1.53

（日本食品成分表 2022 年版（八訂）．医歯薬出版，2022.）

たんぱく質はアミノ酸が重合してできたものであり，無数といってよいほどの種類がある．成分による分類ではポリペプチドのみからなる単純たんぱく質と，ポリペプチドと他の物質が結合した複合たんぱく質に分けられる．

① 単純たんぱく質：アルブミン，グロブリン，アルブミノイド，ヒストン，プロタミンなど

② 複合たんぱく質：核たんぱく質，糖たんぱく質，リンたんぱく質，色素たんぱく質，脂たんぱく質など

脂質と疎水性結合してつくられるリポたんぱく質は，水に不溶な脂質を血液を介し，臓器から臓器へ運ぶ働きをする．また，リポたんぱく質は超遠心分析法により，カイロミクロン，超低比重リポたんぱく（VLDL；very low density lipoprotein），低比重リポたんぱく（LDL；low density lipoprotein），高比重リポたんぱく（HDL；high density lipoprotein）に分けられる．密度が高いほどたんぱく質を多く含み，また血液中に VLDL，LDL が多い状態は，動脈硬化を促進するといわれる．

＜必須アミノ酸＞

体たんぱく質の構成分として必要なアミノ酸のうち，体内で必要なだけ合成できるものを可欠アミノ酸といい，合成できないものは不可欠または必須アミノ酸といわれる．

必須アミノ酸は，体内で合成することができないか，または需要に間に合わないほどゆっくり合成されるために食物で摂取する必要がある．種類は 9 種類（**表 4-13**）で，必要量は**表 4-14** に示している．**表 4-15** は食品中の組成の例である．

＜たんぱく質の栄養価＞

窒素平衡：成人期では摂取する窒素と排泄する窒素量が平衡状態を保つが，成長期では体内に蓄積する量が多く窒素平衡が正（+）の状態となる．しかし，必須アミノ酸の

表 4-12　可食部 100g 当たりの脂質と脂肪酸含有量（g）

食品名 ＜魚＞	100g 当たり			
	脂質	脂肪酸		
		飽和	不飽和	
			n-3系多価	n-6系多価
	g	（………g………）		
うるめいわし生	4.8	1.39	1.04	0.10
かたくちいわし生	12.1	3.79	2.24	0.30
まいわし生	9.2	2.55	2.10	0.28
まいわし焼き	9.4	2.53	2.23	0.29
まいわし丸干し	5.5	1.48	1.36	0.14
めざし生	18.9	4.33	2.85	0.32
めざし焼き	15.0	3.40	2.02	0.24
うなぎ生	19.3	4.12	2.42	0.39
うなぎかば焼	21.0	5.32	2.87	0.53
しろさけ新巻き生	6.1	0.98	1.35	0.08
しろさけ新巻き焼き	7.9	1.22	1.64	0.10
しろさけ塩ざけ	11.1	2.19	2.56	0.19
べにざけくん製	5.5	0.97	1.09	0.12
しろさけすじこ	17.4	2.72	5.83	0.35
まさば生	16.8	4.57	2.12	0.43
まさば焼き	22.4	5.87	3.10	0.61
塩さば	19.1	3.79	4.62	0.49
さば水煮缶詰	10.7	2.42	2.73	0.30
さわら生	9.7	2.51	1.70	0.31
さんま生皮つき	25.6	4.84	5.59	0.55
さんま焼き皮つき	22.8	4.31	4.95	0.48
さんま開き干し	19.0	3.49	3.54	0.41
ぶり生	17.6	4.42	3.35	0.37
ほうぼう生	4.2	0.96	0.73	0.12
ホキ生	1.3	0.24	0.26	0.03
ほっけ生	4.4	0.70	1.09	0.10
ぼら生	5.0	1.18	1.37	0.19
きはだまぐろ生	1.0	0.21	0.21	0.04
くろまぐろ赤身	1.4	0.25	0.17	0.03
くろまぐろ脂身	27.5	5.91	5.81	0.60
みなみまぐろ赤身	0.4	0.06	0.08	0.01
みなみまぐろ脂身	28.3	6.06	6.77	0.84
まぐろ油漬缶詰	21.7	3.37	1.40	10.76

食品名 ＜肉＞	100g 当たり			
	脂質	脂肪酸		
		飽和	不飽和	
			n-3系多価	n-6系多価
	g	（………g………）		
うし和牛肉ヒレ	15.0	5.79	0.02	0.47
うし乳用肥育牛肉ヒレ	11.2	4.35	0.02	0.48
うし輸入牛肉ヒレ	4.8	1.99	0.08	0.14
うし和牛肉脂身つきかた	22.3	7.12	0.03	0.64
うし和牛肉脂身つきかたロース	37.4	12.19	0.04	1.01
うし和牛肉脂身つきリブロース	56.5	19.81	0.07	1.32
うし和牛肉脂身つきサーロイン	47.5	16.29	0.05	1.07
うし和牛肉脂身つきばら	50.0	15.54	0.05	1.07
うし和牛肉脂身つきもも	18.7	6.01	0.02	0.51
うし和牛肉脂身つきそともも	20.0	6.29	0.02	0.49
にわとり若どり手羽皮つき	14.3	3.98	0.16	1.84
にわとり若どりむね皮つき	5.9	1.53	0.11	0.92
にわとり若どりむね皮なし	1.9	0.45	0.05	0.32
にわとり若どりもも皮つき	14.2	4.37	0.09	1.76
にわとり若どりもも皮なし	5.0	1.38	0.04	0.67
にわとり若どりささみ	0.8	0.17	0.02	0.11
にわとり皮むね	48.1	14.85	0.28	6.03
にわとり皮もも	51.6	16.30	0.29	6.25
ぶた大型種肉かた脂身つき	14.6	5.25	0.10	1.55
ぶた大型種肉かた皮下脂肪なし	9.3	3.25	0.06	0.98
ぶた大型種肉かたロース脂身つき	19.2	7.26	0.12	1.99
ぶた大型種肉かたロース皮下脂肪なし	16.0	6.00	0.09	1.61
ぶた大型種肉ロース脂身つき	19.2	7.84	0.11	2.10
ぶた大型種肉ロース皮下脂肪なし	11.9	4.74	0.06	1.22
ぶた大型種肉ばら脂身つき	35.4	14.60	0.18	3.32
ぶた大型種肉もも脂身つき	10.2	3.59	0.06	1.18
ぶた大型種肉もも皮下脂肪なし	6.0	2.01	0.03	0.65
ぶた大型種肉そともも脂身つき	16.5	5.80	0.10	1.90
ぶた大型種肉そともも皮下脂肪なし	10.7	3.69	0.06	1.15
ぶた大型種肉ヒレ	3.7	1.29	0.03	0.43
ぶた大型種肉かた脂身	72.4	27.09	0.49	7.82
ぶた大型種肉かたロース脂身	70.7	27.57	0.50	8.09
ぶた大型種肉ロース脂身	76.3	32.03	0.48	9.00
ぶた大型種肉もも脂身	67.6	25.07	0.41	8.43
ぶた大型種肉そともも脂身	68.1	24.63	0.43	8.61

（日本食品成分表 2020 年版（八訂）．医歯薬出版，2022.）

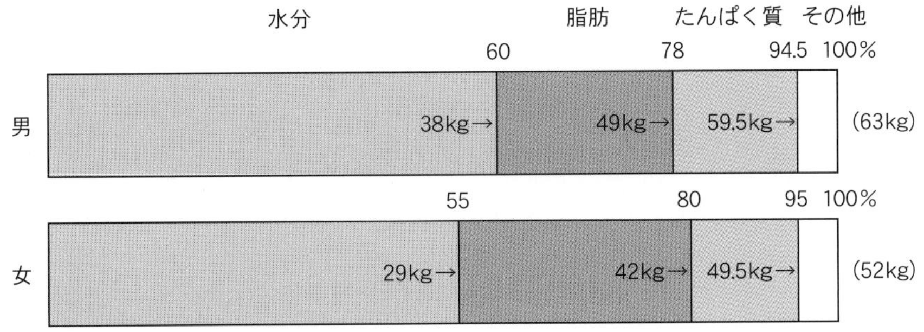

図 4-9　標準的日本人男女の体構成

（小池五郎：やさしい栄養学．女子栄養大学出版，1995．を一部改変）

表 4-13　たんぱく質を構成するアミノ酸

可欠アミノ酸	人の必須アミノ酸
グリシン	バリン
アラニン	ロイシン
システイン	イソロイシン
システイン	メチオニン
セリン	トレオニン
チロシン	フェニルアラニン
プロリン	トリプトファン
アルギニン	リシン
アスパラギン酸	ヒスチジン
グルタミン酸	
アスパラギン	
グルタミン	

表 4-14　たんぱく質必要量に対する不可欠アミノ酸の必要量（男女共通）

年齢（歳）	たんぱく質必要量（g/kg 体重 / 日）		不可欠アミノ酸の必要量（mg/kg 体重 / 日）									
	維持量	成長量	ヒスチジン	イソロイシン	ロイシン	リシン	含硫アミノ酸	芳香族アミノ酸	トレオニン	トリプトファン	バリン	合計
0.5	0.66	0.46	22	36	73	63	31	59	35	9.5	48	376
1〜2	0.66	0.20	15	27	54	44	22	40	24	6.4	36	267
3〜10	0.66	0.07	12	22	44	35	17	30	18	4.8	29	212
11〜14	0.66	0.07	12	22	44	35	17	30	18	4.8	29	212
15〜17	0.66	0.04	11	21	42	33	16	28	17	4.5	28	200
18 以上	0.66	0.00	10	20	39	30	15	25	15	4.0	26	183

（日本人の食事摂取基準 2020 年版）

表 4-15　主な食品のたんぱく質 1 g 当たりの必須アミノ酸組成（mg）

食　品	イソロイシン	ロイシン	リシン（リジン）	含硫アミノ酸	芳香属アミノ酸	トレオニン（スレオニン）	トリプトファン	バリン	ヒスチジン
鶏　卵（全卵）	57	97	84	65	110	55	17	72	29
牛　乳	58	110	92	37	110	49	16	71	32
人　乳	62	120	80	47	100	52	18	69	31
牛肉*1	55	99	110	48	88	56	13	58	47
豚肉*2	53	94	100	45	89	55	14	57	53
まあじ	52	92	110	48	88	54	14	59	47
まさば	53	90	100	52	87	55	13	63	74
くろまぐろ（赤身）	54	91	110	47	84	52	14	60	110
はまぐり	51	85	90	51	84	50	14	55	30
こういか	51	97	99	47	84	52	12	47	26
絹ごし豆腐	53	89	73	32	110	45	16	55	31
精白米	47	97	42	55	110	42	16	68	32
食パン	42	80	23	43	96	32	13	48	27

*1 サーロイン，皮下脂肪なし，和牛肉　*2 ロース，皮下脂肪なし，大型種肉

（日本食品標準成分表 2020 年版（八訂）アミノ酸成分表編.）

摂取不足などにより体構成分が不足すると負（－）の状態になる．必須アミノ酸が豊富なたんぱく質を摂取する必要がある．

生物価：栄養価の高いたんぱく質は，体内に吸収され体構成分として体内に保留されるが，栄養価の低いたんぱく質は保留されずに排泄される割合が高い．したがって，生物価の高いたんぱく質は良質といわれる．

たんぱく質正味吸収率＝生物価×消化吸収率

動物性たんぱく質では全乳 90，全卵 87，牛肉 97，豚肉 79，魚 75 など，植物性たんぱく質では米 67，小麦 52，じゃがいも 71，さつまいも 72，とうもろこし 54 などがある．

プロテインスコア：1995 年に国際連合食料農業機関（FAO）たんぱく質必要量委員会が設定した人体のアミノ酸必要量を基準とした比較たんぱく質を用いて，食品たんぱく質を比較することによりたんぱく質を評価するものである．

食品に含まれるたんぱく質の窒素 1 g 当たりの必須アミノ酸を比較たんぱく質の必須アミノ酸と比較し，比較アミノ酸よりも少ない含量を示す必須アミノ酸（制限アミノ酸）のうち，最も比率の少ないもの（第 1 制限アミノ酸）の百分率をプロテインスコアとする．

ケミカルスコア：ケミカルスコアは，鶏卵（あるいは人乳）の A/E 比を比較基準として，これに各種たんぱく質の A/E をそれぞれのアミノ酸について比較し，その最も小さい百分率で示される．A/E 比とは，食品たんぱく質の必須アミノ酸合計量 essen-

表 4-16　成人の無機質含有量（成人体重 60 kg として）

元素	体内重量 (g)	元素 / 体重 (%)	元素	体内重量 (g)	元素 / 体重 (%)
Ca	994	1.66	Mg	18	0.03
P	574	0.96	Fe	2.6	0.004
K	129	0.22	Zn	1.7	0.003
S	96	0.16	Cu	0.107	0.0002
Cl	73	0.12	Mn	0.017	
Na	54	0.09	I	0.012	

（中田福市：マンガ生化学入門．金原出版，1989.）

tial amino acid に対する各必須アミノ酸の比率を表している．

アミノ酸スコア：1973 年，FAO と WHO の合同特別専門委員会は，1957 年の比較たんぱく質のアミノ酸配合を改訂して，アミノ酸パターンを基準にして求めたアミノ酸スコアを発表している．実際に食品たんぱく質のアミノ酸スコアの算定は，各必須アミノ酸について算定し，その中の第一制限アミノ酸の割合で示される，第 1 制限アミノ酸は，最も比率の少ない制限アミノ酸をいう．この制限アミノ酸は，各種たんぱく質の窒素 1 g 当たりの必須アミノ酸量を比較たんぱく質の必須アミノ酸量と比較して，それより少ない含量を示すものをいう．たとえば，精白米は必須アミノ酸中のリジンの含有量が少なく，大豆は含硫アミノ酸が少ないが，したがって栄養価を高めるには，おのおのの特徴により，不足しているアミノ酸を補う別のたんぱく質を組み合わせることが必要となる．

■ 保全素

①無機質

無機質は，人体を構成し，また生理的機能に関係する（**表 4-16，17**）．

カルシウム（Ca）の 99％は骨や歯の成分として存在する．1％は，血液の凝固，筋肉の収縮，神経の興奮，トリプシン，ステアプシンなどの活性化に重要な役割を果たしている．成人のカルシウム平衡を維持できる量として 10 mg/kg が基礎となっている．多くはリン酸として体内に存在し，骨や歯の成分に，また，核酸やリン脂質，補酵素，ATP などあらゆる細胞中に含まれる．

鉄（Fe）の 65％はヘモグロビン鉄として赤血球中に，ミオグロビン，チトクローム，筋肉などの細胞内に存在する．残りは，骨髄，肝臓，脾臓に蓄えられる．

ナトリウム（Na）とカリウム（K）は，生体内のアルカリ金属として重要な存在である．体内での水分代謝，浸透圧調節，酸塩基平衡，筋収縮，神経伝達などに相互に作用・関係し合っている．

カルシウム，鉄，ナトリウム（食塩）を含む主な食品を**表 4-18** に示した．

②ビタミン類

ビタミン類は，生体に必要とする量が微量でありながら，健全な生命活動を営むために必要な酵素作用，代謝調節作用などに深くかかわる非常に重要な機能をもっている．

表 4-17 無機質のまとめ

名称	人体内の所在	生理作用	欠乏症状	含有食品
カルシウム（Ca）	■成人体内に約1kg含まれ，99%はリン酸塩・炭酸塩として骨・歯の成分となっている ■残りは血液・筋肉・神経などの組織にイオン，さまざまな塩として含まれる	■骨・歯などの硬組織をつくる ■細胞の情報伝達に関与 ■血液の凝固作用に関係 ■心筋の収縮作用を増す ■筋肉の興奮性を抑制する ■刺激に対する神経の感受性を鎮める ■トリプシンなどの酵素作用を活性化する	■十分に成長しない ■骨・歯が弱くなる ■神経過敏となる（ビタミンDが不足するとカルシウムの吸収，利用が悪くなり，欠乏症状を起こしやすい）	■小魚類 ■脱脂粉乳 ■牛乳 ■チーズ〔乳，乳製品に含まれるカルシウムは利用率が高く，その他（摂取量の20〜30%程度）の約2倍である〕
リン（P）	■成人体内に約0.5kg含まれ，80%はリン酸カルシウム・リン酸マグネシウムとして骨・歯をつくる ■筋肉・脳・神経・肝臓・肺臓その他のすべての組織に含まれる	■骨・歯など硬組織をつくる ■血液中のリン酸塩は酸やアルカリを中和する ■リン脂質・核酸の成分である ■ビタミンB_1・B_2などと結合して補酵素となる ■糖質代謝を円滑に進める ■ATPなど高エネルギーリン酸化合物をつくり，エネルギーを蓄える	■歯が弱くなる ■骨折を起こしやすくなる（リンは日常食品中に十分含まれており，欠乏したり不足したりすることはない．ただしビタミンDが不足すると利用率が低下する．摂取量が多すぎると，カルシウムの吸収を悪くする）	■粉乳 ■卵黄 ■肉 ■魚 ■小魚 ■胚芽 ■ぬか
鉄（Fe）	■成人の体内に約3g含まれる ■主に赤血球のヘモグロビン，筋肉のミオグロビンおよび肝臓のフェリチンに含まれ，一部は全身の細胞に広く分布する	■ヘモグロビンの鉄は酸素を運搬しミオグロビンの鉄は血中の酸素を細胞に取り入れる ■各細胞の鉄は，酸素の活性化に関係し，栄養素の燃焼に役立つ	■貧血になる（赤血球数は正常であるが，ヘモグロビン量は減少する） ■疲れやすく忘れっぽくなる ■乳児では発育が遅れる	■肝臓 ■卵 ■糖みつ ■きな粉 ■ゆば ■煮干し ■塩から ■のり
ナトリウム（Na）	■成人体内に，約100g含まれる ■食塩，重炭酸塩，リン酸塩として体液中に含まれる	■筋肉・神経の興奮性を弱める ■血漿など細胞外液の浸透圧保持の調節をする ■体液のアルカリ性を保つ ■ブドウ糖などの腸管吸収，カルシウムなどの細胞膜浸透に関与	■長期に及ぶ欠乏の場合は，消化液の分泌が減退し，とくに胃酸が減少する ■食欲も減退し，倦怠，精神不安をきたす ■急激な欠乏の場合は，倦怠，めまい，無欲，失神などの状態となる	■食塩 ■みそ ■しょうゆ ■塩から ■つくだ煮 ■ハム
カリウム（K）	■成人体内に，約200g含まれる ■リン酸塩として，あるいはたんぱく質と結合して細胞中にある	■心臓機能・筋肉機能を調節する ■細胞内液の浸透圧が一定に保たれるよう調節する	■筋力が低下し，筋無力症また麻痺状態になる ■腸が麻痺して腸閉そく症になり膀胱が麻痺して拡張する ■知覚が鈍くなり，反射が低下する	■動・植物組織に豊富に含まれる（とくにすいか，柿などの果物に多い）
ヨウ素（I）	■成人体内に約25mg含まれる ■甲状腺ホルモン（チロキシン）の成分である	■成長期にある者の発育を促進する ■成人では基礎代謝をさかんにする	■甲状腺腫を起こす ■太りすぎる ■疲れやすくなる ■新陳代謝が鈍り，発育が止まる	■海藻類 ■海産類

表 4-17　つづき

名称	人体内の所在	生理作用	欠乏症状	含有食品
マグネシウム（Mg）	■成人体内に約 30 g あり，その 70％は骨に含まれる ■筋肉・脳・神経にも存在する	■刺激による筋肉の興奮性を高める ■刺激による神経の興奮性を低める ■ある種の酸素の作用を活性化する	■血管が拡張して過度に充血し，心悸亢進を起こす ■神経が興奮しやすくなる	■魚肉類 ■獣鳥鯨肉類 ■バナナ ■ほうれん草 ■香辛料
マンガン（Mn）	■成人体内に，約 200 mg 含まれる ■肝臓 膵臓・毛髪にとくに多い	■骨・肝臓の酵素作用を活性化する ■骨（リン酸カルシウムなど）の成長を促進する	■骨の発育低下 ■生殖能力が低下する（生まれる子どもが弱く，死亡率が高い） ■運動失調を起こす	■肉類 ■豆類 ■酵母 ■キウイフルーツ ■干ししいたけ
銅（Cu）	■成人体内に約 70～100 mg 含まれる ■筋肉・骨・肝臓に多い	■骨髄でヘモグロビンをつくるとき鉄の利用をよくする ■腸管からの鉄の吸収を助ける	■ヘモグロビンの成分が減少し，貧血になる ■骨折・変形を起こす	■肝臓（牛） ■ココア ■スジコ ■こしょう
コバルト（Co）	■ビタミン B_{12} の成分として広く分布する	■骨髄の造血機能に不可欠で赤血球，血色素の生成に関係する	■貧血になる（無機 Co はほとんど吸収されない）	■肝臓，魚介類，肉類，乳製品，もやし，納豆
塩素（Cl）	■成人体内に，約 150 g 含まれる ■食塩，塩化カリウムとして細胞内外に含まれ，塩酸として胃液中に含まれる	■胃液の HCl の成分 ■血液の酸度および浸透圧の維持	■低塩素性アルカローシス	■ NaCl 構成元素
亜鉛（Zn）	■成人体内に約 2 g 含まれる ■皮膚，硝子体，前立腺，肝臓，腎臓に多い■インスリン構成元素	■炭酸脱水酵素・乳酸脱水酵素などの成分である ■核酸，たんぱく質の合成に関与	■十分に成長しない ■皮膚障害 ■味覚障害	■魚介類，獣鳥鯨肉類，牛乳，玄米，ぬか，豆，木の実
セレン（Se）	■膵臓酵素の構成元素となる ■胃・下垂体・肝臓に多い	■抗酸化作用で組織細胞の酸化を防ぐ ■ユビキノンの合成を通じて生体酸化を調節 ■ビタミン E の生理作用と共通の点が多い	■白色筋萎縮症（羊，牛）肝臓壊死（ネズミ）浮腫（鶏） ■十分に成長しない（中国の克山病が有名）	■ウルメイワシ ■アワビ ■わらび ■ミルクチョコレート
クロム（Cr）	■尿・毛髪に含まれる	■糖代謝・脂質代謝に必須	■耐糖能が低下する ■昏迷	■ひじき ■和牛肉 ■マイワシ ■ザーサイ
硫黄（S）	■主に含硫アミノ酸としてたんぱく質中に含まれる ■軟骨，腱，背中に多い	■解毒酵素の SH グループとして酵素活性に関係		■たんぱく質，とくに動物性たんぱく質のかたちで摂取
フッ素（F）	■少量が骨，歯に存在	■細胞外液から骨，歯へ	■ムシ歯 ■骨多孔病	■飲料水 ■煮干し ■抹茶
モリブデン（Mo）	■肝臓，腎臓	■肝キサンチンオキシダーゼの成分 ■ Cu と拮抗	■成長遅延	■豆類 ■緑葉類 ■乾燥ワカメ ■バナナ

（香川芳子監修：五訂食品成分表．女子栄養大学出版，2001．を改変）

表4-18 カルシウム，鉄，ナトリウムを多く含む食品

カルシウムを含む食品		
	食品名（mg/100 g）	
穀類	即席中華めん（油揚げ味付け）	430
	中華即席カップめん（油揚げ，焼きそば）	180
豆類	えんどう（塩豆）	1,300
	生揚げ	240
	がんもどき	270
	木綿豆腐	93
	凍り豆腐	630
種実類	ごま（乾）	1,200
野菜類	なずな	290
	モロヘイヤ	260
	みずな	210
	こまつな	170
	葉だいこん	170
	和種なばな	160
	つるむらさき	150
藻類	まこんぶ（素干し）	780
	ほしひじき（ステンレス釜，鉄釜）	1,000
魚介類	干しえび	7,100
	どじょう	1,100
	うるめいわし（丸干し）	570
	むろあじ（くさや）	300
	きびなご（調味干し）	1,400
	かき（養殖）	84
	かたくちいわし（煮干し）	2,200
	あゆ（養殖）	250
	あゆ（天然）	270
	かたくちいわし（みりん干し）	800
	うなぎ（かば焼）	150
	さくらえび（ゆで）	690
	ししゃも（生干し）	330
	まいわし（丸干し）	440
	かたくちいわし（田作り）	2,500
	はぜ（つくだ煮）	1,200
	しじみ	240
乳類	加工乳（低脂肪）	130
	ナチュラルチーズエメンタール	1,200
	加工乳（濃厚）	110
	生乳（ホルスタイン種）	110
	脱脂乳	100
	アイスクリーム（普通脂肪）	140
	ソフトクリーム	130
	アイスクリーム（高脂肪）	130
	全粉乳	890
	プロセスチーズ	630
菓子類	ホワイトチョコレート	250
	ミルクチョコレート	240
	ホットケーキ	110
	カスタードプリン	81

鉄を含む食品		
	食品名（mg/100 g）	
穀類	干しそば（乾）	2.6
	ポップコーン	4.3
	そば（生）	1.4
	オートミール	3.9
砂糖及び甘味	黒砂糖	4.7
豆類	豆乳	1.2
	生揚げ	2.6
	だいず（黄大豆，乾）	6.8
種実類	カシューナッツ（フライ，味付け）	4.8
	ごま（乾）	9.6
	和種なばな	2.9
	こまつな	2.8
野菜類	なずな	2.4
	スイートコーン	0.8
	みずな	2.1
	ほうれんそう	2.0
	えだまめ	2.7
	しゅんぎく	1.7
	たかな	1.7
	そらまめ	2.3
	葉だいこん	1.4
	切干し大根	3.1
藻類	ほしひじき（鉄釜）	58.0
	あおのり（素干し）	77.0
魚介類	かき（養殖）	2.1
	ほっきがい	4.4
	しじみ	8.3
	あさり（つくだ煮）	19.0
	あわび	2.2
	あさり	3.8
	かつお（なまり節）	5.0
	ほや	5.7
	うるめいわし（丸干し）	4.5
	どじょう	5.6
	はまぐり（つくだ煮）	7.2
	まぐろ・きはだ	2.0
	やつめうなぎ	2.0
	かつお（春獲り）	1.9
	きびなご（調味干し）	5.9
肉類	ぶた・肝臓	13.0
	にわとり・肝臓	9.0
	ぶた・スモークレバー	20.0
卵類	鶏卵・卵黄	4.8
菓子類	ミルクチョコレート	2.4

ナトリウム（食塩相当量*1）の多い食品		
	食品名（g/100 g）	
穀類	即席中華めん（油揚げ味付け）	6.4
	うどん（生）	2.5
	干しうどん（乾）	4.3
	そうめん・ひやむぎ（乾）	3.8
	中華即席カップめん（油揚げ，焼きそば）	3.8
	干しそば（乾）	2.2
	コッペパン	1.3
	ポップコーン	1.4
	コーンフレーク	2.1
豆類	えんどう（塩豆）	1.5
野菜類	ザーサイ（漬物）	13.7
	しろうり（奈良漬）	4.8
	たくあん漬（塩押し）	3.3
	だいこん（ぬかみそ漬）	3.8
果実類	梅干し（塩漬）	18.2
	グリーンオリーブ（塩漬）	3.6
藻類	こんぶ（つくだ煮）	7.4
	ひとえぐさ（つくだ煮）	5.8
	まこんぶ（素干し）	6.6
魚介類	うるめいわし（丸干し）	5.8
	かき（養殖）	1.2
	焼き竹輪	2.1
	毛がに（ゆで）	0.6
	あわび（干）	7.4
	かつお（塩辛）	12.7
	はまぐり（つくだ煮）	7.1
	あゆ（うるか）	13.0
	するめいか	0.5
	くろあわび	1.1
	たらこ	4.6
	あさり	2.2
	ほや	3.3
	あさり（つくだ煮）	7.4
	ぼら（からすみ）	3.6
	むろあじ（くさや）	4.1
肉類	ぶた・生ハム（長期熟成）	5.6
	ぶた・焼き豚	2.4
	ぶた・ロースハム	2.3
	ぶた・プレスハム	2.4
	ぶた・フランクフルトソーセージ	1.9
乳類	プロセスチーズ	2.8
油脂類	有塩バター	1.9
	マーガリン（有塩）	1.3
菓子類	ミートパイ	1.1
	ポテトチップス	1.0
調味料及び香辛料類	食塩	99.5
	こいくちしょうゆ	14.5
	カレールウ	10.6
	ハヤシルウ	10.7
	米みそ・赤色辛みそ	13.0
	米みそ・淡色辛みそ	12.4
	ウスターソース	8.5
	顆粒和風だし	40.6

*1 無機質のナトリウム量から換算した値．ナトリウム（mg）× 2.54 ÷ 1000 = 食塩相当量（g）

（日本食品成分表 2022 年版（八訂）．医歯薬出版，2022.）

表 4-19　ビタミンの働き

	種　類	主な働き	多く含む食品
水溶性	ビタミンB_1	エネルギー代謝や糖質代謝に関与する補酵素	豚肉など
	ビタミンB_2	エネルギー代謝，アミノ酸代謝，脂質代謝などの酸化還元反応に関与する補酵素	豚レバー，牛レバー，脱脂粉乳
	ビタミンB_6	アミノ酸代謝に関与する補酵素	かつお，まぐろ（赤身），レバー
	ビタミンB_{12}	抗悪性貧血因子，たんぱく質や核酸の合成に関与する補酵素	牛レバー，肉，魚，貝，卵
	ナイアシン	糖質代謝や脂質代謝の酸化還元反応に関与する補酵素	かつお，まぐろ（赤身），レバー
	パントテン酸	糖質代謝や脂質代謝に関与する補酵素	レバー，肉類，卵
	ビオチン	脂質の合成，糖質代謝やアミノ酸代謝に関与する補酵素	レバー
	ビタミンC	アミノ酸代謝やたんぱく質代謝に関与する補酵素．毛細血管，骨，歯，結合組織の作用を正常に保つ	芽キャベツ，レモン，いちご，つるむらさき
脂溶性	ビタミンA	視覚作用，皮膚や粘膜の正常化	レバー，卵黄，うなぎ蒲焼き，にんじん，ほうれんそう
	ビタミンD	カルシウムの腸管からの吸収促進，腎尿細管での再吸収促進，骨形成の促進，さらに骨からの動員	さけ，かれい，うなぎ蒲焼き，さんま，さば
	ビタミンE	抗酸化作用，生殖の正常化，膜の安定化	米胚芽，大豆，ごまなどの天然の油
	ビタミンK	血液凝固因子の合成	ほうれんそう，キャベツ，納豆

（日本医師会編：食事指導の ABC．日本醫事新報社，1991.）

脂溶性ビタミンは，A，D，E，K，水溶性ビタミンは，B_1，B_2，ナイアシン，Cに代表される．これらのビタミン類の欠乏および過剰により，それぞれ特徴ある障害が現れる．ビタミン類の機能と主な食品について**表 4-19** に示した．

（3）からだと食物

■ からだと食物の基本的関係

生物の生命現象は，活動の原動力となるエネルギー生産の過程，体成分の代謝による個体の維持，成長，または増殖の現象といえる．

人間は，これら生命現象の源を食物として体外より摂取する必要がある．すでに述べてきたように，ライフサイクルを通して食物の何をどのように摂取してきたかは，その人の生涯の健康なからだづくりに大きな影響力をもつといえる．

①口から摂取する意味

緊急入院の高齢患者が脱水症状のために点滴を受けることになった例である．患者は，点滴を受けながら看護師に，「看護師さん，いよいよわたしもあの世行きでしょうかね」と尋ねた．驚いた看護師が，どうしてそう思ったのか尋ねたところ「わたしは口から食べられるのに注射をするってことは，もう駄目だということですよね．そんなに悪いんですか，悪いんなら，○○屋のソバが食べたいね」ということだった．食事を口からとることは，生理的・機能的な意味をもつことはもちろんであるが，この患者にとっては生きる尺度としての重要な意味をもっていたのである．食物を口から取り込むことには，主体的に生きるという意味があり，とくに重症の患者にとっては，口から食物を取り込めなくなることは，生命の終わりを告げる意味をもっている．何を食べたいという一言にも，自分の身に取り込む食物は自分で決めるという積極的な意味をもつことになる．

②エネルギーの補給

人のからだは，積極的に動かさなくても生命を維持するという活動だけでエネルギーを消耗する．そして，消耗した分を外界から補給することより，一定のからだの状態を保持することになる．しかし，補給をしなければ自分自身のからだからエネルギーを補給するしかない．その結果として，自分のからだが次第にやせ細ることになる．難民の子どもたちの状態は，明らかに栄養不良状態の体型をしている．この難民の子どもたちの生きることの最低の条件ともいえる食物を保証する必要性について，深く考えさせられる．

③食物がからだに及ぼす機能

食物の摂取がからだに及ぼす機能については，食物繊維の例を取り上げる．最近の食

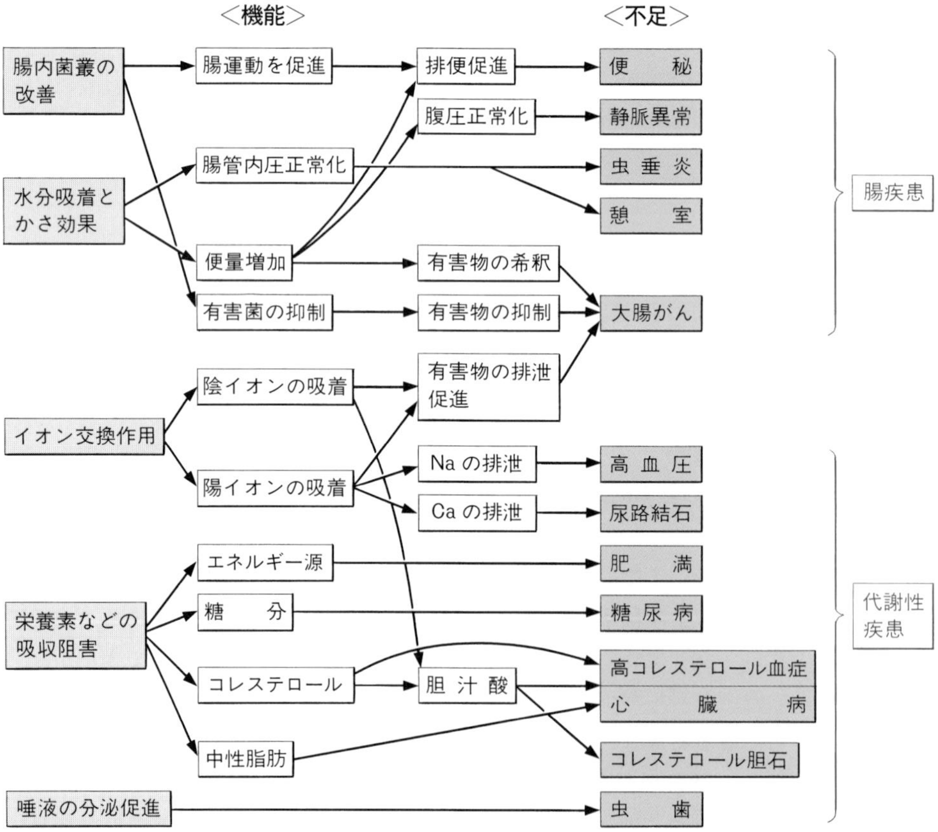

図 4-10　食物繊維の機能と疾患との関連

（小池五郎，他：食事で食物繊維をとる．女子栄養大学出版，1993.）

物繊維の摂取量は，伸び悩みがある．またパン食傾向は，柔らかい食物を好む傾向を生み出し，肉食を含めて欧米化している現状である．この食事の欧米化とともに注目されてきたのが大腸がんの増加である．ここで改めて食物繊維の機能がクローズアップされてきた．食物は，その機能からからだの状態をつくり替える要素をもち合わせることになる（**図 4-10**）．

からだと食物の基本的関係をまとめると次のようになる．

① 人のからだをつくる構成要素としての食物
② 健やかなからだを左右する食物
③ 生きる源となる食物
④ 心の糧となる食物

表 4-20　術後経過と生体反応

	臨床所見	内分泌状態	代謝・生化学的状態	術創部
第Ⅰ相 傷害期 (術後 2〜4 日)	頻脈傾向，翌日正常化 体温上昇（約 1℃） 周囲（食事，見舞客など）への関心の欠如，疼痛の少ない，楽な姿勢から動こうとしない 腸蠕動，分泌は減弱〜消失	副腎刺激状態 髄質：アドレナリン ノルアドレナリン 皮質：ACTH コルチコイド 尿中 170 HCS ↑ 好酸球↓ アルドステロン分泌↑ ADH 分泌↑	たんぱく質異化の亢進（骨格筋たんぱくが動員される） 尿中窒素排泄の増加：窒素平衡は負となる 抗利尿作用：水分保持傾向 尿量減少，尿浸透圧↑ 尿中↑，Na ↓，Cl ↓	術創部の疼痛あり，創部の癒合・張力は弱く，糸を切れば容易に哆開
第Ⅱ相 変換期 （術後 3〜7 日目から 1〜2 週間）	脈拍・体温は正常 周囲への関心が戻る 術創痛が消失し，体動が容易となる 食欲・腸分泌運動も回復する 動く意欲はあるが，体力回復は不十分	副腎機能の活動は正常化する 尿中 170 HCS 好酸球 （以上 正常化）	尿中窒素排泄の減少：窒素平衡は負→正に戻る（しかし，たんぱく質合成は十分なカロリー補給がないと起こらない） 水分・塩分の利尿，尿中 K ↓，Na・Cl ↑，K の平衡は正常化する	術創部痛は消失，創部癒合し，張力完成
第Ⅲ相 筋力回復期 (術後 2〜5 週)	体動に苦痛がなくなり，体力も伴い運動が可能 食欲も良好，便通も正常化	副腎機能は正常，ホルモンの影響はなくなる	たんぱく質合成，窒素平衡は正（脂肪合成はない）体重 90〜120 g/日増加	術創部痛はまったく消失し，赤色瘢痕
第Ⅳ相 脂肪蓄積期	体力の十分な回復 日常生活に戻る体重の増加	性機能回復	脂肪合成 体重 75〜150 g/日増加	白色瘢痕

170 HCS：17-ヒドロキシコルチコステロン

（赤木正信，他：外科総論．中山恒明・榊原仟監修，新臨床外科全書，第 1 巻，金原出版，1997.）

⑤ 健やかな日常生活を保証する食物

⑥ 人の身体機能を変化させる食物

よりよいからだの状態において食物は最高に機能し，食物のよりよい取り込み方により，健やかなからだをつくる．

■ 日常生活の対応行動に表現されるストレスと食べることとの関係について

人間のからだは，内部環境が恒常的（ホメオスタシス）に保たれるように整えられている．ストレス時には，このホメオスタシスを保つために，自律神経系の交感神経，副交感神経や副腎皮質ホルモン，インスリン拮抗ホルモンなどの内分泌系の生体制御系の働きにより平衡を保っている．しかし，ストレスが強く生体が対応しきれなくなったとき，からだの内部の栄養代謝に変化が生じる．

①物理的ストレス

からだへの急激な物理的ストレスにより，一時的に基礎代謝を亢進させ，貯蔵されているエネルギーを放出して状態の維持を図る．また，たんぱく質代謝は異化の方向に働き，ストレスが強くなると，尿素窒素は摂取量に比較し排泄量が増大する結果となる．手術に伴う代謝・生化学的状態の変化がその例である（**表 4-20**）．

②感　染

生体にとっては，感染も物理的ストレス源である．低栄養状態は，生体の防御機能低下をもたらし，易感染性を高めることになる．感染状態では，病状を増悪に導く結果となる．したがって，日常生活における健康なからだづくりが必要とされる．いったん感染状態に陥ったときは，人間のもっている自然治癒力を促すような，日常の食生活の整え方が重要となる．

③心理的ストレス

ストレスには以上のほかに心理的ストレスがあげられる． 食べることに表現される代表的なものとして思春期の女性に多発する神経性食欲不振症がある．やせたい願望，美しくなりたい願望など原因はさまざまではあるが，極端な心理状態の表出である．また過食による肥満もみられる．これらは心理的ストレスによる摂食異常であり，栄養障害のひとつとして取り上げられる．心の状態は，即からだの状態となって表現されると同時に，食べることは，自己表現の道具として使われうるということである．

上述のような強すぎるストレスにより体細胞の破壊的な現象が起こる．日常生活のなかで，心身ともに鍛え，食物を十分に摂取し栄養状態を整えておくことが必要となる．

＜食物による対応＞

ストレスへの対応として日常的にとられる行動に，良質のたんぱく質と，とくにビタミンCの含まれる野菜や果物の摂取があげられる．

かぜの初期症状に対して，温かくして十分に休養をとり，消化・吸収しやすく調理された，湯気の出た温かい卵粥などが有効とされる．また，疲労時に有効とされるビタミンCの豊富な果物などもその例といえる．「柿が赤くなると医者が青くなる」と昔から言い伝えられている．柿にはビタミンCが豊富に含まれているため，食物のない時代でも自然の恵みにより，病気を癒すことができたということを意味する．

ストレス時に対応する副腎は，とくにビタミンCの密度が最も高い臓器であり，また，ホルモン生成にはかなりのビタミンCを必要とするため，ストレス時のビタミンC

補給は重要といえる．ストレス時には全身のたんぱく質量が減少することからも，日常の食生活において良好な栄養状態を維持する必要性が理解できる．

重要なのは，常に遭遇するであろうストレス状態に対応できるような肉体と精神の持ち主となることを目標として，日常生活のなかで訓練し鍛え，そして良好な栄養状態が維持できる食生活のありようを，自分らしく創造的につくり上げることにある．

からだと食べることの関係は，人間の心身の健やかさを表現し，また日常生活の営みの健やかさをも表現する．

3 どれだけ食べたらよいか

1……どれだけ食べたらよいかの栄養素を食物でとらえる

人間が摂食するものを総称して食べ物または食物といい，からだに必要な栄養素は食物の摂取により体内に取り入れている．

食物は食品を摂取可能な状態に調理したものである．食品は糖質・食物繊維・脂質・たんぱく質・ビタミン・ミネラル・水分の栄養素，色素・香味成分・食品添加物・生理活性物質などを含有している．

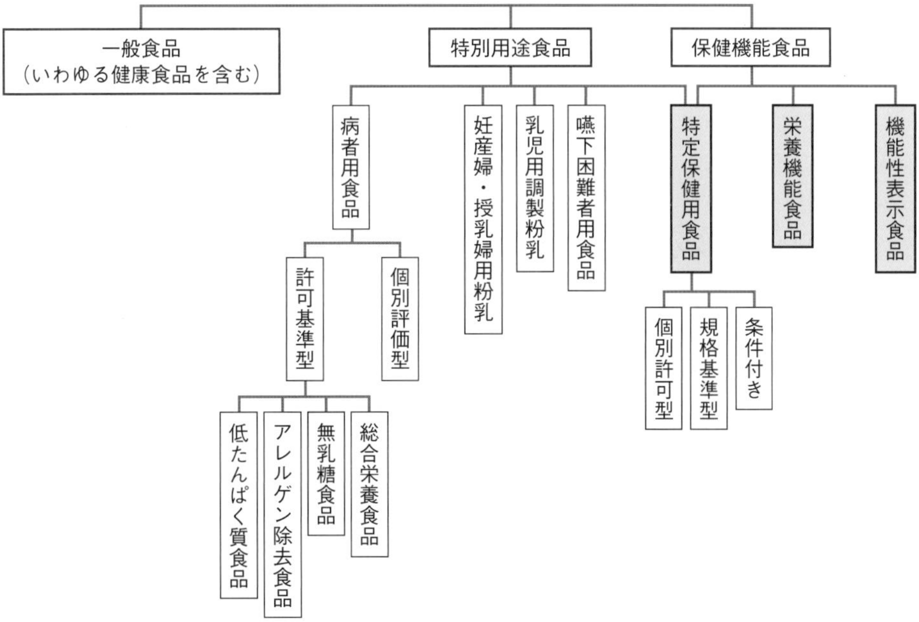

図 4-11　食物・食品の分類

表 4-21　食品群別収載食品数

	食品群	食品数
1	穀類	205
2	いもおよびでんぷん類	70
3	砂糖および甘味類	30
4	豆類	108
5	種実類	46
6	野菜類	401
7	果実類	183
8	きのこ類	55
9	藻類	57
10	魚介類	453
11	肉類	310
12	卵類	23
13	乳類	59
14	油脂類	34
15	菓子類	185
16	嗜好飲料類	61
17	調味料および香辛料類	148
18	調理済み流通食品類	50
	合計	2,478

2……食物や食品の分類

食物や食品は主として含有する栄養成分，さらに食品の形態や消費者の利用目的などで類別され，一般食品，特別用途食品，保健機能食品に大別される（**図 4-11**）.

（1）食品の分類法

食品を一定の基準により集合させ食品群とし，この食品群ごとに適正な摂取量を設定することで栄養素成分の適正な摂取量を満たすことができる．食品を食品群に分類するには多くの方法があるが，栄養の領域で用いられるものは，含有される栄養素の特徴で分類する方法である．栄養教育や給食を合理的に行うために，その利用目的に応じた分類方法が考案されており（57 頁参照），日本食品標準成分表は 18 食品群により示されている.

食品に含有する栄養素の量を標準含有値として食品可食部 100 g 当たりで「日本食品

表 4-22　数値の表示方法

項目			単位	最小表示の位
廃棄率			%	1の位
エネルギー			kcal	1の位
			kJ	
水分，たんぱく質，脂質			g	小数第1位
脂肪酸	飽和		g	小数第2位
	一価不飽和			
	多価不飽和			
コレステロール			mg	1の位
炭水化物			g	小数第1位
食物繊維	水溶性			
	不溶性			
	総量			
灰分				
無機質	ナトリウム，カリウム，カルシウム，マグネシウム，リン		mg	1の位
	鉄，亜鉛		mg	小数第1位
	銅，マンガン			小数第2位
	ヨウ素，セレン，クロム，モリブデン		μg	1の位
ビタミン	A	レチノール，α-カロテン，β-カロテン，β-クリプトキサンチン，β-カロテン当量，レチノール活性当量		
	D			小数第1位
	E	α-トコフェロール，β-トコフェロール，γ-トコフェロール，δ-トコフェロール	mg	小数第1位
	K		μg	1の位
	B_1，B_2		mg	小数第2位
	ナイアシン			小数第1位
	B_6			小数第2位
	B_{12}		μg	小数第1位
	葉酸			1の位
	パントテン酸		mg	小数第2位
	ビオチン		μg	小数第1位
	C		mg	1の位
食塩相当量			g	小数第1位
備考欄				

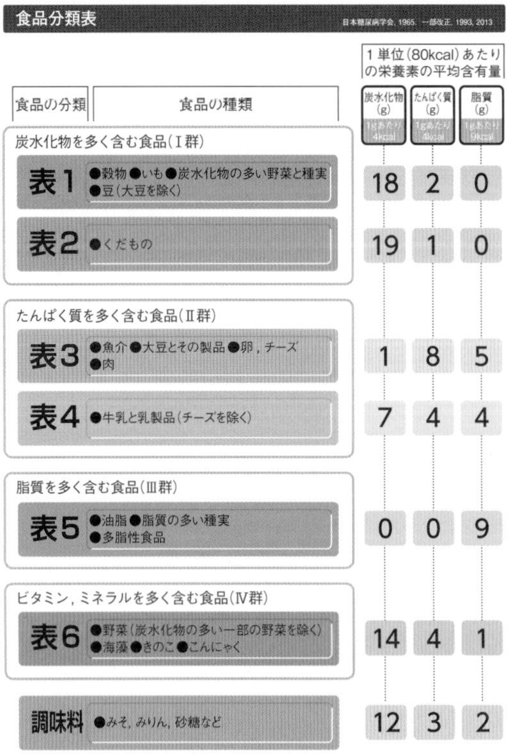

図4-12 糖尿病食事療法のための食品交換表による分類(4群6分類)

(日本糖尿病学会編・著：糖尿病食事療法のための食品交換表．第7版．p13，日本糖尿病協会・文光堂，2013.)

標準成分表（以下，食品成分表）」は示している．食品の種類は多岐にわたるが，食品成分表は常用される2,478食品を農学・畜産・食品・栄養学的に18分類して栄養成分量を示している（**表4-21**）．食品成分表の掲載食品のうち原材料的食品は，真核生物の植物界，菌界あるいは動物界に属する生物に由来する．栄養成分値はそれらの品種，成育（生育）環境などの要因により変動し，加工食品は原材料の配合割合，加工方法の相違などにより製品の栄養成分値に幅が出てくる．調理食品は調理方法により栄養成分値に差異が生じる．食品成分表は各食品の栄養素成分の含有量について最小表示の位を定め（**表4-21**），その活用の適正を求めている．

また，どの食品をどのくらい摂取すればよいかを示す分類法には，四群点数法（香川式食品交換表・4群法），糖尿病食事療法のための食品交換表（4群6分類法），腎臓病食品交換表（6分類5別表法）などがある．

（2）糖尿病食事療法のための食品交換表（4群6分類法）

食品をその含有する栄養素に基づいて4群6分類している（**図4-12**）．6分類を「表」と呼称し，同じ「表」の食品であれば，いずれの食品を選択してもエネルギー量，たんぱく質，炭水化物，脂質の各栄養素量がおおよそ等しくなっている．また，エネルギー80 kcal相当を1単位と定め，1単位の各食品の重量を示し，頻用される食品を1単位の実物の1/2の縮図のカラー写真で示し，食品の判別と概量の目測を可能にしている．

食品の分類	単位	たんぱく質（g）	1単位の平均エネルギー（kcal）
Ⅰ たんぱく質を含む食品			
表1主食	1	3	150
表2副食・デザート	1	3	150
表3副食・付け合わせ	1	3	50
表4メインとなる副食（主菜）	1	3	30
Ⅱ たんぱく質を含まない食品			
表5エネルギー源となる食品	−	−	エネルギー不足を補う
表6エネルギー源となる食品	−	−	エネルギー不足を補う
別表1～5	1 きのこ・海藻・こんにゃく 2 嗜好飲料 3 菓子 4 調味料 5 調理加工食品		
治療用特殊食品	エネルギー調整食品 たんぱく質調整食品 食塩調整食品 リン調整食品		

図4-13 腎臓病食事療法のための食品交換表による分類（6群）

（黒川　清監修，中尾俊之・他編：腎臓病食品交換表，第9版．p23，医歯薬出版，2016.）

適正な活用により，糖尿病治療の食事内容をエネルギー量（単位数）で認識し，食品の栄養学的特徴が理解でき，糖尿病治療の食事内容をさまざまなバリエーションに変えることができる．

（3）腎臓病食品交換表（6分類5別表法）

腎臓病患者のための食事管理の基本となる，たんぱく質のコントロールを可能にする．

食品分類は［表1］～［表6］と別表に分類している（**図4-13**）．たんぱく質を含有している食品を［表1］～［表4］とし，たんぱく質を3g含む食品重量を1単位として示している．

1単位当たりのエネルギー量は，［表1］～［表2］は150 kcal，［表3］は50 kcal，［表4］は30 kcalとしている．［表5］は砂糖，甘味料などで，［表6］は油脂でたんぱく質を含まない食品でエネルギー量を補充する食品とされる．

また，たんぱく質，エネルギー，食塩，リンなどの調整に治療用特殊食品を掲載している．

（4）特別用途食品と保健機能食品

特別用途食品と保健機能食品は，人間が経口的に摂取するもののなかで薬物や一般食品とは別に，病者などの利用に適する場合に認められる表示である．また，身体の構造や機能に影響は確認できていないが特定の保健の目的が期待できる食品に表示が許可されている（**図 4-11**）．その摂取にあたっては，食品ごとの適応や摂取量の説明を遵守する．

特別用途食品は，病者用，妊産婦・授乳婦用，乳児用，嚥下困難者用など対象者の発育や健康の保持・回復に適する食品に許可されている．病者用許可基準型には，低たんぱく質食品・アレルゲン除去食品・無乳糖食品・総合栄養食品がある．病者用食品と表示するためには，消費者庁の許可が必要である．保健機能食品は，特定保健用食品，栄養機能食品，機能性表示食品に分類される．

①特定保健用食品

身体の生理学的機能や生物学的活動に影響を与える成分を含んでいる食品である．その摂取により当該保健の目的が期待できる旨の表示をする食品として定義づけられている．食品は，生命維持のための栄養としての一次機能，味覚などの五感を刺激する二次機能，生体の生理機能を調整する三次機能をもち，この三次機能を有する成分を含んだ食品である．

②栄養機能食品

身体の健全な成長・発育，健康の維持に必要な栄養成分を，医学・栄養学的にその生理的機能の表示を可能にした食品である．栄養機能表示が可能な成分は，ビタミンでは，ビタミンA・D・E・B_1·B_2，B_6・B_{12}・C・K，ナイアシン，葉酸，ビオチン，パントテン酸，ミネラルではカルシウム，鉄，亜鉛，マグネシウム，銅，カリウム，そして，n-3 系不飽和脂肪酸など 20 成分である．

③機能性表示食品

事業者の責任において，科学的根拠に基づいた機能性を表示した食品である．消費者の誤認を招かない自主的かつ合理的な商品選択に資する表示制度．疾病に罹患していない人（未成年者，妊産婦（妊娠を計画している人を含む）および授乳婦を除く）を対象にした食品で，生鮮食品を含めすべての食品（一部除く）が対象となる．

表示は，「機能性表示食品，届出番号，特定の保健の目的が期待できる内容」が示されている．

食品を調理し食物にする

1．調理の意義

食物は食品を摂取可能な状態に調理したものである．調理とは，食品を物理的・科学的に操作し，料理とする , 一連の工程をいう．

調理の意義には，①安全性の確保，②栄養素の消化・吸収の補助，③見た目や香りなどをよくすることによる食欲の増進，などがあげられる．

料理の工程は，献立により食事計画をし，献立の食品を選択し，調理により料理とする．調理にはさまざまな方法があり，食品は同じでも，調理方法によって，料理に含有するエネルギーや栄養素を調整できる．

2．調理法とその特徴

調理は，生もの調理・加熱調理に大別される．加熱調理は，湿熱調理（ゆでる，煮る，蒸す）と乾熱調理（焼く，煎る，揚げる，炒める），その他（寄せ物，練り物，和え物）に分類される．

表 4-23　目標とするBMIの範囲（18歳以上）[1,2]

年齢（歳）	目標とするBMI（kg/m^2）
18 ～ 49	18.5～24.9
50 ～ 64	20.0～24.9
65 ～ 74[3]	21.5～24.9
75 以上	21.5～24.9

[1]男女共通．あくまでも参考として使用すべきである．
[2]観察疫学研究において報告された総死亡率が最も低かったBMIをもとに，疾患別の発症率とBMIとの関連，死因とBMIとの関連，日本人のBMIの実態に配慮し，総合的に判断し目標とする範囲を設定．
[3]高齢者では，フレイルの予防および生活習慣病の発症予防の両者に配慮する必要があることも踏まえ，当面目標とするBMIの範囲を21.5～24.9とした．

表 4-24　食事摂取基準における各栄養素の指標

①摂取不足の回避を目的
　推定平均必要量　（EAR；estimated average requirement）
　推奨量　（RDA；recommended dietary allowance）
　目安量　（AI；adequate intake）
②過剰摂取による健康障害の回避を目的
　耐容上限量　（UL；tolerable upper intakelevel）
③生活習慣病の予防を目的
　目標量　（DG；tentative dietary goal for preventing life-style related diseases）

ゆでる・煮る：熱湯中の加熱をゆでるという．煮るは，だし汁・調味に入れ加熱することである．ほぼすべての食品に用いられる．水溶性の栄養素が流出しやすい．

蒸す：湯気や水蒸気で加熱する．温度管理がしやすく，形のくずれが少ない．加熱に比較的時間を要し，加熱の途中で味つけができない．

焼く：150～300℃程度の高温で直接熱気加熱する．食品そのものを焦がすことで複雑な味をつくる．直火焼き・串焼き・網焼き・鉄板焼き・オーブン焼きなどがある．

揚げる：180℃前後の油脂の中で加熱する．温度管理が難しい．衣には，乾性の衣と湿性の衣がある．揚げる温度も異なる．食品や衣が油を吸収し，エネルギー量が高くなる．

炒める（ソテー）：鍋などに油をひいて，高温で短時間に加熱する．焼き物と揚げ物の両方の特性をもつ．水を使わないため，水溶性の栄養素の損失が少ない．

和える：主に加熱調理した食材に別個に用意した調味材料を組み合わせて混ぜる．比較的短時間で調理できる．

3……どれだけ食べたらよいか（食事の摂取量）を示す食事摂取基準

健康な個人ならびに集団を対象として，国民の健康の保持・増進，生活習慣病の予防を目的にどれだけ食べたらよいかとなる食事の摂取量（以下，食事摂取基準）が厚生労

表 4-25 参照体重における基礎代謝量

性別	男性			女性		
年齢（歳）	基礎代謝基準値 (kcal/kg 体重 / 日)	参照体重 (kg)	基礎代謝量 (kcal/ 日)	基礎代謝基準値 (kcal/kg 体重 / 日)	参照体重 (kg)	基礎代謝量 (kcal/ 日)
1～ 2	61.0	11.5	700	59.7	11.0	660
3～ 5	54.8	16.5	900	52.2	16.1	840
6～ 7	44.3	22.2	980	41.9	21.9	920
8～ 9	40.8	28.0	1,140	38.3	27.4	1,050
10～11	37.4	35.6	1,330	34.8	36.3	1,260
12～14	31.0	49.0	1,520	29.6	47.5	1,410
15～17	27.0	59.7	1,610	25.3	51.9	1,310
18～29	23.7	64.5	1,530	22.1	50.3	1,110
30～49	22.5	68.1	1,530	21.9	53.0	1,150
50～64	21.8	68.0	1,480	20.7	53.8	1,100
65～74	21.6	65.0	1,400	20.7	52.1	1,080
75 以上	21.5	59.6	1,280	20.7	48.8	1,010

働省により策定され，示されている．

4……どれだけ食べたらよいかを栄養素量でとらえる

生体の生理的機能に役立つ物質の総称が「栄養素」である．栄養素は，たんぱく質，脂質（飽和脂肪酸，n-6 系脂肪酸，n-3 系脂肪酸），炭水化物（炭水化物，食物繊維），4 種類の脂溶性ビタミン，9 種類の水溶性ビタミン，5 種類の多量ミネラル，8 種類の微量ミネラルであり，このうち，たんぱく質，脂質，炭水化物（アルコールを含む）は生体内で酸化によりエネルギーを産生し，このエネルギーは生体そのものの維持の源となり，かつ生体の活動の源になる．

食事摂取基準は「どれだけ食べたらよいか」を具体的な栄養素で示し，「どれだけ」は「摂取する量」である．食事摂取基準では，この「摂取する量」を 5 つの「指標」を用いて示している．また「摂取する量」は，生体の成長，身体組織の代謝回転などにより異なることから年齢層により区分し示している．

●エネルギー収支バランスの指標：エネルギー摂取の過不足の回避から，エネルギーの摂取量および消費量のバランスの維持を示す指標に，体格指数（BMI）が用いられている（**表 4-23**）．

●各栄養素の指標：3 つの目的から 5 つの指標が用いられている（**表 4-24**）．

●年齢区分：出生後 0～5 カ月，6～11 カ月，1～17 歳（小児），18 歳以上（成人），65 歳以上（高齢者）となる．1 歳未満で詳細な年齢区分設定が必要な場合は，出生後 0～5 カ月，6～8 カ月，9～11 カ月の 3 区分が用いられる．また，高齢者は 2 つの年齢区分を設け，65～74 歳，75 歳以上とした．

5……各栄養素とその量

各栄養素をどれだけ食べたらよいかの量は，生体の生命維持活動，生理的機能，身体の活動により決まる．

表 4-26 身体活動レベル別にみた活動内容と活動時間の代表例

身体活動レベル[1]	低い（Ⅰ）	ふつう（Ⅱ）	高い（Ⅲ）
	1.50 （1.40～1.60）	1.75 （1.60～1.90）	2.00 （1.90～2.20）
日常生活の内容[2]	生活の大部分が座位で，静的な活動が中心の場合	座位中心の仕事だが，職場内での移動や立位での作業・接客など，あるいは通勤・買いものでの歩行，家事，軽いスポーツのいずれかを含む場合	移動や立位の多い仕事への従事者．あるいは，スポーツなど余暇における活発な運動習慣をもっている場合
中程度の強度（3.0～5.9 メッツ）の身体活動の 1 日当たりの合計時間（時間 / 日）[3]	1.65	2.06	2.53
仕事での 1 日当たりの合計歩行時間（時間 / 日）[3]	0.25	0.54	1.00

[1]代表値．（ ）内はおよその範囲．
[2]Black, *et al*., Ishikawa-Takata, *et al*. を参考に，身体活動レベル（PAL）に及ぼす職業の影響が大きいことを考慮して作成．
[3]Ishikawa-Takata, *et al*. による．

表 4-27 推定エネルギー必要量（kcal/ 日）

性別	男性			女性		
身体活動レベル[1]	Ⅰ	Ⅱ	Ⅲ	Ⅰ	Ⅱ	Ⅲ
0～5（月）	—	550	—	—	500	—
6～8（月）	—	650	—	—	600	—
9～11（月）	—	700	—	—	650	—
1～2（歳）	—	950	—	—	900	—
3～5（歳）	—	1,300	—	—	1,250	—
6～7（歳）	1,350	1,550	1,750	1,250	1,450	1,650
8～9（歳）	1,600	1,850	2,100	1,500	1,700	1,900
10～11（歳）	1,950	2,250	2,500	1,850	2,100	2,350
12～14（歳）	2,300	2,600	2,900	2,150	2,400	2,700
15～17（歳）	2,500	2,800	3,150	2,050	2,300	2,550
18～29（歳）	2,300	2,650	3,050	1,700	2,000	2,300
30～49（歳）	2,300	2,700	3,050	1,750	2,050	2,350
50～64（歳）	2,200	2,600	2,950	1,650	1,950	2,250
65～74（歳）	2,050	2,400	2,750	1,550	1,850	2,100
75 以上（歳）[2]	1,800	2,100	—	1,400	1,650	—
妊婦（付加量）[3] 初期				+ 50	+ 50	+ 50
中期				+250	+250	+250
後期				+450	+450	+450
授乳婦（付加量）				+350	+350	+350

[1]身体活動レベルは，低い，ふつう，高いの 3 つのレベルとして，それぞれⅠ，Ⅱ，Ⅲで示した．
[2]主として 70～75 歳ならびに自由な生活を営んでいる対象者に基づく報告から算定した．
[3]妊婦個々の体格や妊娠中の体重増加量，胎児の発育状況の評価を行うことが必要である．
注 1：活用にあたっては，食事摂取状況のアセスメント，体重および BMI の把握を行い，エネルギーの過不足は，体重の変化または BMI を用いて評価すること．
注 2：身体活動レベルⅠの場合，少ないエネルギー消費量に見合った少ないエネルギー摂取量を維持することになるため，健康の保持・増進の観点からは，身体活動量を増加させる必要があること．

（1）エネルギー

エネルギーは，摂取した食品に含有される脂質，たんぱく質，炭水化物量にそれぞれの栄養素のエネルギー換算係数を算定した総和である．一方，エネルギーの消費は，基礎代謝，食後の熱産生，身体活動による総和である．このエネルギー摂取量とエネルギー消費量が保たれるエネルギー収支バランスは，成人では体重の変化と体格に現れる．

［推定エネルギー必要量の算定方法］

体重が不変で体組成に変化がなければ，エネルギー摂取量は総エネルギー消費量の推定値から求める．

> 成人（妊婦，授乳婦を除く）：
> 推定エネルギー必要量＝基礎代謝基準値（kcal/kg 体重 / 日）×参照体重（kg）×身体活動レベル
> ＊基礎代謝基準値（**表 4-25**），および身体活動レベル（**表 4-26**）を示す．

小児，乳児，および妊婦，授乳婦では，推定エネルギー必要量に成長や妊娠継続，授乳に必要なエネルギー量を付加する．また，性・年齢階級・身体活動レベル別に推定エネルギー必要量を（**表 4-27**）に示す．

（2）たんぱく質（表 4-28）

［たんぱく質摂取基準の算定］

窒素出納法によって得られたたんぱく質を維持するのに必要な食事中のたんぱく質量として，男女ともに平均値を 0.66 g/kg 体重 / 日とした．

日常食混合たんぱく質の利用効率は 90% とした．

［成人のたんぱく質推奨量］

成人の体重当たりのたんぱく質推奨量は以下の式で算定される．

推奨量（g/kg 体重 / 日）＝	0.66	×	100/90	×	1.25	＝	0.90
	維持必要量		日常食混合たんぱく質利用効率（成人）		推奨量算定係数		

＊たんぱく質維持必要量は 0.66 g/kg 体重 / 日である．

［乳児のたんぱく質目安量］

乳児の場合，たんぱく質目安量は，乳児期を生後 0～5 カ月，6～8 カ月，9～11 カ月に区分している．

> 0～5 カ月児の目安量（g/ 日）=12.6（g/L）× 0.78（L/ 日）=9.83 ≒ 10 g/ 日
> 6～8 カ月児の目安量（g/ 日）
> ＝母乳中のたんぱく質濃度 10.6（g/L）×平均哺乳量＋母乳以外の離乳食のたんぱく質量
> ＝ 10.6（g/L）× 0.60（L/ 日）+6.1（g/ 日）=12.5 ≒ 15 g/ 日
> 9～11 カ月児の目安量（g/ 日）= 母乳中のたんぱく質濃度 9.2（g/L）

表 4-28 日本人の食事摂取基準（2020 年版）

年齢等	たんぱく質（g/日，目標量：%エネルギー）								脂質：脂肪エネルギー比率（%エネルギー）			
	男性				女性				男性		女性	
	推定平均必要量	推奨量	目安量	目標量	推定平均必要量	推奨量	目安量	目標量	目安量	目標量	目安量	目標量
0～5（月）	—	—	10	—	—	—	10	—	50	—	50	—
6～8（月）	—	—	15	—	—	—	15	—	—	—	—	—
6～11（月）	—	—	—	—	—	—	—	—	40	—	40	—
9～11（月）	—	—	25	—	—	—	25	—	—	—	—	—
1～2（歳）	15	20	—	13～20	15	20	—	13～20	—	20～30	—	20～30
3～5（歳）	20	25	—	13～20	20	25	—	13～20	—	20～30	—	20～30
6～7（歳）	25	30	—	13～20	25	30	—	13～20	—	20～30	—	20～30
8～9（歳）	35	40	—	13～20	30	40	—	13～20	—	20～30	—	20～30
10～11（歳）	40	45	—	13～20	40	50	—	13～20	—	20～30	—	20～30
12～14（歳）	50	60	—	13～20	45	55	—	13～20	—	20～30	—	20～30
15～17（歳）	50	65	—	13～20	45	55	—	13～20	—	20～30	—	20～30
18～29（歳）	50	65	—	13～20	40	50	—	13～20	—	20～30	—	20～30
30～49（歳）	50	65	—	13～20	40	50	—	13～20	—	20～30	—	20～30
50～64（歳）	50	65	—	14～20	40	50	—	14～20	—	20～30	—	20～30
65～74（歳）	50	60	—	15～20	40	50	—	15～20	—	20～30	—	20～30
75 以上（歳）	50	60	—	15～20	40	50	—	15～20	—	20～30	—	20～30
妊婦（付加量）初期					＋0	＋0	—	—			—	20～30
中期					＋5	＋5	—	—			—	20～30
後期					＋20	＋25	—	—			—	20～30
授乳婦（付加量）					＋15	＋20	—	—			—	20～30

年齢等	飽和脂肪酸（%エネルギー）		n-6 系脂肪酸（g/日）		n-3 系脂肪酸（g/日）	
	男性	女性	男性	女性	男性	女性
	目標量	目標量	目安量	目安量	目安量	目安量
0～5（月）	—	—	4	4	0.9	0.9
6～11（月）	—	—	4	4	0.8	0.8
1～2（歳）	—	—	4	4	0.7	0.8
3～5（歳）	10 以下	10 以下	6	6	1.1	1.0
6～7（歳）	10 以下	10 以下	8	7	1.5	1.3
8～9（歳）	10 以下	10 以下	8	7	1.5	1.3
10～11（歳）	10 以下	10 以下	10	8	1.6	1.6
12～14（歳）	10 以下	10 以下	11	9	1.9	1.6
15～17（歳）	8 以下	8 以下	13	9	2.1	1.6
18～29（歳）	7 以下	7 以下	11	8	2.0	1.6
30～49（歳）	7 以下	7 以下	10	8	2.0	1.6
50～64（歳）	7 以下	7 以下	10	8	2.2	1.9
65～74（歳）	7 以下	7 以下	9	8	2.2	2.0
75 以上（歳）	7 以下	7 以下	8	7	2.1	1.8
妊婦		7 以下		9		1.6
授乳婦		7 以下		10		1.8

年齢等	炭水化物（%エネルギー）		食物繊維（g/日）	
	男性	女性	男性	女性
	目標量	目標量	目標量	目標量
0～5（月）	—	—	—	—
6～11（月）	—	—	—	—
1～2（歳）	50～65	50～65	—	—
3～5（歳）	50～65	50～65	8 以上	8 以上
6～7（歳）	50～65	50～65	10 以上	10 以上
8～9（歳）	50～65	50～65	11 以上	11 以上
10～11（歳）	50～65	50～65	13 以上	13 以上
12～14（歳）	50～65	50～65	17 以上	17 以上
15～17（歳）	50～65	50～65	19 以上	18 以上
18～29（歳）	50～65	50～65	21 以上	18 以上
30～49（歳）	50～65	50～65	21 以上	18 以上
50～64（歳）	50～65	50～65	21 以上	18 以上
65～74（歳）	50～65	50～65	20 以上	17 以上
75 以上（歳）	50～65	50～65	20 以上	17 以上
妊婦		—		18 以上
授乳婦		—		18 以上

エネルギー産生栄養素バランス（%エネルギー）				
目標量（男女共通）				
年齢	たんぱく質	脂質		炭水化物
		脂質	飽和脂肪酸	
0～11（月）	—	—	—	—
1～14（歳）	13～20	20～30	10 以下	50～65
15～17（歳）	13～20	20～30	8 以下	50～65
18～49（歳）	13～20	20～30	7 以下	50～65
50～64（歳）	14～20	20～30	7 以下	50～65
65～74（歳）	15～20	20～30	7 以下	50～65
75 以上（歳）	15～20	20～30	7 以下	50～65

◎脂溶性ビタミン

年齢等	ビタミンA（μgRAE/日）							
	男性				女性			
	推定平均必要量	推奨量	目安量	耐容上限量	推定平均必要量	推奨量	目安量	耐容上限量
0～5（月）	—	—	300	600	—	—	300	600
6～11（月）	—	—	400	600	—	—	400	600
1～2（歳）	300	400	—	600	250	350	—	600
3～5（歳）	350	450	—	700	350	500	—	850
6～7（歳）	300	400	—	950	300	400	—	1,200
8～9（歳）	350	500	—	1,200	350	500	—	1,500
10～11（歳）	450	600	—	1,500	400	600	—	1,900
12～14（歳）	550	800	—	2,100	500	700	—	2,500
15～17（歳）	650	900	—	2,500	500	650	—	2,800
18～29（歳）	600	850	—	2,700	450	650	—	2,700
30～49（歳）	650	900	—	2,700	500	700	—	2,700
50～64（歳）	650	900	—	2,700	500	700	—	2,700
65～74（歳）	600	850	—	2,700	500	700	—	2,700
75以上（歳）	550	800	—	2,700	450	650	—	2,700
妊婦（付加量）初期					＋0	＋0	—	—
中期					＋0	＋0	—	—
後期					＋60	＋80	—	—
授乳婦（付加量）					＋300	＋450	—	—

年齢等	ビタミンD（μg/日）				ビタミンE（mg/日）[1]				ビタミンK（μg/日）	
	男性		女性		男性		女性		男性	女性
	目安量	耐容上限量	目安量	耐容上限量	目安量	耐容上限量	目安量	耐容上限量	目安量	目安量
0～5（月）	5.0	25	5.0	25	3.0	—	3.0	—	4	4
6～11（月）	5.0	25	5.0	25	4.0	—	4.0	—	7	7
1～2（歳）	3.0	20	3.5	20	3.0	150	3.0	150	50	60
3～5（歳）	3.5	30	4.0	30	4.0	200	4.0	200	60	70
6～7（歳）	4.5	30	5.0	30	5.0	300	5.0	300	80	90
8～9（歳）	5.0	40	6.0	40	5.0	350	5.0	350	90	110
10～11（歳）	6.5	60	8.0	60	5.5	450	5.5	450	110	140
12～14（歳）	8.0	80	9.5	80	6.5	650	6.0	600	140	170
15～17（歳）	9.0	90	8.5	90	7.0	750	5.5	650	160	150
18～29（歳）	8.5	100	8.5	100	6.0	850	5.0	650	150	150
30～49（歳）	8.5	100	8.5	100	6.0	900	5.5	700	150	150
50～64（歳）	8.5	100	8.5	100	7.0	850	6.0	700	150	150
65～74（歳）	8.5	100	8.5	100	7.0	850	6.5	650	150	150
75以上（歳）	8.5	100	8.5	100	6.5	750	6.5	650	150	150
妊　婦			8.5	—			6.5	—		150
授乳婦			8.5	—			7.0	—		150

◎水溶性ビタミン

年齢等	ビタミンB_1（mg/日）						ビタミンB_2（mg/日）					
	男性			女性			男性			女性		
	推定平均必要量	推奨量	目安量	推定平均必要量	推奨量	目安量	推定平均必要量	推奨量	目安量	推定平均必要量	推奨量	目安量
0～5（月）	—	—	0.1	—	—	0.1	—	—	0.3	—	—	0.3
6～11（月）	—	—	0.2	—	—	0.2	—	—	0.4	—	—	0.4
1～2（歳）	0.4	0.5	—	0.4	0.5	—	0.5	0.6	—	0.5	0.5	—
3～5（歳）	0.6	0.7	—	0.6	0.7	—	0.7	0.8	—	0.6	0.8	—
6～7（歳）	0.7	0.8	—	0.7	0.8	—	0.8	0.9	—	0.7	0.9	—
8～9（歳）	0.8	1.0	—	0.8	0.9	—	0.9	1.1	—	0.9	1.0	—
10～11（歳）	1.0	1.2	—	0.9	1.1	—	1.1	1.4	—	1.0	1.3	—
12～14（歳）	1.2	1.4	—	1.1	1.3	—	1.3	1.6	—	1.2	1.4	—
15～17（歳）	1.3	1.5	—	1.0	1.2	—	1.4	1.7	—	1.2	1.4	—
18～29（歳）	1.2	1.4	—	0.9	1.1	—	1.3	1.6	—	1.0	1.2	—
30～49（歳）	1.2	1.4	—	0.9	1.1	—	1.3	1.6	—	1.0	1.2	—
50～64（歳）	1.1	1.3	—	0.9	1.1	—	1.2	1.5	—	1.0	1.2	—
65～74（歳）	1.1	1.3	—	0.9	1.1	—	1.2	1.5	—	1.0	1.2	—
75以上（歳）	1.0	1.2	—	0.8	0.9	—	1.1	1.3	—	0.9	1.0	—
妊　婦（付加量）				＋0.2	＋0.2	—				＋0.2	＋0.3	—
授乳婦（付加量）				＋0.2	＋0.2	—				＋0.5	＋0.6	—

年齢等	ナイアシン（mgNE/日）								ビタミンB_6（mg/日）							
	男性				女性				男性				女性			
	推定平均必要量	推奨量	目安量	耐容上限量[1]	推定平均必要量	推奨量	目安量	耐容上限量[1]	推定平均必要量	推奨量	目安量	耐容上限量	推定平均必要量	推奨量	目安量	耐容上限量
0～5（月）	—	—	2	—	—	—	2	—	—	—	0.2	—	—	—	0.2	—
6～11（月）	—	—	3	—	—	—	3	—	—	—	0.3	—	—	—	0.3	—
1～2（歳）	5	6	—	60(15)	4	5	—	60(15)	0.4	0.5	—	10	0.4	0.5	—	10
3～5（歳）	6	8	—	80(20)	6	7	—	80(20)	0.5	0.6	—	15	0.5	0.6	—	15
6～7（歳）	7	9	—	100(30)	7	8	—	100(30)	0.7	0.8	—	20	0.6	0.7	—	20
8～9（歳）	9	11	—	150(35)	8	10	—	150(35)	0.8	0.9	—	25	0.8	0.9	—	25
10～11（歳）	11	13	—	200(45)	10	10	—	150(45)	1.0	1.1	—	30	1.0	1.1	—	30
12～14（歳）	12	15	—	250(60)	12	14	—	250(60)	1.2	1.4	—	40	1.0	1.3	—	40
15～17（歳）	14	17	—	300(70)	11	13	—	250(65)	1.2	1.5	—	50	1.0	1.3	—	45
18～29（歳）	13	15	—	300(80)	9	11	—	250(65)	1.1	1.4	—	55	1.0	1.1	—	45
30～49（歳）	13	15	—	350(85)	10	12	—	250(65)	1.1	1.4	—	60	1.0	1.1	—	45
50～64（歳）	12	14	—	350(85)	9	11	—	250(65)	1.1	1.4	—	55	1.0	1.1	—	45
65～74（歳）	12	14	—	300(80)	9	11	—	250(65)	1.1	1.4	—	50	1.0	1.1	—	40
75以上（歳）	11	13	—	300(75)	9	10	—	250(60)	1.1	1.4	—	50	1.0	1.1	—	40
妊　婦(付加量)					+0	+0	—	—					+0.2	+0.2	—	—
授乳婦(付加量)					+3	+3	—	—					+0.3	+0.3	—	—

[1] ニコチンアミドの mg 量，（　）内はニコチン酸の mg 量．参照体重を用いて算定した．

年齢等	ビタミンB_{12}（μg/日）						葉酸（μg/日）[1]							
	男性			女性			男性				女性			
	推定平均必要量	推奨量	目安量	推定平均必要量	推奨量	目安量	推定平均必要量	推奨量	目安量	耐容上限量[2]	推定平均必要量	推奨量	目安量	耐容上限量[2]
0～5（月）	—	—	0.4	—	—	0.4	—	—	40	—	—	—	40	—
6～11（月）	—	—	0.5	—	—	0.5	—	—	60	—	—	—	60	—
1～2（歳）	0.8	0.9	—	0.8	0.9	—	80	90	—	200	90	90	—	200
3～5（歳）	0.9	1.1	—	0.9	1.1	—	90	110	—	300	90	110	—	300
6～7（歳）	1.1	1.3	—	1.1	1.3	—	110	140	—	400	110	140	—	400
8～9（歳）	1.3	1.6	—	1.3	1.6	—	130	160	—	500	130	160	—	500
10～11（歳）	1.6	1.9	—	1.6	1.9	—	160	190	—	700	160	190	—	700
12～14（歳）	2.0	2.4	—	2.0	2.4	—	200	240	—	900	200	240	—	900
15～17（歳）	2.0	2.4	—	2.0	2.4	—	220	240	—	900	200	240	—	900
18～29（歳）	2.0	2.4	—	2.0	2.4	—	200	240	—	900	200	240	—	900
30～49（歳）	2.0	2.4	—	2.0	2.4	—	200	240	—	1,000	200	240	—	1,000
50～64（歳）	2.0	2.4	—	2.0	2.4	—	200	240	—	1,000	200	240	—	1,000
65～74（歳）	2.0	2.4	—	2.0	2.4	—	200	240	—	900	200	240	—	900
75以上（歳）	2.0	2.4	—	2.0	2.4	—	200	240	—	900	200	240	—	900
妊　婦(付加量)				+0.3	+0.4	—					+200	+240	—	—
授乳婦(付加量)				+0.7	+0.8	—					+　80	+100	—	—

年齢等	パントテン酸（mg/日）		ビオチン（μg/日）		ビタミンC（mg/日）					
	男性	女性	男性	女性	男性			女性		
	目安量	目安量	目安量	目安量	推定平均必要量	推奨量	目安量	推定平均必要量	推奨量	目安量
0～5（月）	4	4	4	4	—	—	40	—	—	40
6～11（月）	5	5	5	5	—	—	40	—	—	40
1～2（歳）	3	4	20	20	35	40	—	35	40	—
3～5（歳）	4	4	20	20	40	50	—	40	50	—
6～7（歳）	5	5	30	30	50	60	—	50	60	—
8～9（歳）	6	5	30	30	60	70	—	60	70	—
10～11（歳）	6	6	40	40	70	85	—	70	85	—
12～14（歳）	7	6	50	50	85	100	—	85	100	—
15～17（歳）	7	6	50	50	85	100	—	85	100	—
18～29（歳）	5	5	50	50	85	100	—	85	100	—
30～49（歳）	5	5	50	50	85	100	—	85	100	—
50～64（歳）	6	5	50	50	85	100	—	85	100	—
65～74（歳）	6	5	50	50	80	100	—	80	100	—
75以上（歳）	6	5	50	50	80	100	—	80	100	—
妊　婦		5		50				+10	+10	—
授乳婦		6		50				+40	+45	—

◎多量ミネラル

年齢等	ナトリウム（mg/日）［（　）は食塩相当量（g/日）］						カリウム（mg/日）			
	男性			女性			男性		女性	
	推定平均必要量	目安量	目標量	推定平均必要量	目安量	目標量	目安量	目標量	目安量	目標量
0～5（月）	—	100（0.3）	—	—	100（0.3）	—	400	—	400	—
6～11（月）	—	600（1.5）	—	—	600（1.5）	—	700	—	700	—
1～2（歳）	—	—	（3.0 未満）	—	—	（3.0 未満）	900	—	900	—
3～5（歳）	—	—	（3.5 未満）	—	—	（3.5 未満）	1,000	1,400 以上	1,000	1,400 以上
6～7（歳）	—	—	（4.5 未満）	—	—	（4.5 未満）	1,300	1,800 以上	1,200	1,800 以上
8～9（歳）	—	—	（5.0 未満）	—	—	（5.0 未満）	1,500	2,000 以上	1,500	2,000 以上
10～11（歳）	—	—	（6.0 未満）	—	—	（6.0 未満）	1,800	2,200 以上	1,800	2,000 以上
12～14（歳）	—	—	（7.0 未満）	—	—	（6.5 未満）	2,300	2,400 以上	1,900	2,400 以上
15～17（歳）	—	—	（7.5 未満）	—	—	（6.5 未満）	2,700	3,000 以上	2,000	2,600 以上
18～29（歳）	600（1.5）	—	（7.5 未満）	600（1.5）	—	（6.5 未満）	2,500	3,000 以上	2,000	2,600 以上
30～49（歳）	600（1.5）	—	（7.5 未満）	600（1.5）	—	（6.5 未満）	2,500	3,000 以上	2,000	2,600 以上
50～64（歳）	600（1.5）	—	（7.5 未満）	600（1.5）	—	（6.5 未満）	2,500	3,000 以上	2,000	2,600 以上
65～74（歳）	600（1.5）	—	（7.5 未満）	600（1.5）	—	（6.5 未満）	2,500	3,000 以上	2,000	2,600 以上
75 以上（歳）	600（1.5）	—	（7.5 未満）	600（1.5）	—	（6.5 未満）	2,500	3,000 以上	2,000	2,600 以上
妊　婦				600（1.5）	—	（6.5 未満）			2,000	2,600 以上
授乳婦				600（1.5）	—	（6.5 未満）			2,200	2,600 以上

年齢等	カルシウム（mg/日）								マグネシウム（mg/日）							
	男性				女性				男性				女性			
	推定平均必要量	推奨量	目安量	耐容上限量	推定平均必要量	推奨量	目安量	耐容上限量	推定平均必要量	推奨量	目安量	耐容上限量	推定平均必要量	推奨量	目安量	耐容上限量[1]
0～5（月）	—	—	200	—	—	—	200	—	—	—	20	—	—	—	20	—
6～11（月）	—	—	250	—	—	—	250	—	—	—	60	—	—	—	60	—
1～2（歳）	350	450	—	—	350	400	—	—	60	70	—	—	60	70	—	—
3～5（歳）	500	600	—	—	450	550	—	—	80	100	—	—	80	100	—	—
6～7（歳）	500	600	—	—	450	550	—	—	110	130	—	—	110	130	—	—
8～9（歳）	550	650	—	—	600	750	—	—	140	170	—	—	140	160	—	—
10～11（歳）	600	700	—	—	600	750	—	—	180	210	—	—	180	220	—	—
12～14（歳）	850	1,000	—	—	700	800	—	—	250	290	—	—	240	290	—	—
15～17（歳）	650	800	—	—	550	650	—	—	300	360	—	—	260	310	—	—
18～29（歳）	650	800	—	2,500	550	650	—	2,500	280	340	—	—	230	270	—	—
30～49（歳）	600	750	—	2,500	550	650	—	2,500	310	370	—	—	240	290	—	—
50～64（歳）	600	750	—	2,500	550	650	—	2,500	310	370	—	—	240	290	—	—
65～74（歳）	600	750	—	2,500	550	650	—	2,500	290	350	—	—	230	280	—	—
75 以上（歳）	600	700	—	2,500	500	600	—	2,500	270	320	—	—	220	260	—	—
妊　婦（付加量）					＋0	＋0	—	—					＋30	＋40	—	—
授乳婦（付加量）					＋0	＋0	—	—					＋ 0	＋ 0	—	—

◎微量ミネラル

年齢等	リン（mg/日）				鉄（mg/日）									
	男性		女性		男性				女性					
									月経なし		月経あり			
	目安量	耐容上限量	目安量	耐容上限量	推定平均必要量	推奨量	目安量	耐容上限量	推定平均必要量	推奨量	推定平均必要量	推奨量	目安量	耐容上限量
0～5（月）	120	—	120	—	—	—	0.5	—	—	—	—	—	0.5	—
6～11（月）	260	—	260	—	3.5	5.0	—	—	3.5	4.5	—	—	—	—
1～2（歳）	500	—	500	—	3.0	4.5	—	25	3.0	4.5	—	—	—	20
3～5（歳）	700	—	700	—	4.0	5.5	—	25	4.0	5.5	—	—	—	25
6～7（歳）	900	—	800	—	5.0	5.5	—	30	4.5	5.5	—	—	—	30
8～9（歳）	1,000	—	1,000	—	6.0	7.0	—	35	6.0	7.5	—	—	—	35
10～11（歳）	1,100	—	1,000	—	7.0	8.5	—	35	7.0	8.5	10.0	12.0	—	35
12～14（歳）	1,200	—	1,000	—	8.0	10.0	—	40	7.0	8.5	10.0	12.0	—	40
15～17（歳）	1,200	—	900	—	8.0	10.0	—	50	5.5	7.0	8.5	10.5	—	40
18～29（歳）	1,000	3,000	800	3,000	6.5	7.5	—	50	5.5	6.5	8.5	10.5	—	40
30～49（歳）	1,000	3,000	800	3,000	6.5	7.5	—	50	5.5	6.5	9.0	10.5	—	40
50～64（歳）	1,000	3,000	800	3,000	6.5	7.5	—	50	5.5	6.5	9.0	11.0	—	40
65～74（歳）	1,000	3,000	800	3,000	6.0	7.5	—	50	5.0	6.0	—	—	—	40
75 以上（歳）	1,000	3,000	800	3,000	6.0	7.0	—	50	5.0	6.0	—	—	—	40
妊　婦　初期			800	—					＋ 2.0	＋ 2.5	—	—	—	—
中期・後期									＋ 8.0	＋ 9.5	—	—	—	—
授乳婦			800	—					＋ 2.0	＋ 2.5	—	—	—	—

年齢等	亜鉛（mg/日）								銅（mg/日）								マンガン（mg/日）			
	男性				女性				男性				女性				男性		女性	
	推定平均必要量	推奨量	目安量	耐容上限量	推定平均必要量	推奨量	目安量	耐容上限量	推定平均必要量	推奨量	目安量	耐容上限量	推定平均必要量	推奨量	目安量	耐容上限量	目安量	耐容上限量	目安量	耐容上限量
0～5（月）	—	—	2	—	—	—	2	—	—	—	0.3	—	—	—	0.3	—	0.01	—	0.01	—
6～11（月）	—	—	3	—	—	—	3	—	—	—	0.3	—	—	—	0.3	—	0.5	—	0.5	—
1～2（歳）	3	3	—	—	2	3	—	—	0.3	0.3	—	—	0.2	0.3	—	—	1.5	—	1.5	—
3～5（歳）	3	4	—	—	3	3	—	—	0.3	0.4	—	—	0.3	0.3	—	—	1.5	—	1.5	—
6～7（歳）	4	5	—	—	3	4	—	—	0.4	0.4	—	—	0.4	0.4	—	—	2.0	—	2.0	—
8～9（歳）	5	6	—	—	4	5	—	—	0.4	0.5	—	—	0.4	0.5	—	—	2.5	—	2.5	—
10～11（歳）	6	7	—	—	5	6	—	—	0.5	0.6	—	—	0.5	0.6	—	—	3.0	—	3.0	—
12～14（歳）	9	10	—	—	7	8	—	—	0.7	0.8	—	—	0.6	0.8	—	—	4.0	—	4.0	—
15～17（歳）	10	12	—	—	7	8	—	—	0.8	0.9	—	—	0.6	0.7	—	—	4.5	—	3.5	—
18～29（歳）	9	11	—	40	7	8	—	35	0.7	0.9	—	7	0.6	0.7	—	7	4.0	11	3.5	11
30～49（歳）	9	11	—	45	7	8	—	35	0.7	0.9	—	7	0.6	0.7	—	7	4.0	11	3.5	11
50～64（歳）	9	11	—	45	7	8	—	35	0.7	0.9	—	7	0.6	0.7	—	7	4.0	11	3.5	11
65～74（歳）	9	11	—	40	7	8	—	35	0.7	0.9	—	7	0.6	0.7	—	7	4.0	11	3.5	11
75 以上（歳）	9	10	—	40	6	8	—	30	0.7	0.8	—	7	0.6	0.7	—	7	4.0	11	3.5	11
妊　婦					+1	+2	—	—					+0.1	+0.1	—	—			3.5	—
授乳婦					+3	+4	—	—					+0.5	+0.6	—	—			3.5	—

年齢等	ヨウ素（μg/日）								セレン（μg/日）							
	男性				女性				男性				女性			
	推定平均必要量	推奨量	目安量	耐容上限量	推定平均必要量	推奨量	目安量	耐容上限量	推定平均必要量	推奨量	目安量	耐容上限量	推定平均必要量	推奨量	目安量	耐容上限量
0～5（月）	—	—	100	250	—	—	100	250	—	—	15	—	—	—	15	—
6～11（月）	—	—	130	250	—	—	130	250	—	—	15	—	—	—	15	—
1～2（歳）	35	50	—	300	35	50	—	300	10	10	—	100	10	10	—	100
3～5（歳）	45	60	—	400	45	60	—	400	10	15	—	100	10	10	—	100
6～7（歳）	55	75	—	550	55	75	—	550	15	15	—	150	15	15	—	150
8～9（歳）	65	90	—	700	65	90	—	700	15	20	—	200	15	20	—	200
10～11（歳）	80	110	—	900	80	110	—	900	20	25	—	250	20	25	—	250
12～14（歳）	95	140	—	2,000	95	140	—	2,000	25	30	—	350	25	30	—	300
15～17（歳）	100	140	—	3,000	100	140	—	3,000	30	35	—	400	20	25	—	350
18～29（歳）	95	130	—	3,000	95	130	—	3,000	25	30	—	450	20	25	—	330
30～49（歳）	95	130	—	3,000	95	130	—	3,000	25	30	—	450	20	25	—	350
50～64（歳）	95	130	—	3,000	95	130	—	3,000	25	30	—	450	20	25	—	350
65～74（歳）	95	130	—	3,000	95	130	—	3,000	25	30	—	450	20	25	—	350
75 以上（歳）	95	130	—	3,000	95	130	—	3,000	25	30	—	400	20	25	—	350
妊　婦（付加量）					+ 75	+110	—	—[1]					+ 5	+ 5	—	—
授乳婦（付加量）					+100	+140	—	—					+15	+20	—	—

[1] 妊婦の耐容上限量は，2,000 μg/日とする．

年齢等	クロム（μg/日）		モリブデン（μg/日）							
	男性	女性	男性				女性			
	目安量	目安量	推定平均必要量	推奨量	目安量	耐容上限量	推定平均必要量	推奨量	目安量	耐容上限量
0～5（月）	0.8	0.8	—	—	2	—	—	—	2	—
6～11（月）	1.0	1.0	—	—	5	—	—	—	5	—
1～2（歳）	—	—	10	10	—	—	10	10	—	—
3～5（歳）	—	—	10	10	—	—	10	10	—	—
6～7（歳）	—	—	10	15	—	—	10	15	—	—
8～9（歳）	—	—	15	20	—	—	15	15	—	—
10～11（歳）	—	—	15	20	—	—	15	20	—	—
12～14（歳）	—	—	20	25	—	—	20	25	—	—
15～17（歳）	—	—	25	30	—	—	20	25	—	—
18～29（歳）	10	10	20	30	—	600	20	25	—	500
30～49（歳）	10	10	25	30	—	600	20	25	—	500
50～64（歳）	10	10	25	30	—	600	20	25	—	500
65～74（歳）	10	10	20	30	—	600	20	25	—	500
75 以上（歳）	10	10	20	25	—	600	20	25	—	500
妊　婦		10					+0	+0	—	—
授乳婦		10					+3	+3	—	—

×平均哺乳量＋母乳以外の離乳食のたんぱく質量
＝ 9.2（g/L）× 0.45（L/ 日）+17.9（g/ 日）=22.0 ≒ 25 g/ 日
＊人工栄養児の目安量（g/ 日）は，乳児用調整粉乳のたんぱく質の利用効率が母乳の 70% となる．

［小児期（1～17 歳）のたんぱく質推奨量］

窒素出納法による維持必要量と，成長に伴い蓄積される体たんぱく質蓄積量から，要因加算法により算定している．蓄積効率は 1～17 歳：40%，利用効率は 1～9 歳：70%，10～11 歳：75%，12～14 歳：80%，15～17 歳：85% としている．

体重当たりで算定された値に各年齢の体重を乗じて推定平均必要量（EAR）を算定し，1.25 倍を乗じ推奨量（RDA）を算定している．

［高齢者のたんぱく質推奨量］

高齢により，呼吸・循環機能，腎機能，消化・吸収能などの生理機能が低下する．そのため，内臓たんぱく質代謝はほとんど変化しないが，骨格筋たんぱく質代謝や身体活動は低下し，たんぱく質利用効率に影響する．

高齢者はたんぱく質推定平均必要量（EAR）を 0.85 g/kg 体重 / 日とし，個人間変動に EAR の 1.25 倍を推奨量（RDA）とし，1.06 g/kg 体重 / 日となる．

［妊婦のたんぱく質付加量］

妊娠期の体たんぱく質蓄積量は体カリウム増加量より算定でき，体たんぱく質蓄積量（g/ 日）＝体カリウム増加量 ÷ 2.15 × 6.25 となる．

妊娠期を初期，中期，後期と区分し，それぞれの期間の 1 日当たりの体たんぱく質蓄積量は初期：0 g/ 日，中期：1.94 g/ 日，後期：8.16 g/ 日となる．たんぱく質の蓄積効率（43%）で除し，初期：0 g/ 日，中期：5 g/ 日，後期 20 g/ 日が付加量（推定平均必要量）となる．付加量（推奨量）は，推奨量算定係数 1.25 を乗じて，初期 0 g/ 日，中期 10 g/ 日，後期 25 g/ 日となる．

［授乳婦のたんぱく質付加量］

授乳婦に対する付加量は，泌乳に対する量のみである．泌乳に対する付加量は，泌乳量（0.78 L/ 日），母乳たんぱく質濃度（12.6 g/L），食事性たんぱく質の母乳たんぱく質への変換効率（70%），個人間変動に対する係数（1.25）により，授乳婦の付加量（g/ 日）=12.6 × 0.78 ÷ 0.70 × 1.25 ＝ 17.6 ≒ 20 g/ 日となる．

［たんぱく質の耐容上限量・目標量］

たんぱく質摂取量 2.0 g/kg 体重 / 日以上では，インスリン感受性低下，高窒素血症，糸球体濾過速度増加，骨吸収増加などが報告され，耐容上限量は 2.0 g/kg 体重 / 日となる．

（3）脂質（表 4-28）

脂質は，総エネルギー摂取量の影響を受けるため総エネルギー摂取量に占める割合であるエネルギー比率（% エネルギー；%E）で示される．一方，n-6 系脂肪酸，n-3 系脂肪酸は，体内合成ができないことから絶対量（g/ 日）で示される．

［脂質（脂肪エネルギー比率）］

脂肪エネルギー比率の下限値は 20%E，上限 30%E となる．必須脂肪酸の確保には成人では 10～15%E となる．

［飽和脂肪酸］

飽和脂肪酸摂取量の増加は血中 LDL-コレステロールを増加させ，心筋梗塞による死亡率を増加させるため成人では 7 % E が目標量（上限）となる．また 13～14 歳では 10% E，15～17 歳では 8% E が目標量（上限）となる．

［n-6 系脂肪酸］

n-6 系脂肪酸は生体内で合成できず，欠乏すると皮膚炎が発症する．また，n-6 系脂肪酸は一価不飽和脂肪酸により酸化されやすい．また n-6 系脂肪酸のうちリノール酸は炎症を惹起するプロスタグランジンやロイコトリエンを生成し，その安全性が危惧されている．

［n-3 系脂肪酸］

n-3 系脂肪酸は生体内で合成できず，血中中性脂肪値の低下，不整脈の発生防止，血管内皮細胞の機能改善，血栓生成防止作用などの生理作用を示す．

［コレステロール］

コレステロールは体内で 12～13 mg/kg 体重 / 日が合成されている．肝臓でのコレステロール合成は末梢への補給が一定に保たれるようにフィードバック機構が働く．

［トランス脂肪酸］

不飽和脂肪酸には，トランス型とシス型の 2 つの種類がある．自然界に存在するほとんどはシス型である．工業的に水素付加を行い，硬化油を製造する過程で構造上トランス型の二重結合をもつのがトランス脂肪酸である．

［乳児の脂質目安量］

母乳脂質成分と基準哺乳量から脂質（脂肪エネルギー比率），n-6 系脂肪酸，n-3 系脂肪酸の目安量が設定されている．

［妊婦・授乳婦の脂質目安量］

アラキドン酸や DHA は神経組織の構成脂質で，妊娠中は胎児の器官生成のため，より多くの n-3 系脂肪酸の摂取が必要となる．

（4）炭水化物（表 4-28）

［炭水化物の目標量］

炭水化物は，たんぱく質の目標量の下の値（13%E）と脂質の目標量の下の値（20%E）に対応し，65%E を目標量の範囲（上の値）とし，目標量の下の値は，たんぱく質の目標量の上の値（20%E）と脂質の目標量の上の値（30%E）による．

（5）食物繊維（表 4-28）

［成人の食物繊維目標量］

理想は 24 g/ 日以上とされるが，日本人成人（18 歳以上）の食物繊維摂取量の中央値は 13.7 g/ 日，中間値は 18.9 g/ 日であり，成人の参照体重の平均値（58.3 kg）と性別および年齢階級ごとの参照体重を用い体表面積を推定し算出となる．また，6～17 歳は成人と同じ方法で目標量が算出されている．

食物繊維や難消化性オリゴ糖などを添加した加工食品の摂取にあたっては，大量に摂取すると大腸内浸透圧を高めて緩下作用を誘発するため，1 回の摂取量は指示量を遵守する．

（6）脂溶性ビタミン（表 4-28）

①ビタミンA

ビタミンAは脂質とともに腸管から吸収され，体内ではビタミンAと特異的に結合するたんぱく質（RBP；retinol-binding protein）により血液中を運搬され，標的臓器に供給される．

a. レチノール活性当量（RAE；retinol activity equivalents）

レチノールおよびプロビタミンAカロテノイドから換算されるレチノール活性当量をもとにした設定である．

・レチノール活性当量への換算
レチノール活性当量（μgRAE）
＝レチノール（μg）+βカロテン（μg）× 1/12+α-カロテン（μg）× 1/24
+β-クリプトキサンチン（μg）× 1/24
+その他のプロビタミンAカロテノイド（μg）× 1/24

b. 推定平均必要量・推奨量・目安量

肝臓内ビタミンA最小蓄積量（20 μg/g）を維持するために必要なビタミンA摂取量をもって，推定平均必要量が示されている．

c. 耐容上限量

成人では肝臓障害発生から2,700 μgRAE / 日，乳児では頭蓋内圧亢進発生から600 μgRAE/ 日とする．

②ビタミンD

ビタミンDはカルシウムの腸管吸収を促進し，またカルシウムの骨からの溶出ならびに骨への沈着を調整している．ビタミンDは，肝臓で代謝を受けて25-ヒドロキシビタミンDとなり，次いで腎臓で代謝を受けて活性型である1α，25-ジヒドロキシビタミンDとなり，生理活性を発現する．25-ヒドロキシビタミンDの血中濃度は副甲状腺ホルモン濃度と高い負の相関を示す．血中副甲状腺ホルモン濃度を正常に保つための血中25-ヒドロキシビタミンD濃度を維持するのに必要なビタミンD摂取量が目安量として設定される．耐容上限量は高カルシウム血症の発生をもってビタミンD過剰症の指標とされた．

③ビタミンE

ビタミンEは広く生体膜脂質に存在し，リポたんぱく質によって各組織に運搬され，その抗酸化能により主として不飽和脂肪酸の過酸化を抑制している．

血液および組織中に存在するビタミンE同族体の大部分がα-トコフェロールで，これを指標にビタミンEの摂取基準が示された．国民健康・栄養調査における性別および年齢階級ごとの摂取量の中央値から摂取の目安量が示された．α-トコフェロールの摂取上限量は，出血作用をもとに設定された．800 mg/ 日を健康障害非発現量とし，体重比から性別・年齢階級別に耐容上限量が設定された．

④ビタミンK

ビタミンKは，肝臓においてプロトロンビンやその他の血液凝固因子を活性化し，血液の凝固を促進する．また，骨に存在するたんぱく質オステオカルシンを活性化し，骨の形成を促す生理作用がある．さらに，ビタミンK依存性たんぱく質（MGP；matrix gla protein）の活性化を介して動脈の石灰化を抑制する生理作用がある．

国民健康・栄養調査における18歳以上のビタミンK摂取量の中央値は181 μg/日であることから，150 μg/日を目安量として設定された．また，ビタミンKに耐容上限量は設定されていない．

（7）水溶性ビタミン（表4-28）

ビタミンには補酵素作用，代謝調節作用，抗酸化作用，細胞間情報伝達作用などがある．

水溶性ビタミンには8種類のB群ビタミン（ビタミンB_1，ビタミンB_2，ナイアシン，ビタミンB_6，ビタミンB_{12}，葉酸，パントテン酸，ビオチン）と1種類のビタミンCがある．

生体触媒となる酵素はたんぱく質や低分子物質を指す．低分子物質の多くは，水溶性ビタミンにより体内で合成され補酵素となる．

水溶性ビタミンの摂取基準の算定

1. 推奨量：必要量の個人間変動係数を10%とし，推定平均必要量 × 1.2となる．
2. 耐容上限量：遊離型のビタミン（サプリメントもしくはビタミン剤）の量となる．

①ビタミンB_1

生体細胞中のビタミンB_1の大半は補酵素型のチアミン二リン酸（TDP）として，酵素たんぱく質と結合した状態で存在している．食品を調理・加工する過程および胃酸環境下でTDPは遊離する．遊離したTDPは消化管内の酵素によって加水分解され，チアミンとなり吸収される．食事中のビタミンB_1の遊離型ビタミンB_1の相対生体利用率は60%程度である．また，ビタミンB_1は，エネルギー代謝に関与するビタミンで，体内プールの飽和により尿中に排泄される．

0.45 mg/1,000 kcalが1〜69歳の推定平均必要量，推奨量は0.54 mg/1,000 kcal（推定平均必要量×1.2）となる．

妊婦の付加量は後期での算定値から妊娠期を通じた量となる．授乳婦の付加量（推定平均必要量）は，母乳中のビタミンB_1濃度に泌乳量を乗じ，相対生体利用率で除して算定（0.13 mg/L × 0.78 L/日 ÷ 0.6）し，0.2 mg/日となる．付加量（推奨量）は，推奨量算定係数を1.2と仮定し，これを乗じて0.2 mg/日となる．

②ビタミンB_2

ビタミンB_2は，エネルギー代謝に関与するビタミンであり，体内のプールが飽和すると尿中に排泄される．

1〜64歳の推定平均必要量は0.50 mg/1,000 kcal，推奨量は0.60 mg/1,000 kcal（推定平均必要量× 1.2）となる．1日当たりの値は，対象年齢区分の推定エネルギー必要量（身体活動レベルⅡ）を乗じて計算し，0.1 mg単位で平滑化された．

授乳婦の付加量（推定平均必要量）は，母乳中のビタミンB_2濃度に泌乳量を乗じて算定（0.40 mg/L × 0.78 L/日 ÷ 0.6）し，0.5 mg/日となる．付加量（推奨量）は，推奨量算定係数1.2を乗じ0.6 mg/日となる．

③ナイアシン

ナイアシンは体内でトリプトファンからも生成される．体内で生成される分を加えて，両者の総合効果を表し，当量として示されている．

ナイアシン当量（mgNE）＝ナイアシン（mg）＋1/60トリプトファン（mg）

食品中のナイアシン当量は，食品標準成分表に掲載のたんぱく質量（g）を6で除し，トリプトファン由来のナイアシン量（mg）として算定する．

妊婦では，トリプトファン-ニコチンアミド転換率が，非妊娠時に比べて増大するので，付加量は必要ない．

出産後の転換率は，非妊娠時の値に戻り，そのため付加が必要となる．

授乳婦の付加量（推定平均必要量）は，母乳中の濃度に泌乳量を乗じ，相対生体利用率で除して算定（2.0 mg/L × 0.78 L/日÷0.6）し，3 mg/日となる．付加量（推奨量）は推奨量算定係数1.2を乗じ，3 mg/日となる．

④ビタミンB_6

ビタミンB_6の主な生理作用は，アミノ酸（アミノ基）の代謝に関与するトランスアミナーゼ，デカルボキシラーゼなどの多くの酵素の補酵素として機能することにあり，その必要量は，成人では摂取たんぱく質量に依存する．

妊婦の付加量は胎盤や胎児に必要な体たんぱく質の蓄積を考慮し，授乳婦の付加量は母乳中の濃度に泌乳量を乗じ相対生体利用率により考慮されている．

⑤ビタミンB_{12}

ビタミンB_{12}は，悪性貧血に有効なビタミンでコバルトを含有する化合物である．摂取量はシアノコバラミン量で示している．

ビタミンB_{12}の吸収には胃から分泌される糖たんぱく（Castleの内因子）が関与する．過剰摂取では胃から分泌される内因子が飽和するため吸収されない．妊婦の付加量は，胎児への蓄積量である0.1～0.2 μg/日の中間値の0.15 μg/日に吸収率を考慮し，推定平均必要量を0.3 μg/日とされた．

⑥葉酸

葉酸は，ホモシステインがメチオニンへ転移するのに関与する．

妊娠により必要量が顕著に増大し，100 μg/日のプテロイルモノグルタミン酸の補足で，妊婦の赤血球の葉酸レベルを適正量に維持することができる．

妊娠可能女性と葉酸は神経管閉鎖障害のリスク低減と関連がある．このため，妊婦のみでなく妊娠を計画している女性は，推定平均必要量400 μg/日としている．

⑦パントテン酸

パントテン酸は，コエンザイムA（CoA）の構成成分でアセチル化を行う酵素の補酵素として脂質代謝，糖代謝，アミノ酸代謝に関与し，コレステロール，アセチルコリン，抗体，ホルモンの合成などに関係する．

妊婦および授乳婦はエネルギー必要量の増大に伴う付加量が必要で，国民健康・栄養調査の結果から付加量が求められる．

⑧ビオチン

ビオチンは，ピルビン酸カルボキシラーゼの補酵素で，欠乏により乳酸アシドーシスなどの障害が起こる．ビオチンは，抗炎症物質を生成しアレルギー症状を緩和する作用がある．

⑨ビタミンC

ビタミンCは抗酸化性を有し，その生理作用は抗壊血病作用など多岐にわたる．

適正摂取量は運動，労作，感染や各種ストレスのほか，多量のアルコール摂取，経口避妊薬の服用，生体異物の侵入などの摂取により影響を受ける．

喫煙者では血漿ビタミンC濃度は非喫煙者に比べて低く，ビタミンCの代謝回転率は高く，受動喫煙者でも血漿ビタミンC濃度の低下が示されている．

（8）多量ミネラル（表 4-28）

①ナトリウム

ナトリウムは細胞外液の主な陽イオンであり，細胞外液量を維持している．また，浸透圧，酸・塩基平衡の調節にも重要な役割を果たしている．生体細胞の内側はナトリウム濃度が低く，カリウム濃度が高い．摂取されたナトリウムは大部分が小腸で完全に吸収され，通常のナトリウム損失は皮膚，便，尿を通して起こる．ナトリウム損失の90% 以上は腎臓経由である．腎臓の機能が正常なかぎりナトリウム平衡は維持され，欠乏となることはない．ナトリウムの食事摂取基準は，むしろ過剰摂取による生活習慣病のリスク上昇を予防することにある．

主なナトリウムの摂取源は塩化ナトリウム（食塩の主成分）である．食塩相当量は次の式から求められる．

食塩相当量（g）＝ナトリウム（g）× 2.54

②カリウム

＜成人＞

国民健康・栄養調査におけるカリウム摂取量から，カリウム平衡を維持するのに十分な摂取量であることから，年齢区分にかかわらず男性では 2,500 mg/ 日，女性では 2,000 mg/ 日が目安量となる．

＜小児＞

成人の値を基準として，18～29 歳の参照体重と求めたい年齢の参照体重との比の 0.75 乗と成長因子を用いると目安量となる．

＜乳児＞

0～5 カ月児の基準哺乳量を 0.78 L/ 日とし，母乳中のカリウム濃度（470 mg/L）より摂取量を 367 mg/ 日と計算し，400 mg/ 日が目安量となる．また 6～11 カ月児では 700 mg/ 日となる．

＜妊婦・授乳婦＞

妊娠期間中は胎児の組織を構築するためにカリウムが必要であり，9 カ月間の 1 日当たりの必要量は 46 mg/ 日となる．妊娠可能な年齢における非妊娠時の目安量 2,000 mg/ 日であることから，妊婦の目安量を 2,000 mg/ 日とした．授乳婦においては，国民健康・栄養調査の結果から算出されたカリウム摂取量の中央値は 2,124 mg/ 日であり，カリウム平衡を維持するのに十分な量であることから目安量は 2,200 mg/ 日となっている．

・目標量：成人を対象とした高血圧予防のための望ましい摂取量として男性では 3,000 mg/ 日以上，女性では 2,600 mg/ 日以上が目標量となっている．

・耐容上限量：腎機能が正常であれば，とくにカリウムのサプリメントを使用しないかぎり通常の食事からの過剰摂取によるリスクは低いが，腎機能が障害されている場合には摂取量に注意する必要がある．

③カルシウム

血液中のカルシウム濃度は 8.5～10.4 mg/dL の範囲に保たれており，濃度が低下すると，副甲状腺ホルモンの分泌が増加し，主に骨からカルシウムが溶け出し，元の濃度に戻す．したがって，副甲状腺ホルモンが高い状態が続くと，骨からのカルシウムの溶出が大きくなり，骨の粗鬆化を引き起こすこととなる．骨は吸収と形成を常に繰り返しており，成長期には骨形成が骨吸収を上回り，骨量は増加する．

[推定平均必要量・推奨量・目安量]

＜成人・小児（推定平均必要量・推奨量）＞

1 歳以上については要因加算法を用いて推定平均必要量，推奨量を設定している．性別および年齢階級別の参照体重から算定した体内蓄積量，尿中排泄量，経皮的損失量の合計を見かけの吸収率で除し，推定平均必要量となる．

＜乳児（目安量）＞

乳児については，母乳から必要なカルシウム量を摂取できるとし，母乳中のカルシウム濃度および哺乳量から目安量を算定している．

0～5 カ月児については，母乳のカルシウム濃度は 250 mg/L，基準哺乳量は 0.78 L/ 日とし，目安量を 200 mg/ 日としている．

6 カ月以降の乳児については，6～11 カ月の哺乳量（0.53 L/ 日）と母乳中の平均カルシウム濃度（250 mg/L）から計算される母乳由来の摂取量（133 mg/ 日）に，各月齢における離乳食由来のカルシウム摂取量から得られる 6～11 カ月の摂取量（128 mg/ 日）を足し合わせ，250 mg/ 日が目安量となる．

＜妊婦・授乳婦・付加量（推定平均必要量・推奨量）＞

新生児の身体に含まれるカルシウム（約 28～30 g）の大半は，妊娠後期に母体から供給され，蓄積される．一方，妊娠中は母体の代謝動態が変化し，腸管からのカルシウム吸収率が著しく増加する．その結果，カルシウムは胎児側へ蓄積される．同時に，通常より多く母体に取り込まれたカルシウムは，母親の尿中排泄量を著しく増加させる．

[耐容上限量]

カルシウムの過剰摂取により，泌尿器系の結石，カルシウムアルカリ症候群，他のミネラルの吸収阻害などが考えられることから上限量が設定されている．

④マグネシウム

健康人では，マグネシウム摂取量の多少に対応して腎臓が機能し，生体内マグネシウム恒常性維持が作用する．成人の体内マグネシウムは骨に約 50～60％含有されており，骨がマグネシウムの貯蔵庫である．マグネシウムが欠乏すると，腎臓からのマグネシウムの再吸収が亢進し，骨からマグネシウムが遊離し利用される．マグネシウムは，アデノシン三リン酸（ATP），および他の分子の安定化に重要な役割を果たしている．

［推定平均必要量・推奨量・目安量設定の根拠］

乳児以外については，出納試験によって得られた結果から推定平均必要量と推奨量が求められている．乳児は，母乳中のマグネシウム濃度と哺乳量から目安量が設定されている．

⑤リン

リンは生体内の生理機能で主役的な役割を果たしている元素のひとつで，カルシウムと結合して骨格などの硬組織を形成している．また，あらゆる細胞においてリン酸化を必要とするエネルギー代謝に必須の成分である．リンはカルシウム代謝と関係し，日常食より摂取するリン量は不足することはなく，食品添加物として各種リン酸塩が加工食品に広く用いられ，リンの摂取過多となる．

［目安量］

＜成人・小児＞

1 歳以上については，国民健康・栄養調査によるリン摂取量中央値を目安量とし，18 歳以上は男女別に各年齢階級の摂取量の中央値のなかで最も少ない摂取量により目安量としている．

＜妊婦・授乳婦：付加量＞

妊婦のリン必要量は，胎児の正常な発育に必要な値を加えている．

［耐容上限量］

リンの摂取に応じて血清無機リンが上昇することが知られており，3,000 mg/ 日を耐容上限量としている．

（9）微量ミネラル（表 4–28）

①鉄

体内の鉄のおよそ 70％が血液中に存在し，残りは肝臓，脾臓，骨髄，筋肉などに存在している．血液中の鉄は赤血球のヘモグロビンと結合し，肺からの酸素の運搬を担っている．その他の鉄は酸化酵素などの成分である．赤血球は，古くなったものは分解され，骨髄により合成され，体内で再利用される．しかし，月経血により損失し，妊娠中に必要量は増大する．

［推定平均必要量・推奨量・目安量］

0～5 カ月の乳児を除き，要因加算法による．

・基本的鉄損失：平均 0.96 mg/ 日を代表値として採用し，体重比の 0.75 乗で外挿して，性別・年齢階級別に基本的鉄損失を推定している．

・成長に伴う鉄蓄積：小児では成長に伴う鉄蓄積量をヘモグロビン中の鉄蓄積，非貯蔵性組織鉄の増加，貯蔵鉄の増加に大別して検討している．

・月経血による鉄損失：18 歳以上では経血量を 37.0 mL/ 回，月経周期の中央値を 31 日，10～17 歳の月経血量は 31.1 mL/dL，月経周期の中央値を 31 日とし，ヘモグロビン濃度には 135 g/L，ヘモグロビン中の鉄濃度には 3.39 mg/g を採用し，これらより，月経血による鉄損失を推定している．

・吸収率：吸収率は，食事中のヘム鉄，非ヘム鉄の構成比，鉄の吸収促進ならびに阻害要因となる栄養素や食品の摂取量の影響などによって，また，鉄の必要状態によって異なる．必要量の個人間変動は 6 カ月～14 歳：20%，15 歳以上：10% としている．

< 妊婦 : 付加量 >

妊娠期に必要となる鉄は基本的鉄損失に加え，胎児の成長に伴う鉄貯蔵，臍帯・胎盤中への鉄貯蔵，循環血液量の増加に伴う赤血球量の増加による鉄需要の増加がある．

吸収率は，妊娠初期は非妊娠期と同じ（15%）とし，妊娠中期と後期については 25% としている．

推奨量は推定平均必要量× 1.2 としている．

< 授乳婦：付加量 >

日本人の母乳中鉄濃度 0.35 mg/L，基準哺乳量調査の結果（0.78 L/ 日），さらに吸収率（15%）を用いて，推定平均必要量を算出している．

推奨量 = 推定平均必要量× 1.2 とした．なお，これらの付加量は，月経がない場合の推定平均必要量・推奨量に付加するための値である．

[耐容上限量]

< 成人・小児 >

1～2 歳では 2 mg/kg 体重 / 日，15 歳以上では 40 mg/ 日が耐容上限量となる．

②亜鉛

亜鉛は，体内に約 2,000 mg 存在する．主として骨格筋，骨，皮膚，肝臓，脳，腎臓などに存在し，たんぱく質などの高分子と結合している．食物中の亜鉛は上部小腸で吸収され，その際に同時に摂取した 2 価の陽イオンである鉄，銅と互いに影響し合う．吸収された亜鉛はアルブミンと結合し，門脈を経由して肝臓に運ばれる．腸管からの吸収率は，摂取量によって変わる．

[推定平均必要量・推奨量・目安量]

< 成人 : 推定平均必要量・推奨量 >

推定平均必要量および推奨量は個人間変動による変動係数を 10% と見込んで推定平均必要量× 1.2 となる．

< 乳児 : 目安量 >

0～5 カ月の目安量は 2 mg/ 日，6～11 カ月児の目安量は 3 mg/ 日となる．

< 妊婦・授乳婦 : 付加量（推定平均必要量・推奨量）>

妊婦の血清中亜鉛濃度は，妊娠期間につれて低下する．妊娠期間中の亜鉛の平均蓄積量は 0.40 mg/ 日，非妊娠女性の吸収率は 27% である．これらから妊婦への推奨量の付加量を 2 mg/ 日とした．授乳婦の付加量は，母乳中の亜鉛濃度の平均値（1.45 mg/ 日）と基準哺乳量（0.78 L/ 日），授乳婦の吸収率 53% から推定平均必要量の付加量を 3 mg/ 日とし，推奨量の付加量を 4 mg/ 日としている．

[耐容上限量]

成人では 0.66 mg/kg 体重 / 日である．それぞれ性別および年齢階級別の体重により算定される．

③銅

銅は，成人では約 50% が筋肉や骨，約 10% が肝臓中に分布し，生体内に約 80 mg 存在する．臓器重量当たりでは肝臓，脳，腎臓の値が高い．銅は，エネルギー生成や鉄の代謝，細胞外マトリクスの成熟，神経伝達物質の産生，活性酸素の除去など，生物の基本的な機能に関与している．

細胞内に銅が過剰に存在すると毒性を示すため，ホメオスタシスにより厳密に吸収量と排泄量が調整されている．過剰に摂取された銅は，再吸収されない形態となって胆汁へ流出し，糞便により排泄される．

吸収された銅は，門脈を経て肝臓へ取り込まれる．取り込まれた銅は銅シャペロンたんぱく質（銅を配分するたんぱく質）と結合して細胞質内を移動し，銅依存性酵素やアポセルロプラスミンなどへ渡される．生成されたセルロプラスミンは血中へ放出される．吸収された銅の約85%が肝臓から胆汁を介して糞便へ，5%以下が腎臓を介して尿中へ排泄される．

［推定平均必要量・推奨量・目安量］

個人間変動による変動係数を15%とし，推定平均必要量×1.3により推奨量を算定する．

0～5カ月児と6～11カ月児の乳児の目安量は，授乳婦の母乳中銅濃度と基準哺乳量から0.3 mg/日となる．

④マンガン

マンガンは成人では体内に12～20 mg存在し，生体内組織・臓器にほぼ一様に分布している．肝臓のミトコンドリアに存在するピルビン酸カルボキシラーゼの構成成分であり，さまざまな酵素の反応に関与し，不足すると骨代謝・糖脂質代謝（糖尿病や脂肪性肥満），運動機能，皮膚代謝などに影響を及ぼす．通常，経口的に食品を摂取している人でのマンガン欠乏症はない．

食事で摂取したマンガンは胃酸により2価イオンとなり，腸管細胞の酸化機構で3価イオンとなって吸収される．消化管からの吸収率は3～5%で，マンガンの吸収は食事中の鉄含有量と反比例の関係である．吸収されたマンガンは，門脈を経由し，肝臓に運ばれ，ほとんどが胆汁中から排泄される．マンガンの恒常性は，小腸の全域での吸収と排泄によって保たれ，体内のマンガン量は胆汁排泄によって調節されている．

［耐容上限量］

穀類，豆類，木の実などを中心とした食事では，マンガン摂取量は10.9 mg/日程度，菜食主義では10.9 mg/日に達すると推定され，11 mg/日を成人の耐容上限量としている．

⑤ヨウ素

人体に含まれるヨウ素の70～80%は甲状腺に存在し，甲状腺ホルモンを構成している．甲状腺ホルモンは，生殖，成長，発達などのプロセスを制御し，ほとんどの組織のエネルギー代謝を亢進させる．また，甲状腺ホルモンは，胎児において，脳，末梢組織，骨格などの発達と成長を促す．

ヨウ素イオンは胃と小腸で100%吸収される．他のヨウ素のほとんどは消化管で還元されて吸収される．血液循環に入ったヨウ素は，甲状腺に取り込まれ，甲状腺ホルモン合成に用いられる．残ったヨウ素の大部分は腎臓から尿中へ，一部は糞便中に排泄される．

［耐容上限量］

18歳以上（高齢者を含む）の耐容上限量は3.0 mg/日が設定されている．授乳婦は，非妊娠女性と同じ成人の耐容上限量の適用としたが，胎児や乳児は，他の年齢層よりもヨウ素の過剰摂取による影響が大きいことから妊婦では耐容上限量は2.0 mg/日としている．

⑥セレン

セレンは含セレンたんぱく質の形態で抗酸化システムの生理機能を発現している．ヒトには25種類の含セレンたんぱく質が存在する．

植物性食品と畜産物のセレン含有量は，土壌と飼料中のセレン含有量に依存する．

ニュージーランドでは中心静脈栄養法により，血漿セレン濃度の著しい低下，下肢の筋肉痛，皮膚の乾燥・薄片状などを生じ，心筋障害を起こして死亡した症例が報告されている．

⑦クロム

クロムは，正常な糖代謝，脂質代謝の保持に必須であり，クロムをまったく添加していない高カロリー輸液や中心静脈栄養法を施行すると，インスリンの感受性が低下し，耐糖能異常を引き起こすが，塩化クロムを補給すると症状は改善することが報告されている．

⑧モリブデン

モリブデンは補酵素として機能しており，亜硫酸から硫酸，ヒポキサンチンからキサンチン，キサンチンから尿酸への反応を触媒することによって，プリン，ピリミジンを含む複素環式化合物，および亜硫酸を酸化，無毒化している．

［推定平均必要量・推奨量］

汗・皮膚などからの推定損失量3 μg/日を加えた25 μg/日が成人の推定平均必要量算定の参照値とし，10%の個人間変動から1.2を乗じ，暫定的推奨量が示されている．

文献

1）河村洋二郎：食欲の科学．医歯薬出版，1982．
2）木村　登 監修：健康教育・食事療法・生活指導の臨床医学．ライフ・サイエンス・センター，1993．

Chapter 5

取り込まれた食物のゆくえ

■ 飲食の仕方

飲食の仕方には，3つのタイプがある．第1は，空腹感や飢餓感を満たすための食べ方であり，第2は，嗜好を満たす食べ方である．前者は生きるために必要なエネルギー源や水を取り入れ，後者は食習慣や嗜好により，おいしいものを食べる食べ方である．そして第3は，よりよく食べるという食べ方である．よりよく食べる食べ方には，人間の知識や知恵が活かされる．このようにして取り込まれた食物は，消化器官を経ておのおのの機能を果たすことになる．

■ 口から取り込まれた食物

食物は食道→胃→小腸（十二指腸→空腸→回腸）→大腸（盲腸→上行結腸→横行結腸→下行結腸→S状結腸→直腸）→肛門を経て体外に排泄される．この［　］で囲った一連を消化器という．

■ 消化器系の調節

消化器系の調節は，自律神経系と消化管ホルモンによる．自律神経は外界からの刺激に対し，体内の各臓器の働きを調整する．調節不能の強い刺激により，消化器系は障害をきたし，快い刺激に対してはスムーズな消化・吸収活動となる．自律神経の末梢神経としては交感神経と副交感神経があり，おのおのは**表5-1**のように相反する働きをする．

表5-1 消化器系にかかわる交感神経と副交感神経

交感神経		副交感神経	
＜代　謝＞	＜胃・腸＞	＜代　謝＞	＜胃・腸＞
●エネルギーの消費を促進	●胃体腺の分泌を抑制	●エネルギーの消費を抑制	●胃体腺の分泌を促進
●栄養素の分解を促進	●食道を弛緩	●栄養素の分解を抑制	●食道を緊張
●体温を上昇	●噴門を閉じる	●体温を下降	●噴門を開く
●体液を酸性に	●胃の緊張を減少	●体液をアルカリ性に	●胃の緊張を増加
●血糖値を上昇	●胃の蠕動を抑制	●血糖値を下降	●胃の蠕動を促進
● K/Ca 比の増加	●幽門を閉じる	● K/Ca 比の減少	●幽門を開く
＜唾液腺＞	●小腸，大腸の緊張を減少	＜唾液腺＞	●小腸，大腸の緊張を増進
●唾液の分泌を抑制	●小腸，大腸の蠕動を抑制	●唾液の分泌を促進	●小腸，大腸の蠕動を促進
	＜膵　臓＞		＜膵　臓＞
	●外分泌の抑制		●外分泌の促進
	●インスリンの分泌抑制		●インスリンの分泌促進

主な消化管ホルモン（ガストリン，セクレチンとコレシストキニン）は，胃，十二指腸および小腸上部の内面にある粘膜に散在する内分泌細胞から産生される．胃酸・胆汁・消化酵素の分泌を調整している．

1 消化から始まる栄養

摂取した食物は，消化・吸収により身体の細胞に同化し，人間の身体の血や肉となる．さらにそれらの成分を異化してエネルギーとなり，生命の維持や活動力に活かされる．この狭義の栄養という現象のもとになる消化・吸収について考える（**図 5-1**）．

1……栄養素の消化・吸収

（1）消化

消化とは，食物として摂取した栄養素を吸収しやすいように分解し，吸収される場所に運ぶことをいう．消化は，消化器官により行われ，その働きは消化腺からの消化液の

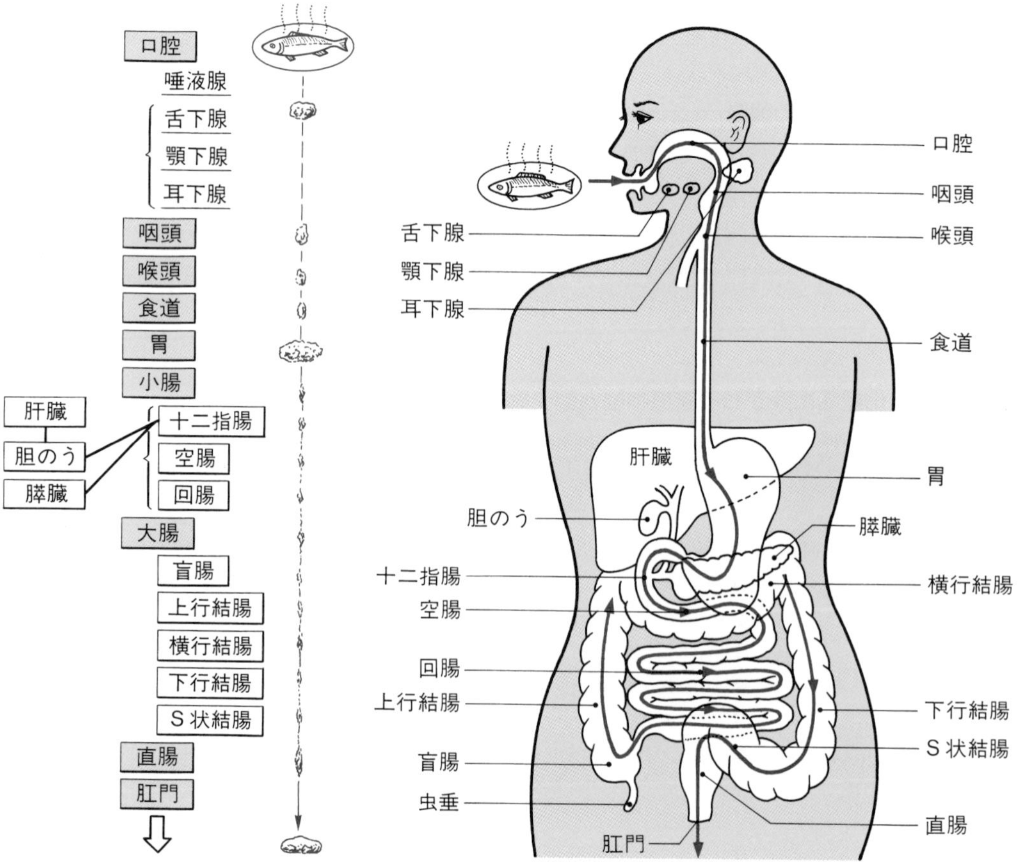

図 5-1 消化器系

表 5-2 消化液の一般性状と生理作用

部 位		口腔 Oral cavity	胃 Stomach	小腸 Small intestine		
消化液		唾液 Saliva	胃液 Gastric juice	膵液 Pancreatic juice	胆汁 Bile	腸液 Intestinal juice
性状		無色，弱酸性 pH 6.3 ～ 6.8 １日分泌量 〔1.0 ～ 1.5 L〕	無色，酸性 pH 1.5 ～ 2.5 １日分泌量 〔1.5 ～ 2.5 L〕	無色，アルカリ性 pH 約 8.5 １日分泌量 〔0.7 ～ 1.0 L〕	肝胆汁，黄褐色 pH 約 8.3 胆のう胆汁，赤褐色 pH 約 6.9 １日分泌量 〔0.5 ～ 0.8 L〕	無色，アルカリ性 pH 約 8.3 １日分泌量 〔1.5 ～ 3.0 L〕
酵素作用を除いた主な作用		①食物を飲み込みやすくする ②粘膜保護	HCl の作用 ①ペプシンの至適 pH ②たんぱく質変性・膨化 ③ペプシノーゲン→ペプシン	$NaHCO_3$ の作用 HCl を中和して，pH を弱アルカリ性に変える	①リパーゼ活性化 ②界面活性作用→脂質乳化 ③脂肪酸，コレステロール脂溶性ビタミンの可溶化	①エンテロキナーゼがトリプシノーゲンをトリプシンに変える ②十二指腸，空腸，回腸から分泌される
消化酵素とその作用	糖質	プチアリン(唾液アミラーゼ：α-アミラーゼ) でんぷん→デキストリン→マルトース	唾液アミラーゼ（至適 pH 6.8）は不活性となる	アミロプシン(膵アミラーゼ：α-アミラーゼ) でんぷん→デキストリン→マルトース	—	小腸粘膜上皮細胞微絨毛膜上に存在 ①マルターゼ マルトース→グルコース ②サッカラーゼ（インベルターゼ） スクロース→グルコース＋フルクトース ③ラクターゼ ラクトース→ガラクトース＋グルコース
	脂質	—	—	ステアプシン（リパーゼ） 脂質→脂肪酸 ＋モノグリセリド	—	リパーゼ 脂質→脂肪酸 ＋モノグリセリド
	たんぱく質	—	ペプシノーゲン ↓← HCl ペプシン（至適 pH2） たんぱく質を断片化	①トリプシノーゲン ↓←エンテロキナーゼ トリプシン（至適 pH 8） ↓ たんぱく質を断片化 ②キモトリプシノーゲン ↓←トリプシン キモトリプシン ↓ たんぱく質を断片化 ③カルボキシペプチダーゼ c 末端アミノ酸遊離	—	小腸粘膜上皮細胞内に存在する アミノペプチダーゼ N 末端アミノ酸遊離 膵液中のたんぱく質分解酵素により生じたアミノ酸の数が 4 以上のペプチドは細胞膜上にあるアミノペプチダーゼにより切断されアミノ酸ジペプチド・トリペプチドになる
	その他	—	レンニン（凝乳酵素） カゼイン→パラカゼイン（不溶）にし，ペプシンの作用を受けやすくする．自身にも消化作用あり	リボヌクレアーゼ デオキシリボヌクレアーゼ RNA，DNA →モノヌクレオチド	—	ヌクレオチド ヌクレオチダーゼ→↓ H_3PO_4+ ヌクレオシド ヌクレオシダーゼ→↓ 糖＋塩基
非酵素成分		ムチン（粘素） Cl^-，HCO_3^- PO_4^{3-}，SCN^-	HCl NaCl	$NaHCO_3$	粘素 胆汁色素 胆汁酸塩 コレステロール $NaHCO_3$	$NaHCO_3$

（中野昭一編著：図解からだの仕組みと働き．第 2 版，p62，医歯薬出版，1994．を筆者改変）

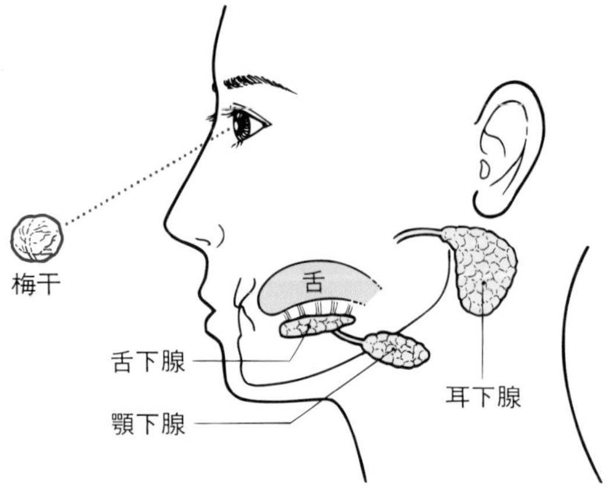

図 5-2 唾液腺

分泌，その中に含まれる消化酵素の働きによる栄養素の分解促進と噛むことに始まる，胃・腸の蠕動運動による消化器の消化運動がある（**表 5-2**）．

■ 口腔での消化

①咀嚼運動の機能

a．食物を嚥下しやすい状態に整える．

b．食物中に含まれる異物や有害物を噛み分ける．

c．噛むことにより，味わいやすい状態にし，味覚に刺激を与える．

d．消化液の分泌を促す．

e．噛む歯ざわりにより摂取に伴う情緒的満足を味わいやすくする．

②唾液腺の機能

唾液腺には耳下腺・顎下腺・舌下腺があり，唾液を分泌している（**図 5-2**）．耳下腺からはプチアリン，顎下腺からは混合性液，舌下腺からはムチンがおのおの分泌される．1 日に 1～1.5 L の分泌量といわれる．分泌は，神経性刺激や食物の香り，味覚，咀嚼運動，食道の刺激によって高まる．pH は 6.4～6.8 である．

a．プチアリンは α-アミラーゼで，でんぷんやグリコーゲンの α-1，4 グルコシド結合を水解してデキストリンとマルトースにまで分解する．

b．咀嚼時に食物を湿らせて咀嚼を円滑にし，飲み込みやすくする．

c．食物から粘膜を保護する．

d．口腔を潤し，清潔にする（自浄効果）．

③舌の機能

舌の乳頭に分布する味蕾により味を感じる．味蕾の数は，成人でおよそ 9,000 個といわれ，30 歳以降に次第に減少する．基本的な味覚は甘・酸・苦・塩の 4 種類である．味覚の敏感な部位は，舌の先端で甘味，舌の外側縁で酸味，舌根で苦味，舌全体で塩味を感じる．食物から感じる他の味としてうま味・渋味・辛味・えぐ味などがある（**図 5-3**）．

a．食物を味わう．

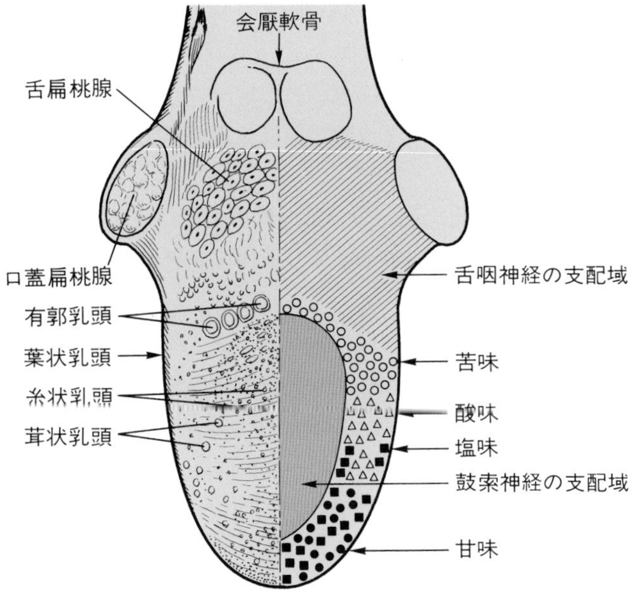

図 5-3　乳頭と味覚

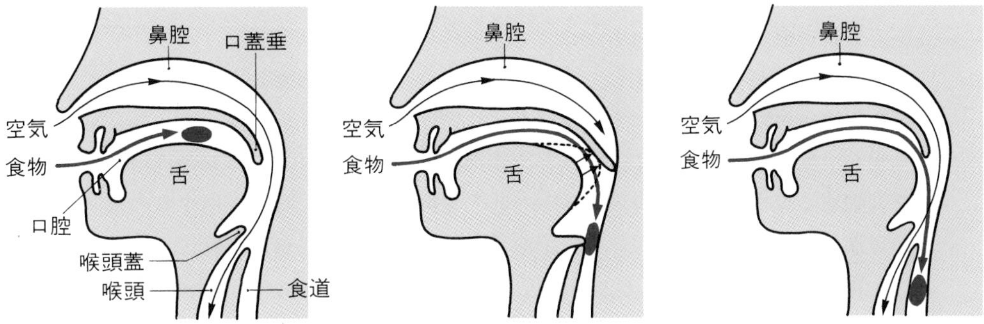

第 1 相
食物は随意運動により
口腔から咽頭へ

第 2 相
舌，口蓋垂，喉頭蓋により口腔，鼻腔，喉頭への通路を閉じ，約 25 mmHg の陰圧で咽頭から食道へ

第 3 相
食道の蠕動により
食道内を移動

図 5-4　嚥　下

b．舌の運動は食物の混和，嚥下に役立つ．

c．食物中に含まれる有害物を味わい分ける．

④嚥下

食物は口腔から，口腔・咽頭・食道の協動により飲み込まれ，その経過は次の 3 相に区分される（**図 5-4**）．

口腔咽頭相：随意運動（口腔内から咽頭部へ押し込む）．

咽頭食道相：舌により口腔へ送られた食物は，口蓋垂により鼻腔への通路，喉頭蓋により喉頭への通路をふさぎ，その陰圧により食道に移送される．

食道相：食物は食道の蠕動により食道内を移動する．

a．食物を円滑に胃に移送する．

b．口腔・咽頭・食道の協動により誤嚥を防ぐ．

c．口腔・咽頭・食道を通して食物の温度を適切にする．

■ 胃における消化

胃は，噴門・噴門部→胃底部・胃体部→幽門前庭部・幽門よりなる嚢状の消化管で，十二指腸へと続く．胃は粘膜，筋層および漿膜の3層からなる．

①胃腺の機能

粘膜には胃腺があり，部位別に噴門腺・胃体腺・幽門腺に分けられる．噴門腺は副細胞からなり，胃粘膜細胞が胃酸やペプシノーゲンの働きを受けないように保護する役割をもつ．胃体腺は主細胞・壁細胞・副細胞からなり，主細胞からはペプシノーゲンを，壁細胞からは胃酸（HCl）を，副細胞からは粘液を分泌する．幽門腺には主細胞と壁細胞があり，ペプシノーゲンと胃酸を分泌する．ペプシノーゲンは胃酸により活性化され，ペプシンとなる．また幽門部からはキャッスル内因子を分泌する．

②胃液の分泌相

胃液はpH 1.5〜2.5の強酸液で，1日の分泌量は1〜2Lである．この胃液の分泌には，脳期・胃期・腸期の3相がある．

脳期：食物を感覚器官（臭覚・視覚・聴覚・触覚・味覚・温覚など）により感じたり，食べる人の精神的状態により延髄の分泌中枢を刺激し胃液の分泌を促したりする．脳で食物を味わう時期である．

胃期：食物が胃粘膜に達し，その刺激によりホルモンのガストリンの働きで胃液の分泌を促す．胃で食物を味わう時期である．

腸期：食物が十二指腸に達するとホルモンのエンテロガストロンの作用で胃液の分泌を抑制する．また十二指腸内のpHの低下も抑制に作用する．促進するのは，十二指腸から内分泌されて膵液や胆汁の分泌を促すホルモンで，これは胃腺にも作用する．

③胃の働き

a．食物を一時蓄える．また食物の消化・吸収が行いやすいように食物を少しずつ腸に送る．

b．たんぱく質は，ペプシンと胃酸の作用により消化を始める．

c．食物は胃の蠕動運動により胃液と混和して半流動状となり，温度も体温程度となって消化・吸収しやすい状態となる．

d．食物とともに運ばれた細菌類は胃酸により死滅する．

e．アルコールの約80%，薬類の吸収が行われる．

f．キャッスル内因子によりビタミンB_{12}の吸収を助ける．

■ 腸における消化

半流動状態になった食物は，小腸，大腸を経て消化の完了と吸収に至る．小腸の長さは，十二指腸がおよそ25 cm，空腸は3.5 m，回腸は2.5 mで，おのおの粘膜・筋層・漿膜からなる．また小腸粘膜は，幽門から2〜5 cm離れたところから回腸の中途まで，多数の輪状皺襞があり，表面には絨毛が発達し，絨毛にはさらに微細絨毛があり，栄養素の消化・吸収の表面積をより広くしている．

十二指腸下行部にはファーター乳頭が開口しており，総胆管から胆汁が，膵管から膵液が排泄される共通の排泄口である．

①消化液の種類と性状

十二指腸液：十二指腸にはブルンネル腺があり，粘液を分泌する．

小腸液：小腸にはリーベルキューン腺があり 1 日に約 2,000 mL の腸液を分泌する．腸液に含まれる酵素として，①たんぱく質消化酵素，②糖質消化酵素（マルターゼ，スクラーゼ，ラクターゼ），③脂質消化酵素（リパーゼ）があり，その他にエンテロキナーゼが含まれる．

胆汁：1 日の分泌量は約 800～1,000 mL で，pH 約 7.8 のアルカリ性液である．主な成分である胆汁酸の作用は脂質の乳化であり，リパーゼが作用しやすくなるため，脂質の消化・吸収を促進する．その他には胆汁色素のビリルビンやコレステロール，リン脂質が含まれる．

膵液：1 日の分泌量は約 700 mL で，pH 約 8.5 のアルカリ性液である．膵液には，糖質・たんぱく質・脂質の消化に関する強力な消化酵素が含まれる．

②膵液の分泌相

膵液分泌に対する刺激は，胃液の分泌と同じく脳期・胃期・腸期の 3 相に分けられる．

脳期：神経性の刺激で食後数分以内に膵液の分泌が始まる．

胃期：食物が胃に入ると副交感神経とガストリンの作用により膵液の分泌が高まる．

腸期：十二指腸粘膜を胃酸を含んだ食物が刺激し，セクレチンが内分泌されて膵臓を刺激し，膵液を分泌する．

③消化酵素による消化

炭水化物：アミロプシン（α-アミラーゼ）により，でんぷん→デキストリン→マルトース（麦芽糖）に分解される．さらにマルトースは小腸粘膜上皮細胞の細胞膜にあるマルターゼ（α-グルコシダーゼ）により，グルコースに分解される．

脂質：ステアプシン（膵リパーゼ）により，脂質→脂肪酸とモノグリセリドに分解される．またエステラーゼはコレステロールエステルのような脂肪酸エステルを水解する．

たんぱく質：たんぱく質は，多くのアミノ酸がペプチド結合をした高分子の化合物である．したがって基本的にはこの最小構成単位であるアミノ酸まで消化・分解される．①トリプシンはトリプシノーゲンとして分泌し，アルギニン，リジンが関与するペプチドのカルボキシル基側を水解する．②キモトリプシンはキモトリプシノーゲンとして分泌し，芳香族アミノ酸が関与するペプチド結合のカルボキシル基側を水解する．③カルボキシペプチダーゼはカルボキシル基が遊離している末端からペプチド結合を切離する．

④小腸の消化運動

上記のような消化酵素による消化とともに，小腸における消化は消化運動により促進される．小腸の消化運動には，振子運動，分節運動と蠕動運動の 3 つの運動タイプがある．

振子運動：外縦筋の収縮が主となり，内容物を混和する．

分節運動：内輪筋の収縮により，内容物を混和する．

蠕動運動：内輪筋の収縮，外輪筋の収縮と絨毛の横揺れ，短縮運動などにより内容物が移動する．

（2）吸収

吸収とは，消化管内において消化された物質を胃腸粘膜面から取り入れ，血液またはリンパ液中に移行させることをいう．

胃における吸収はアルコールと一部の水だけである．栄養素の吸収の大半は空腸において行われ，空腸の絨毛の伸縮運動は吸収を促進する．また，十二指腸・回腸においてもかなりの栄養素が吸収される．大腸における吸収は水および塩分である．

■ 吸収のメカニズム

腸管における吸収のメカニズムは，単純拡散・能動輸送・促進拡散・飲作用の 4 つに代表される．

①単純拡散：濃度の濃いほうから，薄いほうへ拡散により吸収する（例：水溶性ビタミンや脂溶性物質など）．

②能動輸送：エネルギーを用いて低濃度の側から高濃度の側へと積極的に吸収する（例：糖質やガラクトース，アミノ酸および Na，Ca など，また水の大部分は Na イオンの能動輸送による）．

③促進拡散：腸粘膜細胞内の担体 carrier の存在により吸収を促進する（例：アポフェリチンによる Fe の輸送など）．

④飲作用：腸粘膜細胞の細胞膜にある結合素に特定の物質が結合することにより，その物質を細胞内に吸収する（例：乳児による母乳の初乳中にある免疫たんぱく質の獲得）．

■ 栄養素の吸収

摂取された食物は消化の結果，炭水化物は単糖類，脂質は主に遊離脂肪酸とモノグリセリドとなり，たんぱく質はアミノ酸や低分子のオリゴペプチドとなる．これらはさらに吸収の過程をたどる．

①炭水化物の吸収（図 5-5）

腸の粘膜細胞には糖と結合する担体がある．この担体は，Na と糖分子の両者を交換しながら糖を粘膜に取り入れる．また Na を補給するためにはエネルギーを必要とする．ブドウ糖の 65％以上は，この粘膜細胞に積極的に取り込まれる．このことは，日本人の NaCl の取りすぎと関係があるともいわれる．

グルコースや果糖は能動輸送により吸収され，他の糖よりも吸収速度が速い．細胞内に取り込まれた糖質は，さらに細胞の基底膜から絨毛内を流れている毛細血管を通り門脈を経て肝臓に送られる．

血液中には空腹時 70～80 mg/dL のグルコースが含まれる．糖質はグリコーゲンの形で肝臓と筋肉中に蓄えられ，緊急時にエネルギー源として使用される．また過剰に摂取された糖質はほとんどが脂質に変えられる．

＜栄養価＞

a．主な機能はエネルギー源としての働きである．たとえば，グルコース（3.69 kcal/g），ショ糖（3.96 kcal/g），でんぷん（4.12 kcal/g）などである．また，日本人の場合，全エネルギーの 60～65％を炭水化物のエネルギーで占めている．

b．炭水化物の不足は，脂質やたんぱく質などで補うことができる．しかし不足状態が続くと，脂質の分解に伴うケトン体の生成，たんぱく質の分解を伴う糖新生な

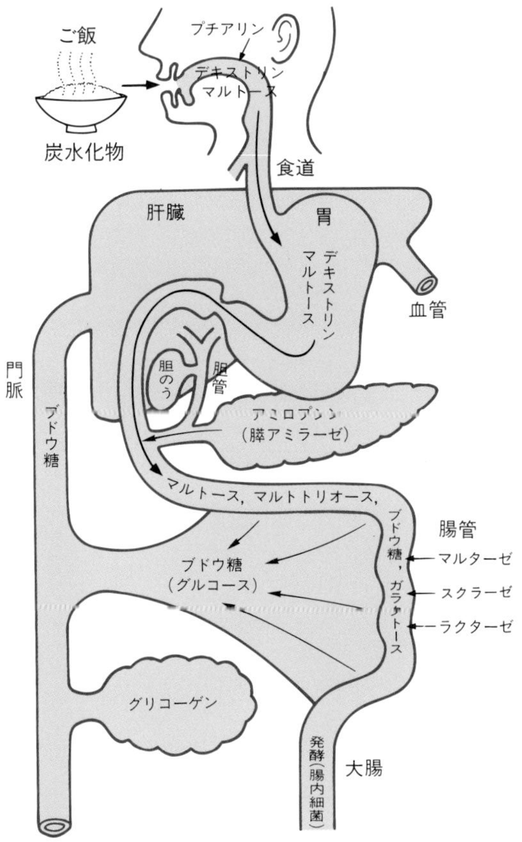

図 5-5　炭水化物の吸収

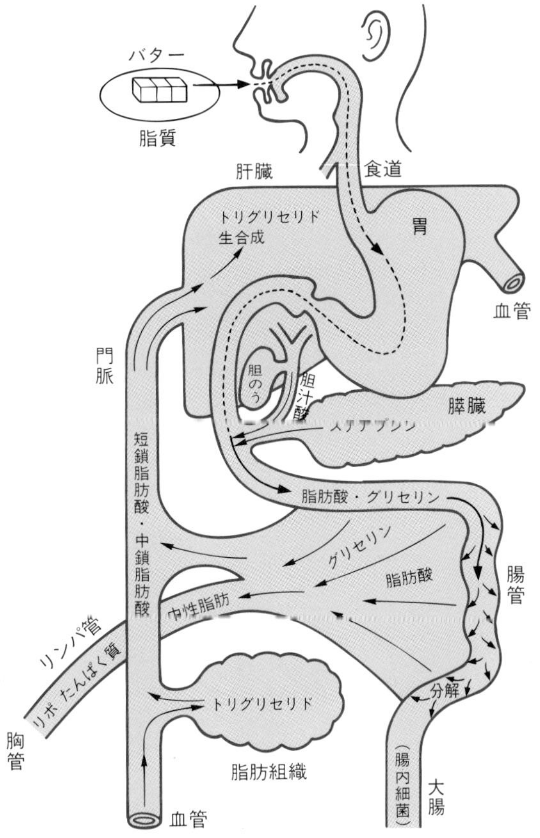

図 5-6　脂質の吸収

ど異常な状態をきたす．また過剰は消化管や循環器系に負担をかけることとなる．

c．ショ糖は，でんぷんと比較して吸収が速やかであるため摂取の過剰は肥満の誘因となり，さらに血清コレステロール値を高値にしたり糖尿病を悪化させたりすることとなる．

d．炭水化物のうち，糖質は主に小腸において消化され，単糖類（グルコース，ガラクトース，フルクトースなど）として吸収されてエネルギー源となる．繊維はβ-グルコースの結合により生じたものであり，腸液では消化されないためにエネルギー源とはならないが，腸粘膜を機械的に刺激して腸の蠕動運動を促進し，腸内細菌の繁殖に役立っている．

②脂質の吸収（図 5-6）

胆汁酸の乳化作用とリパーゼにより，トリグリセリド（中性脂肪）は脂肪酸とモノグリセリドになり，小腸上皮を透過し，上皮中で再びトリグリセリドに合成される．さらにカイロミクロンとよばれるリポたんぱく質となり，リンパ系を経て胸管に運ばれ，左鎖骨下静脈の血中に入る．

グリセロール，短鎖脂肪酸はそのまま門脈に入る．牛乳や母乳は短鎖脂肪酸に富んでいる．コレステロールは，トリグリセリドと同様，カイロミクロンの構成成分となる．

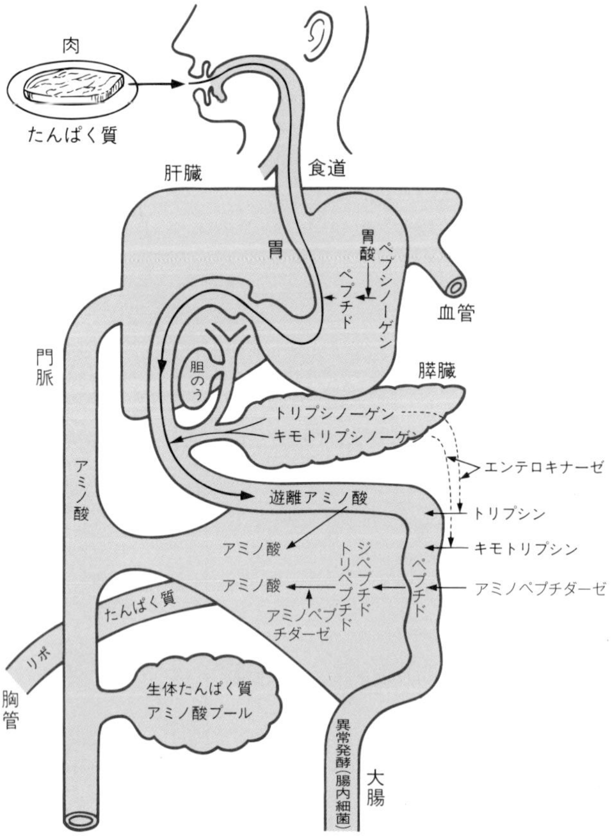

図 5-7　たんぱく質の吸収

血液中には，約 500 mg/dL の脂質があり，たんぱく質と結合したリポたんぱく質の形で溶存している．また遊離脂肪酸は，血清たんぱく質の中のアルブミンと結合している．

＜栄養価＞

a．脂質は，1 g 当たりのエネルギーが 9 kcal と大きい．少ない食物でエネルギーが得られることから，胃や腸の過剰な負担を防ぐ．

b．脂質の小腸内での消化・吸収には時間を要するため，胃に停滞する時間が長い．そのため，脂肪を含んだ食物は，一般に腹持ちがよいといわれる．

c．脂溶性のビタミン A・D・E の摂取量の増加と吸収をよくする．

d．必須脂肪酸の多価不飽和脂肪酸は，細胞膜の構成成分や血液中のコレステロールの輸送と代謝に関与するリポたんぱく質の構成成分として重要である．必須脂肪酸のリノール酸，リノレイン酸，アラキドン酸は人体での生合成が不可能である．また，エイコサペンタエン酸，ドコサヘキサエン酸（DHA）は，リノール酸あるいはリノレイン酸から生体内で合成される．

③たんぱく質の吸収（図 5-7）

たんぱく質の分解により生じたアミノ酸，ジペプチドやトリペプチドは，糖質の吸収と似ていて，Na と結合する担体の存在により能動輸送される．小腸粘膜細胞に吸収されたジペプチドやトリペプチドは，細胞内に存在するアミノペプチダーゼにより分解され，遊離アミノ酸になる．遊離アミノ酸は，絨毛の下に分布している毛細血管網から血液中に入り，門脈を経て肝臓に送られる．

生体のたんぱく質は絶えず分解と合成を繰り返している．とくに肝臓・腎臓・小腸などのたんぱく質は速やかに交代する．そのための代謝用の遊離アミノ酸のプールは，600〜700 g である．

＜栄養価＞

a．栄養価の高いたんぱく質は，必須アミノ酸を多く含み，またバランスよく保持されている食品たんぱく質である．

b．成長に伴うたんぱく質の合成や絶えずつくり替えられる体組織のためのたんぱく質などのために，常に食物としてのたんぱく質の補充が必要である．

c．インスリン，脳下垂体ホルモンなどのペプチドホルモン，各種の酵素，抗体などもたんぱく質からできており，欠かすことはできない．

④水・無機質の吸収

無機質，塩類および水は腸から吸収されて門脈を経て各細胞に運ばれる．

水の吸収：1日に摂取する水の量は約 1.5 L である．消化液に含まれる1日の水分量約 7 L（唾液 1〜1.5 L，胃液 1.5〜3 L，膵液 0.5〜1 L，腸液 1.5〜2 L など）と合わせて約 8 L が小腸から吸収される．水分の吸収の大部分は Na の能動輸送により吸収される．また人体に出入りする水分量は約 2 L であるが，これは条件により左右される．大量の水分摂取時は尿量が増加し，空気の乾湿により肺からの蒸発量が変化することにより尿量は変化する．

ナトリウム，カリウムの吸収：ナトリウムは主に空腸・回腸・大腸において能動輸送により吸収される．カリウムは能動輸送によらず，ナトリウム・水・クロールの吸収に伴い受動的に吸収される．

カルシウムの吸収：カルシウムは能動輸送により吸収される．ビタミン D はカルシウムの吸収を促進する．吸収したカルシウムは腸粘膜細胞に貯留し，必要に応じて血液中に送られる．

鉄の吸収：食物中に含まれる鉄の多くは酸化型（Fe^{3+}）で有機化合物に結合している．胃酸に溶け，小腸内で還元型（Fe^{2+}）となり吸収される．鉄はビタミン C の存在で吸収しやすくなる．

⑤ビタミンの吸収

脂溶性ビタミン（A・カロテン・D・E・K）は消化管で脂肪に溶け，胆汁の働きにより吸収される．カロテンは，吸収後に A となりリンパ管に送られる．

水溶性ビタミン（B_1・B_2・ナイアシン・C など）は多くは腸から吸収される．ビタミン B_1 は能動輸送により，B_2 は拡散によりそれぞれ吸収される．

2……消化・吸収のよいとき悪いとき

消化・吸収に影響する要因は，人間側と食物側，そして環境に大別される．食べたいと思ったとき，食べたい料理が食卓にあるとき，仲のよい仲間と一緒においしい料理を食べるとき，好きな音楽を聞き，好きな花を眺めて食べるときなどのように，人間側と食物側，環境の3者のバランスがとれているときは，消化・吸収のよいときといえる．

■ 消化・吸収を促進する条件

①人間側の条件

a．何かを食べようとする食欲（意欲）がある．

b．適度な摂食中枢の興奮による空腹感がある．

c．摂食行動がスムーズに行える．

d．全身の機能および消化器系の障害による影響が最少である．

e．食べすぎ，繊維の多い食物を摂取，過剰なストレスのない状態である．

②食物側の条件

a．好物の食物である．

b．料理方法が好みに合っている（香り，味覚，色・形の外見など）．

c．食物の温度，テクスチャー（歯ざわり・口ざわり），音，触覚などが快い状態．

d．素材が新鮮である．

e．旬の素材である．

f．食物が清潔に維持されている．

g．人間側の健康状態に適した食物である．

③環境条件

a．食事時間（日内リズムと食事サイクル）が適切である（習慣化された予定時間に合わせたインスリンの分泌，消化酵素の活性パターン，肝臓におけるグリコーゲン代謝など）．

b．食卓の環境が整っている（明るさ・臭気・清潔など）．

c．食卓の雰囲気が楽しく，団らんの場である．

■ 消化・吸収の異常を意識するとき

消化・吸収の機能は，無意識のうちに行われており，日常生活のうえで意識にのぼるときは異常をきたした場合が多い．下痢などのようにその異常が早期に現れることもあるが，身体的変化として現れるまでには時間を要する．異常な「やせ」に気づいたときは，代謝異常を伴う糖尿病であったり，胃がんの末期症状であったりする．したがって消化・吸収がよいときとは，毎日，その人らしい自然な営みのなかで食事をし，無意識のうちに食物を消化・吸収して，さらに必要な代謝が行われ，そのエネルギーにより日常生活がそつなく営まれるときといえる．そして消化・吸収が悪いときは，これらのすべてに，あるいはいずれかに障害をきたし，人の意識にのぼるときである．

このように，日常生活において食べる営みは，ごく自然に行われる．そして重要なことは，人が気づくのは，多くの場合，異常になったときである．このことを認識し，正しい知識を修得して，どのような食歴を築くことがより健康な生活を営むことになるのかを認識する必要がある．

3……消化吸収率

■ 見せかけの吸収率

消化吸収率は，飲食物中の栄養素が消化管内でどれだけ消化・吸収されたかを示す数値をいう．一般にこの数値は，便中に排泄される分，すなわち吸収されて残ったもの

「見せかけの吸収率」の数値である．見せかけの吸収率は次の式で計算される．

$$\text{見せかけの吸収率} = \frac{(\text{摂取量} - \text{便中排泄量})}{\text{摂取量}} \times 100$$

＜例＞

炭水化物　99％
動物性たんぱく質　95％
植物性たんぱく質　80％
動物性脂質　90～95％
植物性脂質　75～95％
カルシウム　20～40％
ビタミンA　90％
カロテン　30％

■ 実際の吸収率

実際の吸収率は，消化管粘膜や消化液中に含まれる分を考えるとこれよりも高いと考えられている，実際の消化吸収率は次の式で計算される．

$$\text{消化吸収率} = \frac{\text{摂取量} - (\text{便中排泄量} - \text{代謝性排出量})}{\text{摂取量}} \times 100$$

4……吸収された三大栄養素のゆくえ

三大栄養素の消化・吸収の結果，糖質はグルコース，脂質は遊離脂肪酸とグリセロール，たんぱく質はアミノ酸となり．細胞内に入る．細胞内で三大栄養素は分解され，もっているエネルギーはATPの形になり，生命活動のエネルギーとして運動，体温の維持や思考に使われ，体構成成分（ヒトの糖質，脂質やたんぱく質など）の合成などに使われる．その際，糖質と脂質からは二酸化炭素と水（代謝水）が生じ，アミノ酸からは二酸化炭素と代謝水のほかに尿素が生じる．二酸化炭素は呼気で，代謝水は主に尿で，尿素は尿で体外に排泄される．

アミノ酸の細胞内での主要な役割はエネルギー源ではなく，ヒトのたんぱく質の合成材料である．糖質や脂質の場合も，その分解過程で生成された物質を素材として，ヒトの物質は合成される．

このように，三大栄養素の分解過程で得たエネルギーと素材を用い，新たな体構成成分を合成している．

2 排泄物の姿

快食・快便が健康の代名詞といわれているように，快く食べるためには，快く出すことが必要である．消化・吸収されずに残った有形成分と腸内細菌や小腸，大腸の上皮細胞の老廃脱落物，水分，脂質などは糞便として排泄される．また水分は，主に尿として排泄され，残りは呼吸と皮膚からの不感蒸泄，あるいは糞便中へと排泄される．

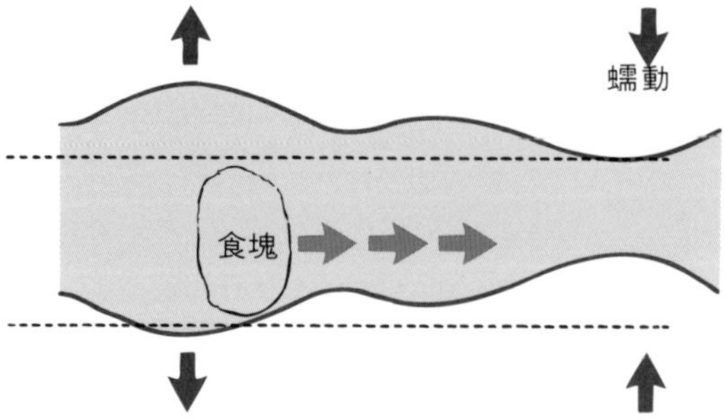

図 5-8 蠕動運動

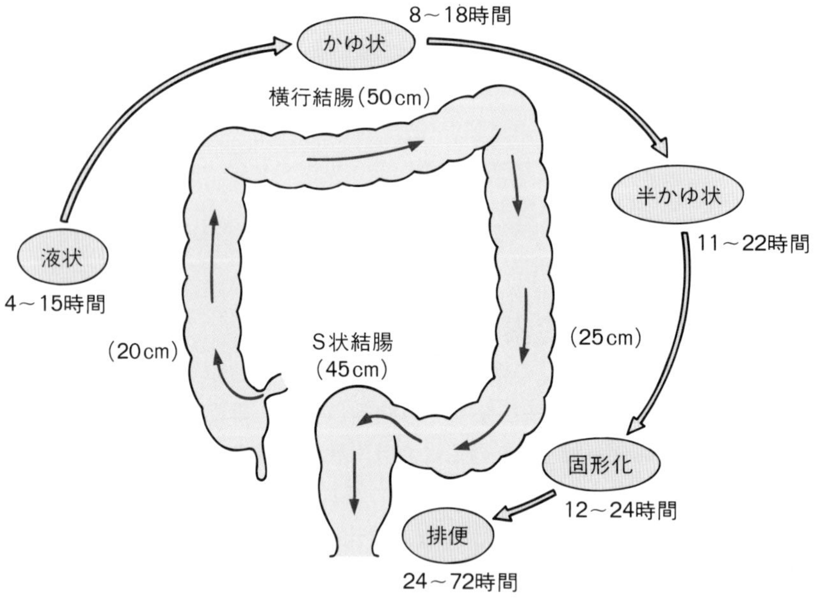

図 5-9 食物が大腸に達する時間

排泄物は，対象者の健康状態を示すバロメーターともなる．糞便は主に消化器系の状態を示し，尿は体内をめぐった血液が腎臓で濾過されてつくられることから，微妙な身体の変化を表現している．

■ 糞便の形成と排便

小腸から結腸内に入った腸内容物は，蠕動運動（**図 5-8**）により上行結腸→横行結腸→下行結腸→S 状結腸へと送られる．さらに直腸に達した糞塊は，排便反射を刺激して便意を催し，外肛門括約筋を弛緩させ排便される．この間の時間経過は，約 16～24 時間である（**図 5-9**）．

腸蠕動は，蠕動の亢進（不十分な水分吸収，腸内細菌の異常発酵など）により下痢，蠕動の減弱（内容物の移動の遅延，過度の水分吸収など）に伴う便秘を生じる．これらの腸蠕動運動には，身体的・精神的な側面はもとより生活習慣が大きな影響を与える．

表 5-3 尿中固形成分の排泄量

有機成分　(30〜45 g/ 日)		無機成分　(20〜25 g/ 日)	
総窒素	6〜21	食塩 (NaCl)	15〜20
尿　素	14〜35	イオウ (S)	0.8
尿　酸	0.5〜0.8	亜硫酸 (SO_3)	1〜3
クレアチニン	1〜1.5	リン (P)	0.5〜2.0
馬尿酸	0.1〜0.7	ナトリウム (Na)	4.8
インジカン	0.005〜0.02	カリウム (K)	2.5
高級脂肪酸	0.002〜0.003	アンモニア (NH_3)	0.5〜0.7
ウロクローム	0.4〜0.7	カルシウム (Ca)	0.09〜0.2
		マグネシウム (Mg)	0.03〜0.21
		鉄 (Fe)	0.005

(Gottschalk & Mylle, 伊藤．中野昭一 編：からだの仕組みと働き．第 2 版，医歯薬出版，p108，1994．より)

■ 糞便の性状と量

回数：1〜2 回 / 日

量：100〜250 g

動物性食事（脂質の多い）……少量　　植物性食事（植物性繊維）……多量

色調：淡褐色〜黄褐色

形状・硬度：固形または有形便

臭気：インドール・スカトール臭

肉食………腐敗臭　　糖質食……酸臭

pH：6.9〜7.2

脂質の多い食事や糖質の多量摂取時には酸性に傾く

■ 尿の性状と量

回数：4〜6 回 / 日

量：1,000〜1,500 mL/ 日

色調：淡黄色〜淡黄褐色で透明

臭気：芳香性臭気

比重：1.015〜1.030

尿中固形成分は有機成分が 30〜50 g/ 日，無機成分が 20〜25 g/ 日といわれる．具体的な内容と排泄量は**表 5-3** に示している．

Chapter 6 健康と栄養

超高齢社会となった現代においては，単に長生きするのではなく，介護を必要とせず自立して暮らせる健康寿命の期間を延ばすことが課題となっている．介護を要する要因で最も高いのは認知症，次に脳血管障害といわれている．将来的に，75 歳以上の後期高齢者人口が増加することを視野に入れると，認知症による介護を要する人口も増えていく可能性がある．これらの疾患の発症リスクの予防は，健康寿命の延伸すなわち要介護状態になるのを極力遅らせることに寄与すると考えられる．毎日の食事摂取を通して良好な栄養状態を保つことは健康にとって欠かせない．本章では，これまで健康づくりに栄養が関与してきた経緯を理解し，将来われわれが健やかに活力ある生活を長期にわたり実現するための課題を考えたい．

1 健康における栄養の意義

1……平均寿命の延伸とその背景

戦後間もなく，わが国の死因の第 1 位は結核から脳血管疾患（1951 年当時）となり，成人病対策として脳出血を防止するために高血圧管理や減塩対策が行われた（23 頁：**図 2-11** 参照）．1965 年以降は脳血管疾患による死亡率は減少に転じ，1981 年には悪性新生物が死因の第 1 位に浮上し，脳血管疾患による死亡は第 2 位に低下している．この間にわが国の平均寿命の伸び率は高くなり（**図 6-1**），現在では世界でも平均寿命が長い国となった．

この背景には，高度経済成長による国民の生活スタイルの変化（自家用車の保有率の上昇など），食生活の変化があった．具体的な食生活の変化の特徴として，①国民の平均総エネルギー摂取量は増加していない，②動物性食品の摂取総量の増加，とくに肉類，卵，牛乳・乳製品の摂取量の増加，③脂肪エネルギー比の増加の 3 点があげられる[1]．平均寿命の延伸には，魚介類や肉類，牛乳・乳製品の供給量の増加に伴うたんぱく質摂取量の改善（**表 6-1**，**6-2**）などが寄与したと考えられている．さらに，1970 年代に入ると男女ともに平均寿命は 70 歳を超えるようになり，長寿国として進展する一方，栄養過剰による健康問題が顕在化するようになった．

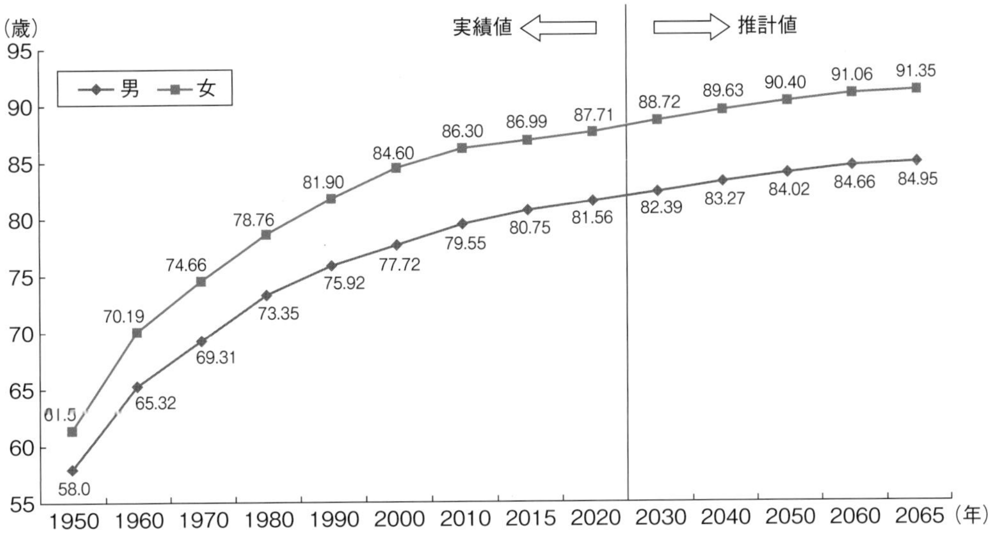

図 6-1 平均寿命の推移と将来推計

（内閣府：令和4年版高齢白書 p6. 2022.）

表 6-1 栄養素などの摂取量（1人1日当たり）

	1950年	1960年	1970年	1980年
エネルギー	2,098 kcal	2,096 kcal	2,210 kcal	2,084 kcal
たんぱく質	68 g	70 g	78 g	78 g
動物性たんぱく質	17 g	25 g	34 g	39 g
脂肪	18 g	25 g	47 g	52 g
動物性脂肪	—	9.2 g	21 g	27 g
炭水化物	418 g	399 g	368 g	313 g
カルシウム	270 mg	389 mg	536 mg	535 mg

（厚生省：国民栄養調査.）

表 6-2 食品群別摂取量（1人1日当たり）

	1950年	1960年	1970年	1980年
穀類エネルギー比率	77%	71%	56%	49%
野菜類	242 g	219 g	249 g	251 g
果実類	42 g	59 g	81 g	155 g
魚介類	61 g	76 g	87 g	93 g
肉類	8 g	30 g	43 g	68 g

（厚生省：国民栄養調査.）

❷……疾病構造の変化がもたらした健康づくり対策

わが国では，第二次世界大戦以降，乳児死亡率の改善，栄養摂取量の増加などにより国民の健康水準は著しく向上している．先に述べたように，栄養摂取量の総エネルギー量は1950年と1980年では大差ないが，たんぱく質や脂肪，カルシウムなどの摂取量が増加している（**表6-1**）．近年では果物や魚介類の消費量が減少する一方で，肉類の消費量が増大している．肉類は体構成成分の源となるものの，結腸がんや乳がんなどの危険因子でもある動物性脂肪を多く含んでいる．がんは脳卒中と心臓病とともに死亡率が高く，生活習慣病を代表する疾患であり，2020年においても死因の第1位となっている．

生活習慣病とは，若い頃からの食生活や運動・睡眠・喫煙・飲酒・ストレスなどの生活習慣を長年積み重ねることで発症・進行に関与する疾患群のことをいう．人の生活習慣は時代や地域によって異なっており，とくに食習慣はその特徴が表れやすく，健康問題にも大きく影響する．わが国においては，生活習慣病である脳血管疾患や悪性新生物による死亡が上位を占めるようになった1960年代後半から，生活習慣病（当時は成人病）予防の概念のもとに保健活動が展開されるようになった．1978年の第1次国民健康づくり対策から始まり，第2次，第3次国民健康づくり対策を経て，2013年から第4次国民健康づくり対策が展開されている．

これらの健康づくり対策の流れにおいて，第3次国民健康づくり（健康日本21）以降は個人の生活習慣に重点を置き，1次予防いわゆる健康増進や啓発・普及活動をするという方向性に変化している．これには，1980年代に米国から出た「Healthy People」報告書による影響があったとされている．「Healthy People」は，個人の生活習慣の改善による健康の実現に重点を置き，科学的に立証された数値目標を人生の年代別で設定し，国民運動としてその目標を達成する手法をとっている．目標を設定し，健康の改善を目指すという手法は1980年代には世界中に広がっている．

❸……健康寿命の延伸と健康格差の縮小に向けた取り組みの背景

わが国においても，健康日本21では従来の運動にはなかった目標設定を行い，「目標値に達した」と「目標値に達していないが改善傾向にある」を合わせ，全体指標の約6割で一定の改善がみられたという最終評価が出された．2013年から健康日本21（第2次）として取り組みが展開されている．

健康日本21（第2次）は，21世紀のわが国において少子高齢化や疾病構造の変化が進むなかで，生活習慣および社会環境の改善を通じて，子どもから高齢者まですべての国民がともに支え合いながら希望や生きがいをもち，ライフステージ（乳幼児期，青壮年期，老年期などの人の生涯における各段階をいう）に応じて，健やかで心豊かに生活できる活力ある社会を実現し，その結果，社会保障制度が持続可能なものとなるよう，国民の健康増進の総合的な推進を図るための基本的事項を示している．健康日本21（第2次）では，健康寿命の延伸，健康格差の縮小を最も上位の目標としており，生活習慣病の発症予防と重症化予防の徹底と社会生活を営むために必要な機能の維持および向上を重要な対策として掲げている．

社会の目標としては健康を支え，それを守るための社会環境の整備，個人の目標としては栄養・食生活，運動，休養，飲酒，喫煙，歯の健康など健康に関する生活習慣およ

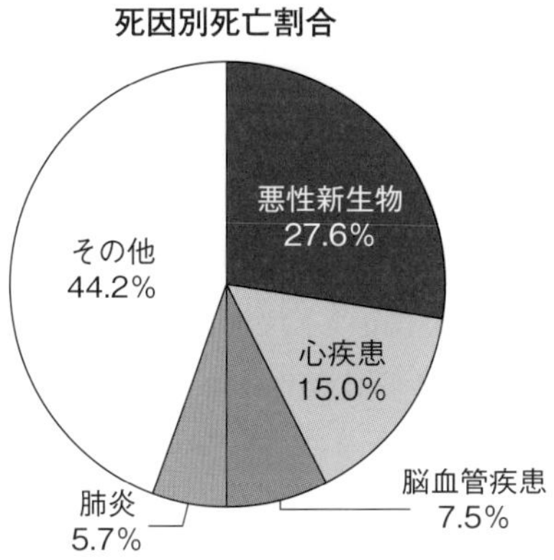

図 6-2　生活習慣病の死亡割合

（厚生労働省：2020 年人口動態統計.）

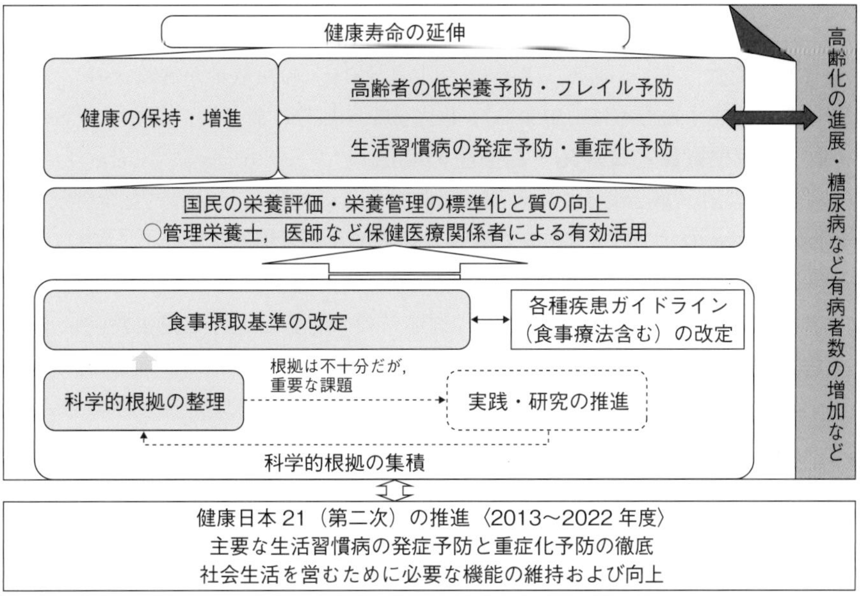

図 6-3　「日本人の食事摂取基準（2020 年版）」策定の方向性

（日本人の食事摂取基準」策定検討会：「日本人の食事摂取基準（2020 年版）」. p1，2019.）

び社会環境の改善という，保健活動を重視した構造がとられている.

わが国は，平均寿命，健康寿命ともに世界のトップクラスを維持している反面，急速な高齢化の進行や家族形態の変化（単身世帯の増加），相対的貧困率の上昇，がんなどの生活習慣病が増加し，2019 年度の国民医療費は 44 兆円を超える状況に置かれている. 健康日本 21（第二次）を開始した 2013 年当時と比べて，生活習慣病による死亡者数は 1 割弱減少し，老衰で死亡する率が上昇してきている. 2020 年度に改訂された「日本人の食事摂取基準」は，生活習慣病の発症予防・重症化予防に加えて，高齢者の低栄養予防・フレイル予防も視野に入れて策定されている.

4……生活習慣病と食生活の関係

（1）1日に野菜・果物を350 g摂取する工夫

健康日本21（第二次）の目標項目にもあげられている生活習慣病の悪性新生物・脳血管疾患・高血圧・脂質異常症・糖尿病・慢性閉塞性肺疾患の発症には栄養・喫煙・飲酒・ストレス・疲労など，生活習慣と関連する要因が指摘されている．また，一次予防を重視した生活習慣の改善を目指した疾病予防，健康増進の考え方が重視されている．そのうち，栄養・食生活の目標（**表6-3**）では，成人1日当たり野菜・果物の摂取量350 gを目標値として設定している．これは野菜・果物摂取は，がん・循環器疾患・肥満などの生活習慣病の予防に有効であるという科学的根拠を踏まえたものである．しかし，2020年の国民健康・栄養調査では，1日の野菜類摂取量の平均値は280.5 gであり，健康日本21（第二次）の目標値である350 gには達していない．成人においては，野菜類摂取量が目標の数値に達しない理由として，①食卓で家族や仲間と食事や料理，栄養のことなどについて話し合う機会が少ない[2)]，②目標摂取量の知識が普及していない，③本人が実際に食べている摂取量を簡便に把握するための指標がない[3)]などが指摘されている．日常生活のなかで簡便に野菜類摂取量を把握する指標として，「1日に野菜を5皿以上食べる」がある．これは，「1日350 g」の摂取量が実際どのくらいなのかを理解しやすくするために，野菜70 g相当量を一皿分に置き換えたものである．

（2）食塩摂取量と胃がん・高血圧の関係

健康日本21（第2次）では野菜・果物摂取量の増加とともに，食塩摂取量を2010年時点で10.6 gのところを8 gまで減少させることを目標としている．減塩は高血圧者に限らず，国民全体で取り組むべき課題となっている．2020年の国民健康・栄養調査では食塩摂取量は平均10.1 gであり，2004年の11.2 gと比べて減少傾向にある．野菜・果物摂取と同様に，減塩に対する国民の意識は高いことがうかがえるが，食品に含まれている食塩含有量がわかりにくく，かつ食塩に関しては栄養成分表示において「ナトリウム」として記載されていることが多かったこともあり，減塩はうまく進まなかった．2015年から食塩相当量表示の義務化により，食塩相当量が容易にわかるようになった（**図6-4**）．一般に食塩は血圧を高くするというイメージが強いと思われるが，これまでの疫学研究の結果から食塩は胃がんのほぼ確実な危険因子といわれている．食塩摂取と胃がんの関係については，胃内が高塩分濃度になることで胃粘膜に持続的な炎症が起こることや，食塩により胃粘膜のバリア機構が障害され発がん物質の影響を受けやすくなることなどが指摘されている[4)]．2013年12月，「和食；日本人の伝統的な食文化」がユネスコ無形文化遺産に登録されたが，日本食は，だしや調味料を使用する機会が多く，どうしてもわが国ではナトリウム（食塩）摂取量が多くなる傾向にある．体内のナトリウムを体外に排泄するために野菜や果物に含まれるカリウム摂取量を増やすことも重要といわれている．

5……高齢化社会における医療介護福祉の動向と栄養に関する対策

戦後，わが国の健康水準が向上した要因のひとつに，1961年に発足した「国民皆保険制度」，また1973年の老人福祉法による老人医療費無料化の実施（1983年廃止）があげられる．当時，高齢者の医療は，急性期は入院で治療し，退院後は往診で対応する

表 6-3 栄養・食生活の目標

項目	指標の目安	直近の実績値	目標（2022 年度）
① 適正体重を維持している者の増加（肥満（BMI25 以上），やせ（BMI18.5 未満）の減少）	20〜60 歳代男性の肥満者の割合	32.4%	28%
	40〜60 歳代女性の肥満者の割合	21.6%	19%
	20 歳代女性のやせの者の割合	20.7%	20%
	○「直近の実績値」のデータソース：2016 年厚生労働省「国民健康・栄養調査」 【用語の解説】 BMI（BodyMassIndex）：体重（kg）／［身長（m）］^{2}		
② 適切な量と質の食事をとる者の増加			
ア 主食・主菜・副菜を組み合わせた食事が 1 日 2 回以上の日がほぼ毎日の者の割合の増加	ほぼ毎日の者の割合（成人）	59.7%	80%
	○現状のデータソース：内閣府「食育の現状と意識に関する調査」		
イ 食塩摂取量の減少	成人 1 人 1 日当たりの平均摂取量	9.9 g	8 g
	○「直近の実績値」のデータソース：2016 年厚生労働省「国民健康・栄養調査」		
ウ 野菜と果物の摂取量の増加	成人 1 人 1 日当たり　野菜摂取量の平均値	276.5 g	350 g
	成人 1 人 1 日当たり　果物摂取量 100 g 未満の者の割合	60.5%	30%
	○「直近の実績値」のデータソース：2016 年厚生労働省「国民健康・栄養調査」		
③ 共食の増加（食事を 1 人で食べる子どもの割合の減少）	食事を 1 人で食べる子どもの割合　朝食　小学 5 年生	11.3%（2014 年度）	減少傾向へ
	朝食　中学 2 年生	31.9%（2014 年度）	
	夕食　小学 5 年生	1.9%（2014 年度）	
	夕食　中学 2 年生	7.1%（2014 年度）	
	「直近の実績値」のデータソース：厚生労働科学研究費補助金「食事摂取基準を用いた食生活改善に資するエビデンスの構築に関する研究」（暫定値）		
④ 食品中に食塩や脂肪の低減に取り組む食品企業および飲食店の登録数の増加	食品中の食塩や脂肪の低減に取り組む食品企業登録数	103 社	100 社
	食品中の食塩や脂肪の低減に取り組む飲食店登録数	26,225 店舗	30,000 店舗
	○「直近の実績値」のデータソース 2017 年 ・食品企業：食品中の食塩や脂肪の低減に取り組み，Smart Life Project に登録のあった企業数 ・飲食店：自治体からの報告（エネルギーや塩分控えめ，野菜たっぷり・食物繊維たっぷりといったヘルシーメニューの提供に取り組む店舗数）		
⑤ 利用者に応じた食事の計画，調理および栄養の評価，改善を実施している特定給食施設の割合の増加	評価，改善を実施している特定給食施設の割合	（参考値）管理栄養士・栄養士を配置している施設の割合 72.9%（2016 年）	80%
	○「直近の実績値」のデータソース：厚生労働省「衛生行政報告例」 【用語の解説】 特定給食施設：継続的に 1 回 100 食以上または 1 日 250 食以上の食事を供給する施設		

1.「栄養・食生活」の目標の表は，「健康日本 21（第 2 次）の推進に関する資料」（厚生科学審議会地域保健健康増進栄養部会，次期国民健康づくり運動プラン策定専門委員会）を基に農畜産業振興機構が再整理したもの．

2.「ウ野菜と果物の摂取量の増加」の欄の成人 1 人 1 日当たりの野菜摂取量の目標 350 g には，いも類，果実的野菜（いちご，すいか，メロン），しいたけは含まれていない．

（独立行政法人農畜産業振興機構：野菜ブック〜食育のために〜．https://www.alic.go.jp/content/001162821.pdf）

①基本ルール
（対象食品の限定なし）

熱量	●kcal
たんぱく質	▲g
脂質	△g
炭水化物	■g
食塩相当量	□g

②任意ルール
（ナトリウム塩を添加していない食品）

熱量	●kcal
たんぱく質	▲g
脂質	△g
炭水化物	■g
ナトリウム	◎mg
（食塩相当量	□g）

【参考】
②の場合の枠の取り扱い

熱量	●kcal
たんぱく質	▲g
脂質	△g
炭水化物	■g
ナトリウム	◎mg

（食塩相当量　□g）

図 6-4　食塩相当量の表示

（内閣府：第 34 回食品表示部会消費者委員会参考資料 1.）

表 6-4　寝たきりの原因（65 歳以上）

<table>
<tr><th></th><th>厚生行政基礎調査
（1984 年）</th><th>東京都調査
（1985 年）</th><th>新潟県調査
（1983 年）</th></tr>
<tr><td>脳卒中</td><td>34.1%</td><td>30.1%</td><td>57.8%</td></tr>
<tr><td>骨折</td><td>5.3%</td><td>＊ 8.3%</td><td>4.6%</td></tr>
<tr><td>老衰</td><td rowspan="4">56.4%</td><td>18.0%</td><td>15.9%</td></tr>
<tr><td>高血圧</td><td>6.0%</td><td>－</td></tr>
<tr><td>リウマチ</td><td>5.3%</td><td>6.7%</td></tr>
<tr><td>その他</td><td>28.5%</td><td>13.1%</td></tr>
<tr><td>不明</td><td>4.2%</td><td>3.8%</td><td>1.9%</td></tr>
</table>

＊事故・骨折

形が一般的であった[5)]．この頃から地域の「寝たきり老人」の長期介護問題が社会問題化し，1970 年代半ばまでは社会福祉施設の整備に重点が置かれるようになった．また，1990 年からは，寝たきりになりにくい住環境の整備などの施策を「ねたきり老人ゼロ作戦」として展開が始まった．従来，わが国では「脳卒中にかかれば寝たきりは避けられないもの」という考えが背景に根強くあったため（**表 6-4**），「寝たきりは予防できる」ことについての意識啓発活動を「寝たきりゼロ 10 か条」として示している（**表 6-5**）．この 10 か条をみると，暮らしのなかでのリハビリテーションを行う機会としての座位姿勢での食事，また生活リズムを整えるために食事時間を利用することがうたわれているが，食事や栄養の具体的な内容については直接ふれられていなかった．

しかし，1990 年頃から，入院患者や地域に住む高齢者の低栄養に関する多くの研究が集積するようになり，栄養状態が悪化すると入院期間の延長や生命予後が悪くなることなどが明らかにされてきた．当時の介護力強化病院に入院している高齢者の約 4 割が血中アルブミン 3.5 g/dL 以下の低栄養中リスク状態であり，訪問栄養食事相談を利用した在宅高齢者の約 3 割にも存在していた[6)]．さらに，2000 年度版の厚生白書において，

表 6-5　寝たきりゼロへの 10 か条

第 1 条　脳卒中と骨折予防 寝たきりゼロへの第一歩 【原因や誘因の発生予防】	第 6 条「手は出しすぎず　目は離さず」が介護の基本 自立の気持ちを大切に 【主体性・自立性の尊重】
第 2 条　寝たきりは　寝かせきりから 作られる　過度の安静　逆効果 【作られた寝たきりの予防】	第 7 条　ベッドから　移ろう移そう　車椅子 行動広げる　機器の活用 【機器の積極的活用】
第 3 条　リハビリは　早期開始が　効果的 始めよう　ベッドの上から訓練を 【早期リハビリテーションの重要性】	第 8 条　手すりつけ　段差をなくし 住みやすく　アイデア生かした　住まいの改善 【住環境の整備促進】
第 4 条　くらしの中での　リハビリは 食事と排泄，着替えから 【生活リハビリテーションの重要性】	第 9 条　家庭《うち》でも社会でも　よろこび見つけ みんなで防ごう　閉じ込もり 【社会参加の重要性】
第 5 条　朝おきて　先ずは着替えて 身だしなみ　寝・食分けて　生活にメリとハリ 【寝・食分離をはじめ，生活のメリハリの必要性】	第 10 条　進んで利用　機能訓練　デイ・サービス　寝たきりなくす　人の和　地域の輪 【地域の保健・福祉サービスの積極的利用】

厚生省（当時）は「これまでは，いかに長く生きられるか，平均寿命を延ばすことを目標にしてきたが，生活習慣病が増加しているなかで，これからは，生活の質を重視し，長くなった寿命を『心身に障害のない期間』として，健康で自立して暮らすことができること，すなわち『健康な長寿』を実現していくことが，高齢者と社会にとって真に豊かな長寿社会の達成のために重要となる」と宣言している．同年に制定された介護保険制度のもとで，「寝たきり老人」の状態が要介護度に応じて細分化されるようになり，2005 年の介護保険法改正からは「今よりもさらに重度化させない」，予防からの前倒し－要介護状態にならないように予防する－という枠組みがつくられ，栄養ケア・マネジメントの実施などにより高齢者の低栄養を防止することが介護報酬で算定されるようになった．

2　健康と食生活における課題

1……健康と食生活に対する個人の意識と実態

2022 年農林水産省消費安全局による食育に関する意識調査では，健全な食生活を実践することを「心掛けている」人は 75.4％と高いが，生活習慣病の予防や改善のために，「普段から適正体重の維持や減塩などに気をつけた食生活を実践している」人は 64.1％であった．このうち，若い世代では「実践していない」人が多いことがわかっている．2019 年の国民健康・栄養調査では，食生活の改善に「関心はあるが改善するつ

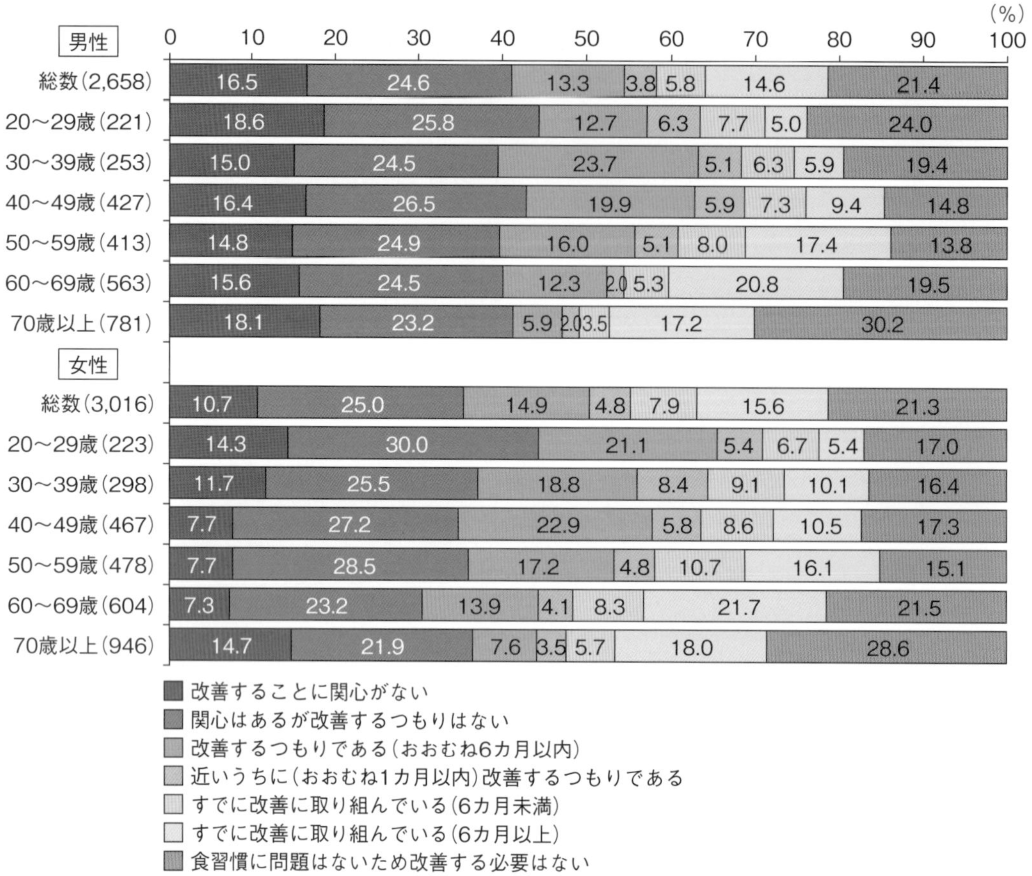

図 6-5　食習慣改善の意思（20 歳以上，性・年齢階級別）

（厚生労働省：令和元年国民健康・栄養調査の概要. p5, 2019.）

もりはない」と回答した者の割合がすべての年代で多く（**図 6-5**），若年層だけでなく，広い年代への食生活の改善を呼びかける必要性がうかがわれる．

2019 年の同調査では，健康な食習慣の妨げとなる点についても調査をしている．調査対象全体では「特にない」と回答した者の割合が 35.3%，「仕事（家事・育児など）が忙しく時間がない」27.5%，「面倒くさい」25.3%の順であった．このうち，年齢階級別にみた割合では，20 歳代から 50 歳代は「仕事（家事・育児など）が忙しく時間がない」「面倒くさい」と答える割合が高いが，60 歳代以降は「特にない」と回答した割合が一番多くなっている．さらに，食生活を改善する意思のある者では，健康な食習慣の妨げとなる点を「仕事（家事・育児など）が忙しく時間がない」と答える割合が多かった．一方，意思のない者においては「特にない」という回答が多く，いわゆる健康無関心層への対応が課題となっている．

2021 年，消費者庁による食品表示に関する消費者意向調査によると，10～70 歳代の年代を問わず約 6 割の人は，普段の食生活において栄養成分表示を「いつも」あるいは「ときどき」参考にしていた．また，食品購入時には「脂質」を確認するという人が一番多い結果であった．一方，栄養成分表示を「まったく」「あまり」参考にしていない約3割の人は，その理由として栄養成分表示を確認することの面倒さ，栄養成分への無関心，食事に気を遣う必要性のなさをあげている．また，表示されている栄養成分の意味が理解できないためと回答した者もいる．この回答結果は，先に述べた2019年の国民健康・栄養調査で明らかとなった健康無関心層の現状と類似するものがあり，今後はいかにして健康と栄養との関連への興味関心を高めるのかという点が課題と推察される．

2……成人期～老年期における健康と食の課題

（1）成人期

a．予備力の減少への適応，生活習慣の見直しと生活習慣病発症予防

人は成長発達をして成熟を迎えたのちに安定した状態となるが，さまざまな環境や加齢の過程を経て次第に活力を失う．一般的に，安定状態から活力が低下していく年代は成人中期であり，Havighurstはこの時期の発達課題に“中年期の生理的変化への適応”をあげている[8]．Scammonの成長曲線に示すように，われわれの身体や内臓の発育は乳幼児期（第一次性徴）および思春期（第二次性徴）に著しく，18～22歳頃停止する．筋肉は訓練によっては青年期に入っても増加し続ける．加齢による生理的変化は主に予備力の減少であり，疾患からの回復の遅れなどを通して加齢変化を実感する．

成人期に問題となるのは，40歳前後から急に死亡率が高くなる生活習慣病であり，2008年4月からは内臓脂肪型肥満に着目した特定健康診査・特定保健指導の実施が医療保険者（国民健康保険・被用者保険）に義務づけられている．対象となるのは，40歳以上75歳未満の被保険者・被扶養者となっている．こうした健診で重要視されているのは，各自のセルフケア能力の強化となっており，健康診断結果の経年変化の把握，受診の推奨などが組み込まれているが，義務ではない．しかし，75歳以上の後期高齢者となったときに，健やかに老いているためには，成人期に客観的な健診結果をもとに生活習慣を見直し，修正，あるいは自己でコントロールし，生活のなかに定着させることが重要となってくる．

（2）老年期

a．健康寿命の延伸と疾病予防，健康維持のための栄養

平均寿命から日常的・継続的な医療・介護に依存して生きる期間を除いた期間が健康寿命になる．この概念は2000年にWHOが提唱したものである．2016年の時点で，健康寿命は男性72.4歳，女性74.49歳となっている（**図6-6**）．健康寿命を延ばすには，心身の健康を維持することが大事である．

近年では，2020年以降に生じた新型コロナウイルス感染症の流行下で，感染を恐れるあまり外出を控える高齢者の「生活不活発」による健康への影響が危惧されている．日本老年医学会や厚生労働省は，先のみえない自粛生活が続くなかで，高齢者の生活不活発化によるフレイル防止として，身体活動，食事，口腔ケア，人との交流を促進する注意喚起を行っている．

そのうち，食事摂取基準を活用した高齢者のフレイル予防事業による「食べて元気にフレイル予防」[9]には具体的な食事のとり方を示している．

①3食しっかりとりましょう．

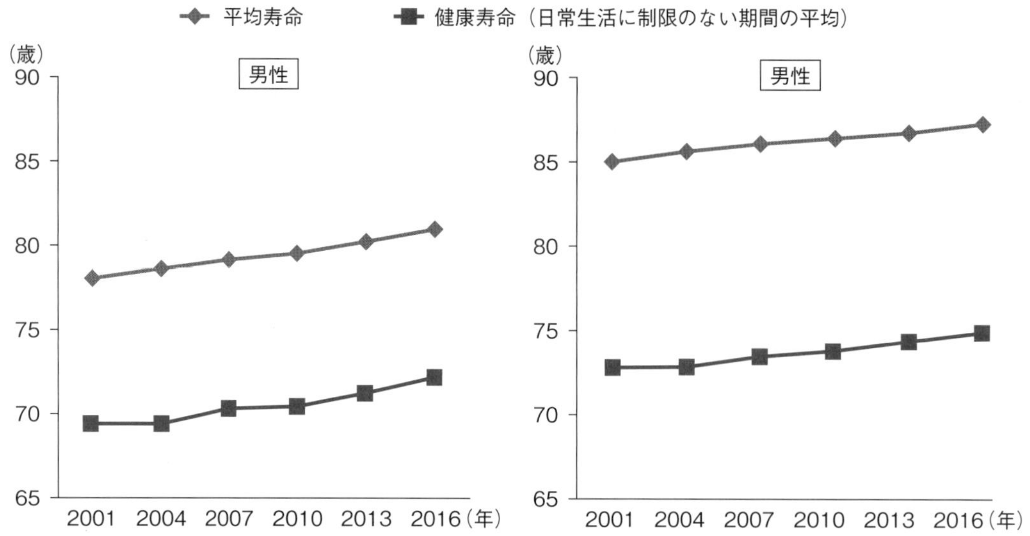

図 6-6　平均寿命と健康寿命の推移

（厚生労働省：令和 2 年版厚生労働白書．p17，2020.）

②1 日 2 回以上，主食・主菜・副菜を組み合わせて食べましょう．

③いろいろな食品を食べましょう．

また，たんぱく質については年齢や活動量に応じた目標量をチェックする目安，たんぱく質を手軽により多くとるための方法についても実践的な方法を示している．

b．フレイル（虚弱：病気でも健康でもない状態）の予防

フレイルとは健康な状態と機能障害の中間に位置づけられ，加齢に伴う変化（予備力の低下）を基盤とし，さまざまな健康障害に対する脆弱性が増大して，日常生活行動の障害，要介護状態，疾病発症，入院などの危険性が高くなった状態である．Fried ら[10]によるフレイルの定義では，5 項目（体重減少，主観的疲労感，日常生活活動量の減少，身体能力（歩行速度）の減弱，筋力（握力）の低下）のうち 3 項目が当てはまればフレイルとし，1～2 項目が当てはまる場合はフレイル前段階となる．このフレイルの原因のひとつに，サルコペニア（筋肉減少症）があげられる．このサルコペニアは原発性と二次性（活動量，疾病，栄養）のものに分類できるが，詳細な要因はいまだ十分に解明されていない．低栄養が存在するとサルコペニアにつながり，活力低下・身体機能低下となり，活動度や消費エネルギー量の減少，食欲低下をもたらし，さらに栄養不良状態を促進させる悪循環に陥りやすい．高齢になるとエネルギー消費量の低下に伴い食事摂取量が低下してくる．これはエネルギーの消費と供給のバランスを維持するためであるが，体重減少をきたすときはこのバランスが崩れた状態であり，健康へ影響を及ぼす．高齢者の低栄養の要因は身体的要因，社会・経済的要因，心理的要因などさまざまであるが，食事場面で誰と一緒であるか，食事をゆったり食べられるようにしているか，食事への意欲がどうかという点も課題となる．

c．介護保険制度による要介護の予防と栄養

2006 年度より，介護保険制度では「予防重視型システム」へと転換し，1 次予防（全

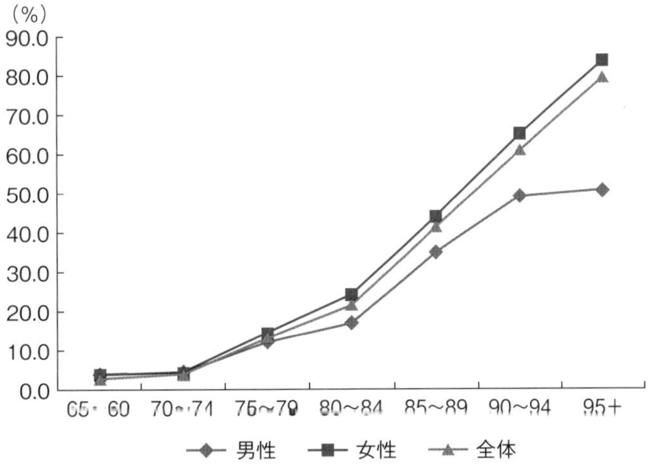

図 6-7 年齢階級別の推定認知症有病率

(朝田隆・研究代表：都市部における認知症有病率と認知症の生活機能障害への対応（厚生労働科学研究費補助金認知症対策総合研究事業　総合研究報告書）．2013．)

高齢者対象）においては「食べること」を大切に考え，支援を行う地域活動を育成し，健康・栄養教育や地域のネットワークづくりを行う．二次予防（要介護状態になるおそれのある高齢者対象）においては，管理栄養士が，他の関連サービスや対象者の身近な地域資源と連携し，栄養ケア・マネジメントを行うこととなった．とくに訪問型介護予防事業においては，訪問の保健師などと管理栄養士との連携が重要である．栄養改善サービスは，食事の内容だけでなく，おいしく食べることや食事の準備などを含む，高齢者の「食べること」を総合的に支えるものである．地域で生活している高齢者を対象に「栄養改善」の取り組みを行うようになっている．

d．認知機能と栄養の関係

認知症は加齢とともに有病率が上昇すること（**図 6-7**）が知られており，加齢による脳の老化がリスク要因となっている．認知症は「認知機能の低下により，一人暮らしが困難な程度にまで生活管理能力が低下した状態」とされている．また，認知症発症の一歩手前の状態として「軽度認知障害：MCI」があり，早期発見・早期予防の観点から注目されている．

認知症特有の症状を呈するのはさまざまな原因があるが，アルツハイマー型認知症，血管性認知症，レビー小体型認知症，前頭側頭葉変性症の認知症の4つの原因疾患が主なものである．認知症は大脳のネットワークが壊れることで，情報の分析・判断・実行・記憶などがスムーズにできなくなる病気である．たとえば，アルツハイマー型認知症はβタンパクとタウタンパクという不要なタンパクの異常蓄積が原因で生じることが明らかになっている．これらのタンパクの異常蓄積を予防するには，食事，運動，前向きな生活などを組み合わせた長期的な対応，つまり生活習慣として身につけることが重要である．

運動は，特別なトレーニングでなくても，日常生活のなかでこまめに体を動かすこと

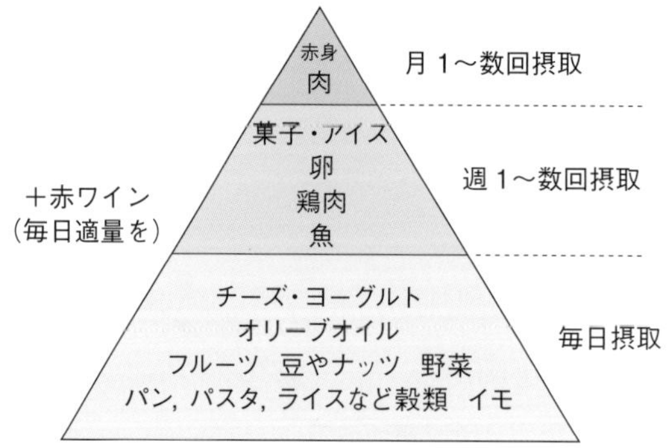

図 6-8　**地中海食のピラミッド**

（山口晴保：認知症予防－読めば納得！脳を守るライフスタイルの秘訣－．第 2 版，p91，協同医書出版社，2013.）

であれば何でもよい．

食事は野菜や果物の中に含まれるポリフェノールがβタンパクとタウタンパクを溜まりにくくすることが明らかになっている．ポリフェノールは植物が光合成をするときにつくられる成分であり，ほとんどの野菜や果物に含まれている一方，肉や魚には含まれていない．これらのポリフェノールの摂取を意識しつつ，かつ 3 食の栄養のバランスをとることが重要となる．魚や一部の植物に含まれている多価不飽和脂肪酸は n-3 系多価不飽和脂肪酸，リノレン酸，DHA（ドコサヘキサエン酸）や EPA（エイコサペンタエン酸）などがある．DHA は脳の膜をつくっている物質のひとつであり，EPA は血液をサラサラにする効果がある．これらは体内ではほとんどつくられないので，脂ののった魚から摂取する必要がある．肉は動物由来の脂肪，飽和脂肪酸が多く含まれており，室温で固形となり，血液をドロドロにし，脂肪組織に溜まることで内臓脂肪を増やす性質をもつ．したがって，肉の過剰摂取は動脈硬化を促進し，認知症の原因疾患である脳血管障害を引き起こす可能性が高くなる．認知症のリスクを低減するといわれている，地中海食*においては赤身の肉は月に 1～数回摂取，魚は週に 1～数回となっており，魚を食べることが推奨されている．「食料需給表」によれば，食用魚介類の 1 人 1 年当たりの消費量は，2001 年の 40.2 kg をピークに減少しており，2020 年度には，前年より 1.9 kg 少ない 23.4 kg と報告されている（**図 6-9**）．この背景には高齢化やダイエット志向があるのではないかと推察されている．魚介類はたんぱく質を多く含む主菜でもあり，認知症予防だけでなくフレイル予防にも重要な食品のひとつである．今後，高齢化の

*地中海食
1960 年代のギリシャや南イタリアの食事がベースとなっており，果物・野菜・豆類・穀類・魚が豊富で，オリーブオイルがたっぷりの食事，そして赤ワインを適量摂取する食事（**図 6-8**）である[11]．地中海沿岸諸国では，英国やドイツ，北欧などに比べて，狭心症や心筋梗塞といった虚血性心疾患が少ないことから，食生活にその一因を求める考えがあったことで，地中海食と虚血性心疾患との関連などについて研究が行われている．地中海沿岸の人が摂取している油脂の大半はオリーブオイルや魚などの不飽和脂肪酸であり，これが疾患の予防に関与するといわれている．

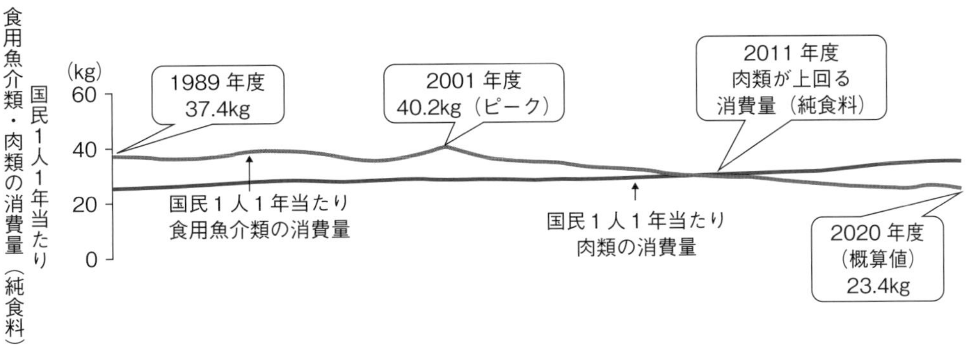

図6-9　食用魚介類の1人1年当たり消費量の変化

（農林水産省：令和2年度食料需給表．2021.）

進展とともに，食品に含まれる栄養素と健康との関連をよりわかりやすく知識として提供し，食生活に魚介類をより多く取り入れられるようにすることが求められる．

文　献

1）熊谷　修：健康長寿のための方策ーライスタイルの重要性　食生活．Geriatric Medicine，45（5）：539-544，2007.
2）林　芙美・他：成人における経済的要因と食に関する認知的要因，食行動，および食のQOLとの関連．栄養学雑誌，73（2）：51-61，2015.
3）小澤啓子・他：壮中年期において野菜摂取の行動変容ステージおよび野菜料理摂取皿数は野菜摂取量の指標となり得るか．栄養学雑誌，71（3）：97-111，2013.
4）池田文恵，清原　裕：胃癌の疫学・久山町研究．福岡医誌，106（6）：195-201，2015.
5）植田　章：保健・医療・福祉の連携－総合的な地域ケアの実現に向けて－．社会学部論集，（29）：17-30，1996.
6）杉山みち子：改正介護保険制度と「栄養ケア・マネジメント改革」．J Natl Inst Public Health，55（1）：32-41，2006.
7）株式会社リビングプロシード：栄養表示に関する消費者読み取り等調査事業－調査結果報告書－．2014.
8）Havighurst, RJ著／児玉憲典，飯塚裕子訳：ハヴィガーストの発達課題と教育—生涯発達と人間形成．川島書店，1997.
9）厚生労働省健康局健康課：食べて元気にフレイル予防．2020. https://www.mhlw.go.jp/content/000620854.pdf
10）Fried, LP et al；Cardiovascular Health Study Collaborative Research Group：Frailty in older adults：evidence for a phenotype．J Gerontol A Biol Sci Med Sci，56（3）：M146-156，2001.
11）山口春保：認知症予防－読めば納得！脳を守るライフスタイルの秘訣－．第2版，協同医書出版社，2014.

Chapter 7 疾病と栄養

1 栄養アセスメントと栄養障害

1……栄養アセスメント

栄養アセスメントの目的は，栄養障害の種類と程度を詳細に確認し，栄養療法の選択とその内容を決定，あるいは修正することである．栄養管理のプロセス（**図 7-1**）[1] では，栄養スクリーニングにて抽出された栄養学的リスクの高い患者に対して，疾患や病態に応じた指標を用いて，週 1 回程度，その後は定期的に栄養アセスメントを行う．主な栄養アセスメント項目として，**表 7-1** の病歴，身体計測，生化学検査，体組成などを用いる [1]．

主な栄養アセスメントツールとして以下のものがあげられる．

①主観的包括的栄養評価（SGA；subjective global assessment）

1987 年に Detsky らにより報告され，特殊な機器を用いることなく問診や身体所見から実施可能である（**図 7-2**）．問診による体重の変化や食事摂取状況，消化器症状，身体機能，代謝亢進を伴う疾患などから評価する．急性期病院だけでなく，療養型施設や

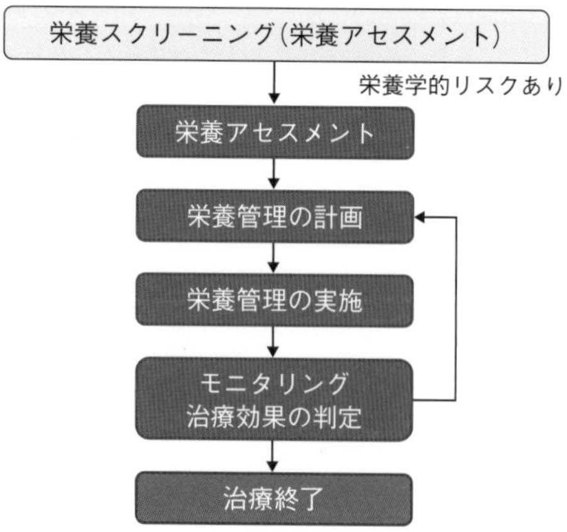

図 7-1　栄養管理プロセス

（日本静脈経腸栄養学会編：静脈経腸栄養ガイドライン．第 3 版，p48，照林社，2013.）

表 7-1　栄養アセスメント項目

項　目	指　　標
病　歴	現病歴，既往歴，手術歴，家族歴，内服状況，社会的背景ほか
身体計測	身長，体重，BMI，上腕周囲長（AC），上腕三頭筋皮下脂肪厚（TSF），上腕筋囲（AMC）ほか
生化学検査	アルブミン（Alb），RTP（rapid turnover protein），肝機能検査，腎機能検査，糖代謝検査，脂質代謝検査ほか
体組成	生体電気インピーダンス法（BIA；bioelectrical impedance analysis），二重エネルギーX線吸収測定法（DEXA；dual energy x-ray absorptiometric scan）
間接熱量測定	

（日本静脈経腸栄養学会編：静脈経腸栄養ガイドライン．第3版，p7，照林社，2013．を参考に筆者作成）

A　病歴
　1．体重変化
　　過去6カ月間の体重減少：__________kg，減少率__________%
　　過去2週間の体重変化：□増加　□無変化　□減少
　2．食物摂取変化（平常時との比較）
　　□変化なし
　　□変化あり（期間）____________________（月，週，日）
　　食事内容：□固形食　□経管栄養　□経静脈栄養　□その他
　3．消化器症状（過去2週間持続している）
　　□なし　□悪心　□嘔吐　□下痢　□食欲不振
　4．機能性
　　□機能障害なし
　　□機能障害あり：（期間）____________________（月，週，日）
　　　タイプ：□期限ある労働　□歩行可能　□寝たきり
　5．疾患と栄養必要量
　　診断名：
　　代謝性ストレス：□なし　□軽度　□中等度　□高度
B　身体（スコア：0＝正常；1＝軽度；2＝中等度；3＝高度）
　　皮下脂肪の喪失（三頭筋，胸部）：__________
　　筋肉喪失（四頭筋，三角筋）：__________　__________
　　くるぶし部浮腫：__________仙骨浮腫：__________浮腫：__________
C　主観的包括評価
　　A．□栄養状態良好　B．□中等度の栄養不良　C．□高度の栄養不良

図 7-2　主観的包括的栄養評価（SGA）

簡易栄養状態評価表

Mini Nutritional Assessment-Short Form
MNA®

Nestlé NutritionInstitute

氏名:

性別:　　年齢:　　体重:　　kg　身長:　　cm　調査日:

下の□欄に適切な数値を記入し、それらを加算してスクリーニング値を算出する。

スクリーニング

A 過去 3 ヶ月間で食欲不振、消化器系の問題、そしゃく・嚥下困難などで食事量が減少しましたか？
- 0 = 著しい食事量の減少
- 1 = 中等度の食事量の減少
- 2 = 食事量の減少なし

□

B 過去 3 ヶ月間で体重の減少がありましたか？
- 0 = 3 kg 以上の減少
- 1 = わからない
- 2 = 1～3 kg の減少
- 3 = 体重減少なし

□

C 自力で歩けますか？
- 0 = 寝たきりまたは車椅子を常時使用
- 1 = ベッドや車椅子を離れられるが、歩いて外出はできない
- 2 = 自由に歩いて外出できる

□

D 過去 3 ヶ月間で精神的ストレスや急性疾患を経験しましたか？
- 0 = はい　　2 = いいえ

□

E 神経・精神的問題の有無
- 0 = 強度認知症またはうつ状態
- 1 = 中程度の認知症
- 2 = 精神的問題なし

□

F1 BMI　　体重(kg)÷[身長(m)]^2
- 0 = BMI が19 未満
- 1 = BMI が19 以上、21 未満
- 2 = BMI が21 以上、23 未満
- 3 = BMI が 23 以上

□

BMI が測定できない方は、**F1** の代わりに **F2** に回答してください。
BMI が測定できる方は、**F1** のみに回答し、**F2** には記入しないでください。

F2 ふくらはぎの周囲長(cm) : CC
- 0 = 31cm未満
- 3 = 31cm以上

□

スクリーニング値
(最大 : 14ポイント)

□□

12-14 ポイント:　　栄養状態良好
8-11 ポイント:　　低栄養のおそれあり (At risk)
0-7 ポイント:　　低栄養

Ref.　Vellas B, Villars H, Abellan G, et al. *Overview of the MNA® - Its History and Challenges.* J Nutr Health Aging 2006;10:456-465.
Rubenstein LZ, Harker JO, Salva A, Guigoz Y, Vellas B. *Screening for Undernutrition in Geriatric Practice: Developing the Short-Form Mini Nutritional Assessment (MNA-SF).* J. Geront 2001;56A: M366-377.
Guigoz Y. *The Mini-Nutritional Assessment (MNA®) Review of the Literature - What does it tell us?* J Nutr Health Aging 2006; 10:466-487.
Kaiser MJ, Bauer JM, Ramsch C, et al. *Validation of the Mini Nutritional Assessment Short-Form (MNA®-SF): A practical tool for identification of nutritional status.* J Nutr Health Aging 2009; 13:782-788.

さらに詳しい情報をお知りになりたい方は、**www.mna-elderly.com** にアクセスしてください。

図 7-3　簡易栄養状態評価表（MNA®-SF）

(https://www.mna-elderly.com/sites/default/files/2021-10/mna-mini-japanese.pdf)

表 7-2 マラスムスとクワシオルコールにおける栄養パラメーターに対する比率

	マラスムス			クワシオルコール		
栄養パラメーター	>90%	90〜60%	60%>	>90%	90〜60%	60%>
%標準体重		●		●		
TSF			●	●		
AC		●		●		
AMC		●		●		
血清アルブミン	●				●	
クレアチニン身長係数			●	●		
リンパ球数	●					●
総鉄結合能/トランスフェリン	●					●
遅延型皮膚反応			●			●

(Blackburn GL, et al. : Nutritional and metabolic assessment of the hospitalized patient. J Parenter Enteral Nutr, 1 (1) : 11-22, 1977.)

在宅においても用いられているが，主観的な評価が必要であり，熟練を要する．

②簡易栄養状態評価表（MNA®-SF；mini nutritional assessment-short form）

入院中の 65 歳以上の高齢者を対象に開発された質問項目は，食事量の減少，体重減少，移動性（寝たきり，歩行），精神的ストレス，急性疾患，神経・精神的問題（認知障害），BMI が含まれている（**図 7-3**）．

2……栄養障害の種類と程度

栄養障害には低栄養と過栄養がある．

低栄養には，たんぱく質の欠乏によるクワシオルコール（kwashiorkor）と，たんぱく質・エネルギーの不足（PEM；Protein energy malnutrition）によるマラスムス（marasmus）（**表 7-2**），そして両者の特徴を合わせた混合型（マラスムス型クワシオルコール）に分類される[2]．

過栄養には，肥満，メタボリックシンドローム，糖尿病，脂質異常症があげられ，要因として，日常の生活活動量の低下やエネルギー，脂質などの過剰摂取が考えられる．

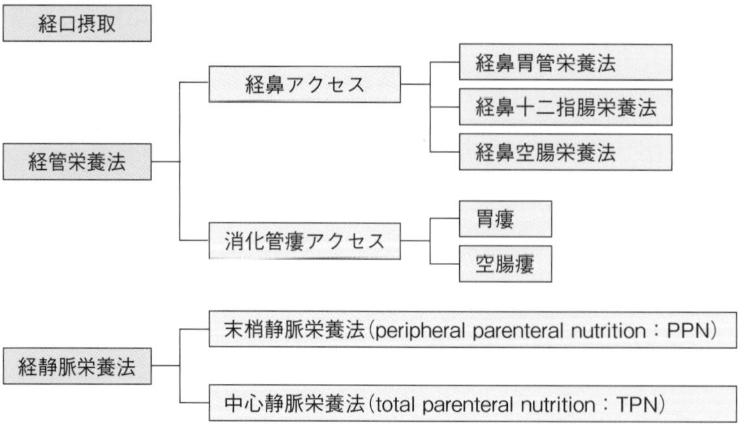

図 7-4　栄養投与経路

（日本臨床栄養代謝学会編：日本臨床栄養代謝学会 JSPEN テキストブック．p200，南江堂，2021.）

2　栄養療法（栄養管理法）

1……栄養療法の選択

栄養療法（または栄養管理法）には，その投与経路により経管栄養法と経静脈栄養法がある．栄養投与経路は**図 7-4** のとおりに分けられる．経口摂取のみで必要な栄養量が摂取できない場合には，経管栄養法や経静脈栄養法による栄養療法が必要となる．経口摂取が不可能な状況であっても消化管が安全に使用できる場合は，経管栄養法を選択し，経腸的に投与することが基本原則である．消化管の使用が不可能な場合（出血，狭窄・閉塞，術後など）は，経静脈栄養法を選択する．また，経管栄養法のみで必要な栄養量を投与できない場合には，経静脈栄養法と併用する場合もある．

2……経口摂取

経口摂取は生理的な栄養補給方法である．経口摂取の条件は，食欲があり，消化管機能を使うことが可能であり，摂食・咀嚼・嚥下機能の低下や障害，意識障害などがないことである．患者の咀嚼力や嚥下機能，消化管機能などを考慮し，適正な食事形態や量を決定する．食事摂取のみで必要な栄養量が摂取できない場合には，栄養剤や経口補助食品を摂取して不足を補う．

経口食の食形態には，流動食，軟食，普通食（常食）がある．流動食は，固形分を含まない流動状で，刺激が少なく低残渣で消化がよい食事である．軟食は，消化がよく，主食は三分粥，五分粥，七分粥，全粥に分けられ，副食は主食の形態に準じて調整されている．普通食は，食品や調理，形態とも特別な制限はしていない．

3……経管栄養法

経管栄養法はチューブを用いて栄養を投与することである．経管栄養法には，経鼻アクセスと消化管瘻アクセスがある[3]．それぞれの栄養療法は主に消化管機能，栄養療法の施行期間，誤嚥の危険性，全身状態や背景疾患などを考慮して選択される．個々の症例において最も生理的な栄養投与法を選択することが重要である．大原則として，腸管が機能している場合には経管栄養法が優先される．経管栄養法の利点として，生理的である他に腸粘膜の萎縮を抑制し，消化管機能の維持，腸管から細菌の侵入する bacterial translocation（小腸粘膜の萎縮により細菌や菌体毒素が腸管壁を通過する現象）の要因となるのを防ぐとされている[3]．

（1）経鼻アクセス

経鼻アクセスは，短期間の経管栄養法において適応となる．チューブの先端位置（経腸栄養剤の投与部位）を病態や使用目的を考慮し，胃，十二指腸，空腸（トライツ靭帯を越えた空腸内）に留置する．胃食道逆流症や誤嚥のリスクがある場合は，胃内への栄養剤の逆流を防止するためにトライツ靱帯より肛門側にカテーテルの先端を留置する．胃瘻や空腸瘻とは異なり，チューブを抜去すれば消化管に何も後遺症を残すことがないという利点があり，挿入も比較的容易である．しかし，経鼻カテーテルの留置により，鼻翼の潰瘍や鼻中隔の壊死，副鼻腔炎，中耳炎，嗄声，声帯麻痺，食道潰瘍などの合併症を起こす危険がある．そのため，経管栄養法専用の細径カテーテルを用いることが必須である．経口摂取を併用する場合は 10 Fr 以下のカテーテルを用いることが推奨される[4]．

（2）消化管瘻アクセス

①胃瘻

胃瘻は腹壁を介して胃内に直接チューブを挿入する方法で，経皮内視鏡的胃瘻造設術（PEG；percutaneous endoscopic gastrostomy）と開腹胃瘻造設術がある．胃瘻造設が困難な症例に対して，頸部食道からチューブを挿入する方法として経皮系食道胃管挿入術（PTEG；percutaneous trans-esophageal gastro-tubing）がある．PTEG はチューブの先端を胃内，十二指腸，空腸に留置することができる．胃瘻や空腸瘻は経鼻チューブのような違和感や不快感・咽頭通などの苦痛が少ない．

②空腸瘻

空腸瘻は空腸にチューブの先端を留置する方法である．胃食道逆流により誤嚥のリスクがある症例や胃切除後で PEG が困難な症例，食道がん，胃がん，膵がんなど術後早期経管栄養のために造設される．PTEG や経皮内視鏡的空腸瘻造設術（PEJ；percutaneous endoscopic jejunostomy）の他，手術により直接空腸内に留置する方法と，胃瘻を介してチューブの先端を空腸に留置する経胃瘻的空腸チューブ（PEG-J；PEG with jejunal extension）がある．

4……経静脈栄養法

消化管の機能障害などで経管栄養法が不可能な場合や経管栄養法のみでは必要な栄養量を投与できない場合に適応となる．経静脈栄養法はブドウ糖，アミノ酸，脂肪乳剤，ビタミン，ミネラルなどの栄養素を経静脈的に補充する方法であり，病態に応じてその配合も調節可能である[3)].

経静脈栄養法には，末梢静脈から栄養投与を行う末梢静脈栄養法（peripheral parenteral nutrition；PPN）と上大静脈あるいは下大静脈など大血管から栄養補給を目的として行う中心静脈栄養法（total parenteral nutrition；TPN）がある．

（1）末梢静脈栄養法（PPN）

末梢静脈から投与できる限度内の高濃度輸液剤を用いて行う．一般に，2 週間程度の短期間の場合に適応される．最大投与熱量は 1,200 kcal/ 日程度であるため，これ以上の栄養量が必要であれば，TPN を選択する．高濃度の輸液剤を用いるため，浸透圧などに関連した静脈炎の発生やカテーテル関連血流感染症に対する予防対策は重要である．

（2）中心静脈栄養法（TPN）

TPN の適応は腸管の完全閉塞を伴う場合や消化吸収障害を伴う場合，腸管の安静を必要とする場合であり，長期管理（2 週間以上）が必要な場合に有効である．輸液製剤は長期間に及ぶ栄養療法を目的とされるため，糖・電解質液，アミノ酸製剤，総合ビタミン製剤，微量元素製剤の混合液が基本組成となる．高張液の投与となるため，基本的には持続投与法が選択される[3)].

3 各疾患と食

❶……疾患とライフサイクル

生体に必要なエネルギーや栄養素量は，身体の成長時期や身体活動レベルが高い時期には増加し，加齢に伴って減少する．したがって，ライフステージを考慮したエネルギーおよび栄養素の摂取量を設定する必要がある．また，年齢層によっては，さまざまな栄養上の問題点もみられる．たとえば，成人期には消費エネルギーに対して摂取エネルギーが過剰になることが肥満や生活習慣病の要因のひとつとされている．

ライフサイクルを小児期，思春期，成人期，老年期，妊娠期に分け，各ステージにおける栄養学的な問題点と特徴的な疾患群について解説する．

（1）小児期

出生と同時に体外から栄養補給を行うことが必要であり，母乳栄養が開始され，嚥下などの食物摂取にかかわる消化機能とともに，咀嚼機能・消化能力が発達し，離乳食を経て通常の食物の摂取が可能となる．

新生児期における栄養療法が必要である疾患として，低出生体重児（2,500 g 未満）や遺伝子異常による先天性代謝異常症があげられる．先天性代謝異常症とはアミノ酸や糖代謝に関する酵素の欠損や活性化の低下による障害である．小児期に栄養療法が不可欠な疾患に食物アレルギーがある．

＜食物アレルギー＞

乳児期は食物アレルギーの有症率も高く，加齢とともに漸減する．食物アレルギーと

表 7-3 食物アレルギーの症状

臓　器	症　状
皮　膚	紅斑，蕁麻疹，血管性浮腫，瘙痒，灼熱感，湿疹
粘　膜	結膜充血・浮腫，瘙痒感，流涙，眼瞼浮腫，鼻汁，鼻閉，くしゃみ，口腔・咽頭・口唇・舌の違和感・腫脹
呼吸器	喉頭違和感・瘙痒感・絞扼感，嗄声，嚥下困難，咳嗽，喘鳴，陥没呼吸，胸部圧迫感，呼吸困難，チアノーゼ
消化器	悪心，嘔吐，腹痛，下痢，血便
神　経	頭痛，活気の低下，眠気，不穏，意識障害，失禁
循環器	血圧低下，頻脈，徐脈，不整脈，四肢冷感，蒼白（末梢循環不全）

（海老澤元宏・他監修，日本小児アレルギー学会食物アレルギー委員会作成：食物アレルギー診療ガイドライン 2021．p21，協和企画，2021.）

表 7-4 表示の対象

根拠規定	特定原材料等の名称	理　由	表示の義務
食品表示基準（特定原材料）	えび，かに，小麦，そば，卵，乳，落花生（ピーナッツ）	とくに発症数，重篤度から勘案して表示する必要性の高いもの．	表示義務
消費者庁次長通知（特定原材料に準ずるもの）	アーモンド，あわび，いか，いくら，オレンジ，カシューナッツ，キウイフルーツ，牛肉，くるみ，ごま，さけ，さば，大豆，鶏肉，バナナ，豚肉，まつたけ，もも，やまいも，りんご，ゼラチン	症例数や重篤な症状を呈する者の数が継続して相当数認められるが，特定原材料に比べると少ないもの．	表示を推奨（任意表示）

＊食品中に原材料のアレルゲンが総たんぱく量として数 μg/g 含有または数 μg/mL 濃度レベルのものが表示の対象となる．
（海老澤元宏・他監修，日本小児アレルギー学会食物アレルギー委員会作成：食物アレルギー診療ガイドライン 2021．p245，協和企画，2021.）

は，「食物によって引き起こされる抗原特異的な免疫学的機序を介して生体にとって不利益な症状が惹起される現象」と定義されている[5]．食物アレルギーは，免疫学的機序によりIgE 依存性反応と非 IgE 依存性反応に分けられる．アレルゲン曝露から症状誘発の時間経過により即時反応と非即時反応に分けられる．

食物アレルギーによって誘発される症状（**表 7-3**）の多くは即時反応として観察される．

栄養・食事指導のポイントは，①必要最小限のアレルゲン除去，②正しい除去と代替による安全性の確保，③栄養面の配慮である．アレルギー物質を含む表示は，2015（平成 27）年より施行された食品表示法により，「アレルゲン」として特定原材料 7 品目（表示義務あり）とそれに準じる 21 品目（表示を推奨）の計 28 品目が対象となっている（**表 7-4**）．

アレルゲン食物除去の開始後は，医原性による栄養不良にならないように定期的な栄養評価が必要である．身体的成長として身長・体重測定により成長曲線と照らし合わせる．食事摂取状況調査により栄養素不足や，栄養状態の評価として検査値を確認する[5]．

この他，学童期では過食や偏食など不適切な食事摂取が問題であり，学童期の肥満は幼児期に出現している場合も多い．小児期の肥満は2型糖尿病，脂質異常症，高血圧などの発症を早めるため，幼児期からの肥満対策が生活習慣予防として重要である．

（2）思春期

第二次性徴期を迎え，男子・女子の身体的特徴は顕著となる．食生活の問題点としては，朝食欠食者の増加，食生活の夜型があげられる．摂食障害として，神経性やせ症（AN；anorexia nervosa），神経性過食症（BN；bulimia nervosa）は思春期に発症する疾患である．

発症要因として，やせ願望によるダイエットやストレスが関与した摂食行動が考えられ，拒食・過食・嘔吐・下剤乱用などが持続すると栄養障害が生じる．

神経性やせ症，神経性過食症の診断基準は，**表7-26，7-27**（190頁）を参照されたい．

（3）成人期

成人期の多くの人は家庭や社会の中心的役割を担い，それに伴い，ストレスや疲労の蓄積も予測される．個々のライフスタイルは仕事の影響もあり，栄養・食事指導の際はこの点を考慮した介入が重要となる．また，身体的にも精神的にも成熟した時期である．交通・通信網の発達により，日常の生活活動量は低下し，消費エネルギーは減少傾向にある．食生活では，飲酒や外食の機会も増加し，エネルギー，食塩，脂質などの過剰摂取により，肥満，高血圧症，糖尿病などの生活習慣病を引き起こす．

死亡数（厚生労働省，令和2年人口動態統計）を死因順位別にみると，第1位は悪性新生物（37万8,385人），第2位は心疾患（20万5,596人），第3位は老衰（13万2,440人），第4位は脳血管疾患（10万2,978人）と悪性新生物は増加している．

悪性腫瘍（悪性新生物）には，固形がん（肺がん，胃がん，肝臓がん，大腸がん，乳がんなど）と血液がん（白血病，悪性リンパ腫など）があり，両者を合わせて「がん」として取り扱う．進行がんに対する栄養サポートとしては，低栄養がある場合は経管栄養法が行われ，消化管が使用できない場合は経静脈栄養法を行う．術前の中等度から高度の栄養障害には対応が必要である[2]．

（4）老年期

高齢者は遺伝素因や加齢のため，生活習慣病の他に複数の疾患をもつことが多い．これらの疾患に対する栄養・食事指導は基本的には成人期と共通であるが，治療目標については成人期と異なる場合がある．栄養・食事指導に対しては，患者のみならず介護者のQOLも考慮する必要がある[2]．

＜低栄養＞

加齢に伴う生理的問題の他に社会的・経済的問題が高齢者の栄養状態に影響を与える（**表7-5**）．

高齢者の栄養管理上の問題は，たんぱく質やエネルギー不足，いわゆるPEM（protein-energy malnutrition）であり，その予防にはたんぱく質の摂取量を増やすことと身体活動量を維持し，筋肉量の減少を防ぐことである．低栄養状態の持続により，筋

表 7-5　高齢者のさまざまな低栄養の要因

1. 社会的要因	4. 疾病要因
独居	臓器不全
介護力不足・ネグレクト	炎症・悪性腫瘍
孤独感	疼痛
貧困	義歯など口腔内の問題
	薬物副作用
2. 精神的心理的要因	咀嚼・嚥下障害
認知機能障害	日常生活動作障害
うつ	消化管の問題（下痢・便秘）
誤嚥・窒息の恐怖	
	5. その他
3. 加齢の関与	不適切な食形態の問題
嗅覚，味覚障害	栄養に関する誤認識
食欲低下	医療者の誤った指導

（「日本人の食事摂取基準」策定検討会：日本人の食事摂取基準（2020 年版）．p413，2020.）

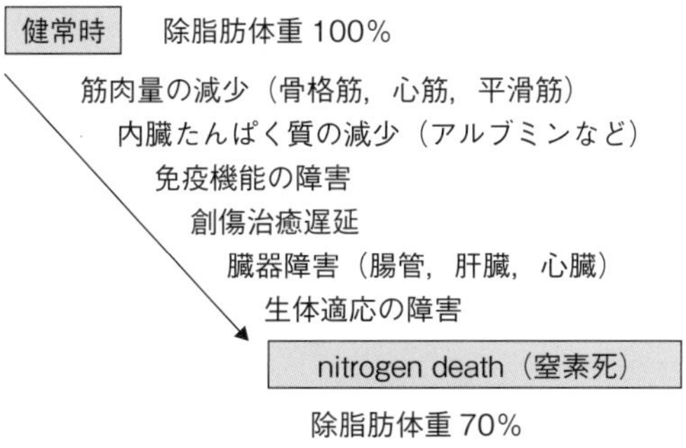

図 7-5　除脂肪体重の減少と合併症

（日本病態栄養学会編：病態栄養専門管理栄養士のための病態栄養ガイドブック．改訂第 7 版，p139，南江堂，2022.）

肉・骨格筋といった除脂肪体重が減少すると生命予後に影響する．除脂肪体重（LBM；lean body mass）の 15% の減少では細胞免疫能の低下とともに誤嚥性肺炎の合併を起こしやすくなり，30% 減少すると歩行困難，45% 減少では褥瘡が生じ，50% 以上の減少では生命の危険性がある（**図 7-5**）[2)]．

（5）妊娠期

20〜30 歳代の女性では，やせの傾向にある．非妊娠時の体格や妊娠中の体重増加量によって出生児の体重や妊娠高血圧症候群，帝王切開，分娩時出血などの状況に相違がみられる．

妊娠中の栄養不足によって，出生児の体重が低下し胎児発育不全（FGR；fetal growth restriction）が増加する．FGR は脳成長に影響し小頭症発症にも影響する．エネルギー摂取量とともに，胎児期の微量栄養素欠乏は，臓器成長に影響を及ぼし，神経系を含むさまざまな胎生組織の分子，細胞，免疫学的および形態学的な発達に影響を与える[6)].

2……循環器疾患

（1）高血圧

■ 高血圧の病態

［定義］

高血圧とは，心臓から送り出される血液で血管壁に与える血管内圧が異常に高まった状態をいう．心血管病の発症や進展，再発のリスクにもなりうることから予防・治療が重要である．

［病因・病態］

高血圧は，原因が特定できない「本態性高血圧」と，原因が明らかな「二次性高血圧」に分類される．高血圧のほとんどが「本態性高血圧」に分類されるが，「二次性高血圧」ならば治癒する可能性もあるため，病因を確認することは重要であり，「二次性高血圧」を疑う要素がある場合の精査は有効である．「二次性高血圧」の原因としては，肥満や腎障害などがあげられる．

［症状］

日常的には自覚症状がないのが一般であるが，頭痛やめまい，しびれなどの症状を伴うこともある．

［診断］

高血圧とは，血圧測定値が収縮期血圧および拡張期血圧の一方，もしくは両方が140/90 mmHg 以上の状態のことをいう．

日本高血圧学会の診断基準を**表 7-6** に示す．

また，近年，家庭血圧値による高血圧診断も一般化してきた．家庭血圧値の場合，135/85 mmHg 以上が診断基準となる．

［治療］

高血圧の持続は，心血管病のなかでもとくに脳卒中の重要なリスクとなる．したがって，血圧 140/90 mmHg 以上の患者を対象とし治療を行う必要がある．高血圧治療は，高血圧のみならず，その他の予後影響因子に対する評価と合わせて行うことが患者の QOL の維持・向上には重要となる．

予後影響因子には，年齢，喫煙，脂質異常症，肥満，メタボリックシンドロームや，脳・心臓・腎臓・血管などの臓器障害などがある．

生活習慣の修正としては，①減塩，②食事内容の見直し（野菜・果物の摂取，脂質の質の見直し），③減量，④運動，⑤節酒，⑥禁煙が必要である．運動は，運動を制限しないといけない場合を除き，有酸素運動を中心に定期的（毎日 30 分以上）に行う．禁煙については，禁煙の推進と受動喫煙の防止に努める．その他，減塩，食事内容の見直し，減量，節酒については次項にて詳細を説明する．

表 7-6　成人における血圧値の分類

分類	診察室血圧（mmHg）			家庭血圧（mmHg）		
	収縮期血圧		拡張期血圧	収縮期血圧		拡張期血圧
正常血圧	＜120	かつ	＜80	＜115	かつ	＜75
正常高値血圧	120〜129	かつ	＜80	115〜124	かつ	＜75
高値血圧	130〜139	かつ/または	80〜89	125〜134	かつ/または	75〜84
Ⅰ度高血圧	140〜159	かつ/または	90〜99	135〜144	かつ/または	85〜89
Ⅱ度高血圧	160〜179	かつ/または	100〜109	145〜159	かつ/または	90〜99
Ⅲ度高血圧	≧180	かつ/または	≧110	≧160	かつ/または	≧100
（孤立性）収縮期高血圧	≧140	かつ	＜90	≧135	かつ	＜85

（日本高血圧学会高血圧治療ガイドライン作成委員会編：高血圧治療ガイドライン 2019．p18，ライフサイエンス出版，2019.）

■ 高血圧の栄養管理

[栄養療法のポイント]

まずは，減塩を行う．1 日の最大摂取量を 6 g 未満（食品中の NaCl も含む）とする．

次に食事内容の質を見直す．野菜・果物は積極的に摂取する．野菜・果物の摂取から期待できるカリウムや食物繊維は，高血圧の治療に効果があると考えられている．ただし，糖尿病や肥満がある場合には果物の摂取は 1 日 80 kcal 程度とし過度にならないように注意し，野菜で十分に摂取するようにする．腎機能障害がある患者や薬剤の影響などから高カリウム血症をきたしている患者については，この限りではない．果物のみならず，野菜摂取についても量や食べ方など注意を要する．脂質については，総量を日本人の食事摂取基準に準じたうえで，質としては，コレステロールや飽和脂肪酸の摂取は控え，魚油は積極的に取り入れるようにする．

さらに，摂取エネルギー量を調整する．摂取エネルギー量は，体重を評価したうえで決定する．体重は BMI 25 未満を目指す．BMI 25 未満を達成できない場合であっても，約 4 kg の減量でも有意な改善が見込まれる．BMI 25 以上の場合は，体重是正を目標に摂取エネルギー量を設定する．

アルコールについては，エタノールで 1 日当たり，男性の場合は 20〜30 mL 以下，女性の場合は 10〜20 mL 以下を目指す．

[栄養指導のポイント]

日本人の食習慣から食塩摂取量を 1 日 6 g 未満とすることは，患者側からすれば，なかなか受け入れ難いところである．とくに年齢が高ければその傾向は強くなる．まずは実現可能なところから実践を促すように努める．

（2）妊娠高血圧症候群

■ 妊娠高血圧症候群の病態

［定義］

妊娠20週以降，分娩後12週までに高血圧がみられる場合，または，高血圧に蛋白尿が伴う場合のいずれかで，かつこれらの症状が単なる妊娠の偶発合併症によるものではないものと定義されている．

［病因・病態］

病因については，いまだ明確にはなっていないが，妊娠に伴う生体負荷に対する母体の適応機能に破綻が生じた状態と考えられている．

［症状］

高血圧のみ，もしくは高血圧と蛋白尿の出現がみられる．

子宮や胎盤での血流が悪くなり，胎児が栄養不良・酸素不足になる危険性がある．低体重による出生や，低酸素症が長く続くと脳への影響も懸念される．最悪の場合，死産につながりうることから，厳重な管理が必要である．

［診断］

かつて，妊娠中期以後に高血圧，蛋白尿，浮腫の１つもしくは２つ以上出現したものを「妊娠中毒症」とよんでいた．現在は，高血圧の病態こそが重要視するべき病態であるとの考えから「妊娠高血圧症候群」とよぶようになった．高血圧がなく蛋白尿のみある場合は「妊娠蛋白尿」，浮腫のみの場合は「妊娠浮腫」という．

診断は，血圧測定と尿検査により行う．血圧はおおよそ6時間以上あけて測定した血圧2回以上に，収縮期血圧140 mmHg以上，拡張期血圧90 mmHg以上の両方もしくはいずれかがあった場合をいう．蛋白尿については，陽性１＋では偽陽性であることもあり，本来なら24時間尿による判定（300 mg/dL以上）が正確ではあるが，現実的には難しいことが多い．

［治療］

薬物療法は控えるべきなので，食事療法が中心となる．

■ 妊娠高血圧症候群の栄養管理

［栄養療法のポイント］

非妊娠時から肥満を伴う妊婦が比較的多いことから，体重管理がひとつの観察ポイントとなる．また，妊娠後期の体重変動，体重増加にも十分注意する．エネルギー管理は体重管理と合わせて行う．栄養バランスに留意した食事を目指す．炭水化物や脂質が過多にならないように配慮し，適切な量のたんぱく質を摂取させる．鉄やカルシウム，食物繊維の摂取にも配慮する．減塩とするが，いわゆる通常の高血圧の目標よりはゆるやかな目標（7〜8 g/日以下）とする．降圧作用を期待してカリウムを摂取するため，野菜・果物の適正摂取も大事である．

［栄養指導のポイント］

まずは，無事，分娩することを目標に支援を行う．妊婦の場合，朝晩は家人と一緒に食事をとることで食事内容にさほど問題ないとしても，日中は妊婦一人となり，食事内容が偏るなど問題が起こるケースもある．就業している妊婦の場合は，外食・中食の利用も多く，高エネルギー・高脂質および食塩過多になりやすい．妊婦の生活背景を考慮したうえで指導を行う．妊娠高血圧症候群の場合，分娩後に生活習慣病に移行する確率が比較的高い．その後の健康管理についても注意を払うべきである．

（3）心疾患（虚血性心疾患，心不全）

■ 心疾患の病態

［定義］

動脈硬化などにより冠動脈に狭窄や閉塞が起こり，心筋へ血液が十分に供給されないことによって心機能の低下や狭心症などの弊害が起こった病態を「虚血性心疾患」という．さらに動脈硬化が進み，血管内の塊（プラーク）が破れて冠動脈の血管内に血栓ができて完全に詰まって心臓に血液がいかなくなった状態を「心筋梗塞」，心筋の虚血により心臓の収縮力が弱まり全身の血液循環が生体の欲求に対応できなくなった状態を「心不全」という．

［病因・病態］

心臓は全身に血液を送り出す役割を果たすが，心臓には冠動脈という血管を通して酸素や栄養が運搬されている．この冠動脈が動脈硬化などにより狭くなったり閉塞したりすることが病因となる．背景には，数々の基礎疾患や生活習慣が潜んでいることも多く，それらへの対応も重要である．危険因子としては，年齢，家族歴，喫煙歴，高血圧，脂質異常症，肥満症，CKD，ストレスなどがあげられる．慢性期症例や再発症例では，栄養障害を併発する例も多く，栄養管理やリハビリテーションにも着目していくことが重要である．

［症状］

息切れ，むくみ，胸部痛・圧迫痛・絞扼感などの胸部症状が特徴的である．

［診断］

心電図や，心臓超音波検査などが行われる．急性期心筋梗塞の場合では，特有の心電図の変化が現れる．最も早く出現する変化はSTの上昇である．ホルター心電図では，日常生活中の変化を確認することが可能となる．心臓超音波検査では，早くから高速部位に一致した壁運動異常がみられ，早期発見の診断につながる他，心電図では判別しにくい症例の診断に有用である．合わせて，血液検査で，血清逸脱酵素や白血球などの値を確認する．

［治療］

急性期の場合は安静第一で，循環動態や水分管理が中心となる．慢性期においては，薬物療法と合わせて，栄養管理やリハビリテーションによる治療に取り組む．外科的な治療を行う場合においても栄養管理やリハビリテーションが不要となることはない．

■ 心疾患の栄養管理

［栄養療法のポイント］

水分管理および栄養管理が重要となる．水分管理については，水分出納の把握が重要である．水分管理は循環動態とも関連するので大事な点である．体重測定を行い，急激な体重変化がないかを確認することも有用である．栄養管理においては，減塩や主疾患の治療に準じたエネルギーや栄養素の管理が基本となる．しかし，本疾患では，患者が食欲不振を訴えることも多く，また，病態的にも低栄養に陥るリスクがあることを十分に踏まえたうえで，栄養管理を行う必要がある．本疾患は比較的高齢者が対象となることが多いことからも，低栄養のリスクは高いといえる．栄養管理については，まずは，血圧管理目的に減塩（1 日摂取量 6 g 未満）を行う．エネルギーや栄養素の調整については，主疾患に準じた内容にする．しかし，食欲不振者には，状況を見極めながら，食事内容などの調整を行う．

［栄養指導のポイント］

対象者は高齢者が比較的多く，食生活に大きな問題があっても大幅な行動変容を求めることが困難な例が珍しくない．実践可能な目標を提示することや，継続的なフォローが重要である．栄養管理のポイントとなる減塩についても，高齢者はもともとの嗜好や加齢による味覚変化から実践が難しい．食塩摂取量 1 日 6 g 未満を目標とするよりも，まずは既存の生活に対する減塩を目指すことが現実的である．

（4）脳卒中

■ 脳卒中の病態

［定義］

脳の血管のトラブルによって発症する病気である．

［病因・病態］

脳卒中は，「脳出血」「脳梗塞」「くも膜下出血」に分類される．「脳出血」「くも膜下出血」はその名のとおり「出血」が病因であり脳の血管が「破れる」ことで発症する．一方，「脳梗塞」は「詰まり」が病因となる．脳内の血管に「詰まり」が生じ，それにより，脳のある領域に血液が行き届かないことが病因となる．また，「脳出血」「脳梗塞」は「脳の内部の血管」のトラブルにより発症するが，「くも膜下出血」は，「くも膜下」，つまり，「脳の表面の血管」にできた瘤が破れて脳の表面に出血する病気であり，出血により脳を外側から圧迫し，脳に障害を起こす．

［症状］

症状としては，頭痛，嘔気，嘔吐，めまい，意識障害などの発作症状と，麻痺，感覚障害，失語，失認などの神経症状の 2 つがあげられる．再発を繰り返すことも多く，場合によっては，これらの症状が後遺症として残ることもある．利き手の麻痺や，嚥下障害などの運動麻痺は QOL の低下に直結する．

［診断］

CT や MRI などの検査によって診断する．

［治療］

早期の治療開始が重要である．急性期は，発作症状および神経症状の治療を主体とし，慢性期は，再発予防のための治療が主体となる．

まずは薬物療法が開始され，抗血小板薬や降圧薬により，血管管理に重点が置かれる．

高血圧や糖尿病，脂質異常症は脳血管障害などのリスクになるため，予防の観点から，それらに配慮した治療を行う必要がある．

■ 脳卒中の栄養管理

［栄養療法のポイント］

急性期は，嘔気や嘔吐，意識障害のある重症患者であれば絶食とし経静脈栄養となるが，軽症であり嚥下障害がないことが確認できれば早期から経口摂取することも可能である．急性期を脱したのちは，経口からの栄養療法を行うが，嚥下障害などが残った場合は，障害のレベルに合った栄養療法が患者の安全確保のためにも重要となる．

また，治療に加え予防という観点からは，再発のリスクを軽減するためにも，高血圧や糖尿病・脂質異常症などのコントロールが必要である．減塩および摂取エネルギーや栄養バランスに配慮した栄養療法を行う．摂取エネルギーや栄養バランスについては，糖尿病や脂質異常症の食事療法にならう．

［栄養指導のポイント］

再発防止のためには食事や運動など生活全般の改善が重要であることの理解を得るよう努める．栄養面については，嚥下障害が残った場合は，嚥下機能に見合った食事内容を摂取していく必要があり，食品選択や料理方法，食べ方などの指導が必要になる．そして，血圧管理のために減塩指導を行う．また，糖尿病や脂質異常症などの生活習慣病がすでにある場合はその食事療法のポイントに則った食事が必須であるが，ない場合であってもそれに準じた食事内容を勧めることが再発予防には重要である．

脳卒中は比較的高齢者に多く発症する．栄養指導においては，患者のみに行うのではなく，調理担当者や同居人など，食事の支援者を巻き込んだ栄養指導が有効である．

3……内分泌，代謝障害

（1）糖尿病

■ 糖尿病とは

［定義］

糖尿病と糖代謝異常は，インスリン作用の不足に基づく慢性の高血糖状態を主徴とする代謝疾患群である．インスリン作用の不足により，主として糖代謝異常が生じ，同時に脂質や蛋白代謝が障害される．インスリン作用が不足する機序には，インスリン分泌不全とインスリン作用障害（インスリン抵抗性）の病態がある[7]．

糖尿病診断基準に関する調査検討委員会では，下記のように定義している．

1型糖尿病とは，体内でインスリンを分泌する唯一の細胞である膵β細胞が何らかの理由により破壊され，インスリン分泌が枯渇して発症する糖尿病である[8]．

2型糖尿病とは，インスリン分泌の低下により，あるいはインスリン感受性の低下（インスリン抵抗性）に相対的インスリン分泌低下が種々の程度に加わってインスリン作用の不足をきたし，慢性の高血糖状態に至る代謝疾患である[8]．

妊娠糖尿病とは，日本糖尿病・妊娠学会と日本糖尿病学会との合同委員会では，妊娠中に初めて発見または発症した糖尿病に至っていない糖代謝異常であると定義している[9]．

［病因・病態］

1型糖尿病の自己免疫性（IA）では遺伝により疾患感受性が規定され，これらに何らかの環境因子が加わり，自己免疫機序により膵B細胞の破壊が生じる．遺伝因子としてはHLAの関与が大きい．環境因子としては現在確立されたものはない[7]．

2型糖尿病は，インスリン分泌低下やインスリン抵抗性をきたす素因を含む複数の遺伝因子に，過食・運動不足・肥満・ストレスなどの環境因子および加齢が加わり発症する．日本人の糖尿病の90%以上を占める．

その他の特定の機序，疾患によるものとして，膵β細胞機能にかかわる遺伝子異常，インスリン作用の伝達機構にかかわる遺伝子異常，膵外分泌疾患，内分泌疾患，肝疾患，薬剤，感染症などがある．

妊娠糖尿病は，妊娠することにより胎盤ホルモンやサイトカインなどの影響でインスリン抵抗性が増し，血糖値が上昇する．出生する児では巨大児や HFD（heavy for dates）児の頻度が高く，将来肥満や糖代謝異常を伴うリスクが高い．母体側は分娩後，糖代謝異常はほとんどの症例で改善する．

[症状]

持続する中等度以上の高血糖により，口渇・多飲・多尿・体重減少・易疲労感を呈するが，それ以外の場合には，自覚症状に乏しい．したがって診断の遅れや糖尿病の病識をもてない場合が多い．

急激かつ高度のインスリン作用不足は，血糖値の著しい上昇，ケトアシドーシス，高度の脱水などを起こし，さらには高血糖性の昏睡をきたす場合がある．

慢性的に続く高血糖や代謝異常では，神経障害，網膜症，腎症などの細小血管症が出現する．また，大血管症が進行し，心筋梗塞や脳梗塞，壊疽，末梢動脈性疾患を発症する．

[診断]

糖尿病の疑いがある場合は現病歴（過去最大体重・現体重・健診結果など），既往歴，家族歴について聴取する．

診断のための検査として 75 g 経口ブドウ糖負荷試験（75 gOGTT）がある[8]．

妊娠糖尿病は 75 gOGTT において次の基準の 1 点以上を満たした場合に診断する．

①空腹時血糖値≧ 92 mg/dL（5.1 mmol/L）

② 1 時間値≧ 180 mg/dL（10.0 mmol/L）

③ 2 時間値≧ 153 mg/dL（8.5 mmol/L）

＊妊娠中の明らかな糖尿病・糖尿病合併妊娠を除く．

[治療]

治療には食事療法・運動療法・薬物療法がある．なお食事療法（栄養療法）に関しては次項で詳細を記載する．

・運動療法

急性効果として，ブドウ糖，脂肪酸の利用が促進され血糖値が低下する．慢性効果として，インスリン抵抗性が改善する．

運動開始時にはメディカルチェックを行い，糖尿病や合併症の評価を行い，適正な運動を決定する．

一般的には，少なくとも週 3～5 日，中等度の強度の有酸素運動を 20～60 分，週合計 150 分以上運動することが勧められている．

・薬物療法

食事療法や運動療法を励行後なお血糖コントロールが不十分の場合に投与する．経口血糖降下薬は患者の病態に応じ選択する[9]．インスリン療法は 1 型糖尿病や糖尿病合併妊娠は絶対的適応となる．回数は 1 日 1 回から複数回（4～5 回）までと患者の病態に合わせて多様である．また，インスリンポンプを用いた持続皮下インスリン注入療法がある．近年は，SAP（sensor augmented pump）療法といわれるセンサグルコース値

65歳以上の高齢者については「高齢者糖尿病の血糖コントロール目標」を参照

目　標	コントロール目標値 注4)		
	血糖正常化を目指す際の目標 注1)	合併症予防のための目標 注2)	治療強化が困難な際の目標 注3)
HbA1c(%)	6.0 未満	7.0 未満	8.0 未満

治療目標は年齢，罹病期間，臓器障害，低血糖の危険性，サポート体制などを考慮して個別に設定する．

注1）適切な食事療法や運動療法だけで達成可能な場合，または薬物療法中でも低血糖などの副作用なく達成可能な場合の目標とする．
注2）合併症予防の観点からHbA1cの目標値を7%未満とする．対応する血糖値としては，空腹時血糖値130mg/dL未満，食後2時間血糖値180mg/dL未満をおおよその目安とする．
注3）低血糖などの副作用，その他の理由で治療の強化が難しい場合の目標とする．
注4）いずれも成人に対しての目標値であり，また妊娠例は除くものとする．

図7-6　血糖コントロール目標

（日本糖尿病学会編・著：糖尿病治療ガイド2022-2023．p34，文光堂，2022.）

がリアルタイムにインスリンポンプのモニタ画面に表示される方法を導入するケースも多くなっている．

[治療目標]

血糖コントロール目標は，65歳未満では年齢，罹病期間，臓器障害，低血糖の危険性，サポート体制などを考慮して個別に設定する（**図7-6**）[9]．

65歳以上の高齢者糖尿病では，年齢，罹病期間，低血糖の危険性，サポート体制などに加え，加齢に伴って腎・肝の予備機能低下による重症低血糖の危険性が高くなることに十分注意する．また認知機能や基本的ADL，手段的ADL，併存疾患なども考慮して個別に設定する[9]．

妊娠糖尿病では，母体や児の合併症を予防するために厳格に設定する．分割食などの食事療法を基本とするが，以下の目標値を超える場合にはインスリン療法が適応となる．

朝食前血糖値 70～100 mg/dL

食後2時間血糖値 120 mg/dL 未満

HbA1c 6.2%未満

■ 糖尿病の栄養管理

[栄養療法のポイント]

・適正エネルギー摂取量と栄養素の配分

ライフステージ（成長期，成人期，妊娠期，授乳期，老年期など）に応じた栄養素の摂取が重要である．

表 7-7　目標体重とエネルギー係数の目安

目標体重	
65歳未満	[身長（m）]^2 × 22
前期高齢者（65〜74歳）	[身長（m）]^2 × 22〜25
後期高齢者（75歳以上）	[身長（m）]^2 × 22〜25
エネルギー係数の目安	
軽い労作（大部分が座位の静的活動）	25〜30 kcal/kg/目標体重
普通の労作（座位中心だが通勤・家事，軽い運動含む）	30〜35 kcal/kg/目標体重
重い労作（力仕事，活発な運動習慣がある）	35〜kcal/kg/目標体重

・エネルギー摂取量

性別，年齢，肥満度，身体活動量，血糖値，合併症を考慮し決定する．算出方法は，成人期の場合，「エネルギー摂取量＝目標体重×エネルギー係数」で求める（**表 7-7**）．

・エネルギー産生栄養素バランス

炭水化物のエネルギー比率は指示エネルギー量の40〜60%エネルギー，たんぱく質のエネルギー比は20%エネルギーまでとし，残りを脂質とする．

・コレステロール

高コレステロール血症の場合には，1日200 mg未満に制限する．

・ビタミン・ミネラル

原則として「日本人の食事摂取基準（2020年版）」を基準とする．

・食物繊維

食物繊維は，食後の血糖値上昇を抑制し，血清コレステロールやトリグリセリドの増加を防ぐ．1日20 g以上の摂取を目標とする．

・糖尿病食事療法のための食品交換表

「糖尿病食事療法のための食品交換表」は，多く含有している栄養素によって食品を4群6表と調味料に分類し（82頁：**図 4-12**参照），食品の含むエネルギー量80 kcalを1単位と定め，同一表内を同一の単位で交換するように作成されている．

1日の指示エネルギー摂取量を80 kcalで除して総単位数を換算し，「糖尿病食事療法のための食品交換表」に示される炭水化物の割合60%，55%，50%の指示配分例を参考に患者の合併症や嗜好などに配慮し，栄養素の配分を決定する．**表 7-8**に，炭水化物60%の単位配分例を示した．

[栄養指導のポイント]

・糖尿病の治療は基本的には患者自身が実行することであり，食事療法や運動療法，そして薬物療法は患者のセルフケア行動により行われるため，セルフケア行動の実行度を高めていくことが重要である．

・生涯にわたり療養の支援が必要であり，多職種がおのおのの専門性を活かして患者

表 7-8　1 日の指示単位の配分例（炭水化物 60%）

食品交換表	表 1	表 2	表 3	表 4	表 5	表 6	調味料
食品の種類	穀物，いも，豆など	くだもの	魚介，大豆，卵，チーズ，肉	牛乳など	油脂，多脂性食品など	野菜，海藻，きのこ，こんにゃく	みそ，みりん，砂糖など
1 日 15 単位	7	1	2.5	1.5	1	1.2	0.8
1 日 18 単位	9	1	3.5	1.5	1	1.2	0.8
1 日 20 単位	10	1	4.5	1.5	1	1.2	0.8
1 日 23 単位	12	1	5	1.5	1.5	1.2	0.8

（日本糖尿病学会編著：糖尿病食事療法のための食品交換表．第 7 版，日本糖尿病協会・文光堂，pp28-29，2013.）

表 7-9　肥満度分類

BMI（kg/m^2）	日本肥満学会基準	WHO 基準
＜ 18.5	低体重	Underweight
18.5 ≦～＜ 25	普通体重	Normal range
25 ≦～＜ 30	肥満（1 度）	Pre-obese
30 ≦～＜ 35	肥満（2 度）	Obese class Ⅰ
35 ≦～＜ 40	肥満（3 度）	Obese class Ⅱ
40 ≦	肥満（4 度）	Obese class Ⅲ

・肥満（BMI ≧ 25）は，医学的に減量を要する状態とは限らない
・BMI ≧ 35 を高度肥満と定義する
（日本肥満学会編：肥満症診療ガイドライン 2016．巻頭図表，ライフサイエンス出版，2016.）

中心の医療を実現する．食事療法の指導に携わる各職種の役割については**表 7-31**（204 頁）を参照していただきたい．

（2）肥満（症）

■ 肥満と肥満症[10)]

[肥満の定義]

脂肪組織に脂肪が過剰に蓄積した状態で，体格指数（BMI；Body mass index）25 以上をいう．肥満の判定は，身長当たりの BMI（体重（kg）/ 身長（m）^{2}）をもとに判定する（**表 7-9**）．

[肥満症の定義]

肥満に起因ないし関連する健康障害*を合併するか，その合併が予測される場合で，医学的に減量を必要とする病態をいう．

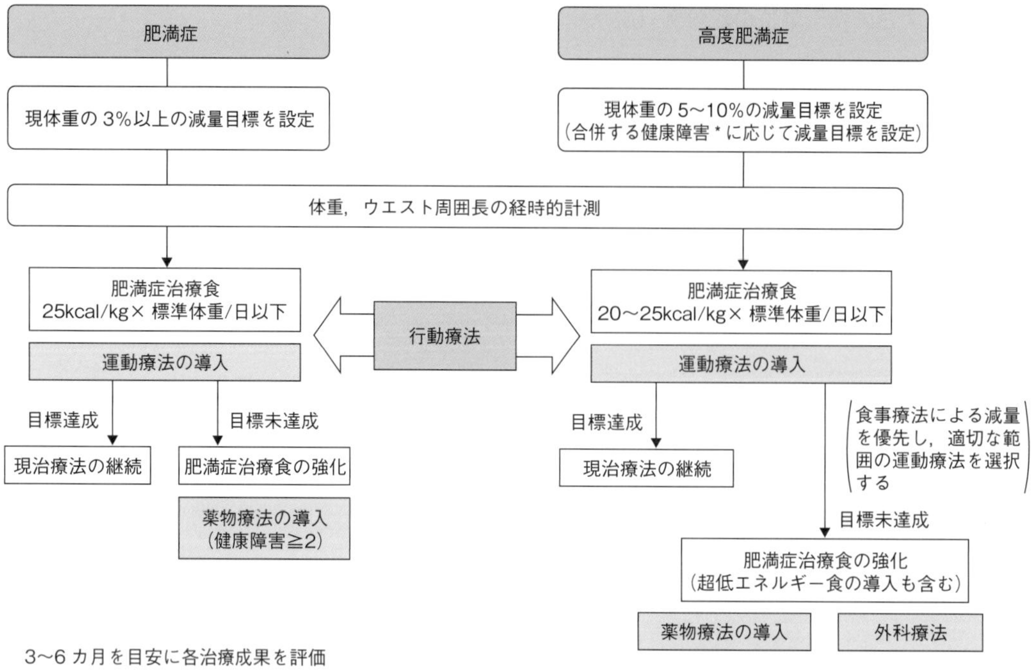

図7-7　肥満症治療指針

（日本肥満学会編：肥満症診療ガイドライン2016．巻頭図表，ライフサイエンス出版，2016.）

*健康障害（11項目）：糖尿病，脂質異常症，高血圧，高尿酸血症・痛風，冠動脈疾患，脳梗塞，非アルコール性脂肪性肝疾患，月経異常，閉塞性睡眠時無呼吸症候群，運動器疾患，肥満関連腎臓病

肥満症の診断は，BMI ≧ 25のうち，以下いずれかを満たすものである．

①肥満に起因ないし関連し，減量を有する健康障害を有するもの

②健康障害を伴いやすい高リスク肥満（内臓脂肪型肥満は肥満症として扱う）

[肥満症の治療指針]

減量を有する肥満症（25 ≦ BMI ＜ 35）と高度肥満症（BMI ≧ 35）における治療指針（減量目標，治療食における摂取エネルギー目安量の算出など）を**図7-7**に示す．

■ 肥満（症）の栄養管理

食事療法の目的は，内臓脂肪量を減少させ，肥満に伴う健康障害を改善することである[11]．減量では，摂取エネルギー量の制限が有効である[11]が，筋肉量を減らさず，代謝活性を落とさないよう栄養管理する必要がある（**表7-10**）．また肥満リスクの高い食習慣として，はや食い[12]，夕食遅延や朝食欠食[13]，アルコールや清涼飲料水の過剰摂取[14]があげられるが，近年エネルギー代謝へのサーカディアンリズムの関連性が報告され，食事回数や摂食・絶食サイクルとの関係も検討されている[15, 16]．

[小児・妊婦・高齢者における食事療法のポイント]

a．小児期からの肥満

幼児期に生活習慣と肥満の関連が指摘され[17]，学童期では夜型生活による生活リズムの乱れ，脂質の過剰摂取，ファストフード利用の増加，清涼飲料水の過剰摂取，孤食

表7-10　栄養管理の目安

栄養素[12]	目安
摂取 エネルギー	［肥満症］　25 kg/m^2 ≦ BMI ＜ 35 kg/m^2 25 kcal/kg×標準体重*1 / 日以下を基準に個々に調整 ［高度肥満症］BMI ≧ 35 kg/m^2 20〜25 kcal/kg×標準体重 / 日以下を基準に個々に調整 ※効果が得られない場合，低エネルギー食（LCD），600 kcal/ 日以下の超低エネルギー食（VLCD）の選択を考慮する
たんぱく質	指示エネルギーの 15〜20%
脂　質	指示エネルギーの 20〜25%
糖　質	指示エネルギーの 50〜60% 短期間であれば，指示エネルギーの 40%までの糖質制限も個々の特性に応じて指示可能[13]
ビタミン / ミネラル	多めに摂取するよう心掛ける
必要なたんぱく質とビタミン，ミネラル，微量元素を含んだフォーミュラ食*2は，肥満症食事療法の補助として有用である	

*1 標準体重：標準体重（kg）＝身長（m）^{2} × 22（男女ともに高血圧，脂質異常症，肝障害，耐糖能障害などの有病率が最も低い体重）

*2 フォーミュラ食：摂取エネルギーの制限を必要とする人のために開発された食品

（日本肥満学会：肥満症診療ガイドライン 2016．p38．をもとに作成）

における肥満発症との関連が報告されている[18]．食事の基本として「いろいろな食品が食べられるよう，食育に取り組む」「性，年齢，身体活動レベルに合わせた栄養バランスや適量を保護者が理解し，子どもによい食習慣が身につくよう支援する」「間食は必要エネルギー量の 10〜15％とし，次の食事に響かないようにする」ことを配慮する[19]．

b．妊娠期の肥満

日本肥満学会は，妊娠前 BMI ≧ 25 を肥満妊婦としている[20]が，妊娠中の体重増加量についてのコンセンサスは得られていない[20]．妊娠中の極端なエネルギー制限は，胎児に悪影響を及ぼすので体重増加量を厳格に指導する根拠は必ずしも十分ではないと認識し，個人差を考慮したゆるやかな指導を心がける[21]．「バランスのとれた栄養素（ビタミン，ミネラル，食物繊維）摂取」を目的とした毎食の野菜摂取は，便秘対策につながる．食事の好みの変化や減塩や貧血対策にも配慮するため，個々に応じた指導が必要となる．

c．高齢期の肥満

高齢期の減量を食事療法のみで行うと，筋肉・骨量の減少を加速し，サルコペニア（加齢に伴う骨格筋量減少症）が生じやすく[22]，QOL の低下や生存期間の短縮に関与する[23].

そこで，肥満の高齢者には筋肉量の減少を避けるために，食事療法のみならず運動療法（有酸素運動，レジスタンス運動の混合）の同時介入が重要となる[24]．運動介入時の食事内容は，たんぱく質摂取量（肉，卵，魚，豆製品）を増やしながら摂取エネルギーの適正化を図ることになるが，目安となる体重は段階的に再設定するなど柔軟性に配慮する．ただし必要エネルギー量は少なめでも，たんぱく質，野菜，果物などの摂取量は若い人とあまり違いはないため，3食きちんと食べることが大切となる．

（3）脂質異常症

■ 脂質異常症の病態

［定義］

脂質異常症とは血中脂質に異常をきたした状態をいう．ここでの血中脂質とは「LDLコレステロール（LDL-C）値」「トリグリセライド（TG）値」「HDLコレステロール（HDL-C）値」を指す．以前は，総コレステロール（TC）値220 mg/dL以上も基準に含まれていたが，現在は，TCにLDL-CとHDL-Cが含まれるため除外されている．LDL-CとTGが異常に高値に，あるいはHDLが異常に低値に変化した状態である．異常をきたした値によって，「高LDL-C血症」「高TG血症」「低HDL-C血症」の3つに分類することができる．

［病因・病態］

病因は，家族性など遺伝的なものや糖尿病や甲状腺機能低下症など他の病気からの影響を受けて発症するものがある．しかし，多くは加齢や，食事・運動などの生活習慣に起因している．加齢については，男性は年齢による影響は少なく，女性は年齢とともにコレステロールが上昇し，閉経後にピークを迎える傾向がある．生活習慣については，過食や偏った食事など乱れた食習慣や運動不足が原因となることから，治療には生活習慣の改善は欠かすことができない．

脂質異常症は動脈硬化との関連性が深い．とくにLDL-Cの上昇は影響が強い．LDL-Cは「粥状硬化（アテローム硬化）」とよばれるタイプの動脈硬化と深く関連する．動脈壁の中では，酸化したLDL-Cが取り込まれ，プラークという動脈硬化巣をつくり，動脈の狭窄や閉塞の原因となる．動脈硬化は心疾患や糖尿病などさまざまな病態のリスクにもなりうるので脂質異常症の治療は非常に重要である．

［症状］

脂質異常症単独で自覚症状が現れることはない．定期健診などで発見されることが多い．

［診断］

診断基準は**表7-11**のとおりである[25]．

［治療］

脂質異常症は動脈硬化性疾患と関連深く，さまざまな疾患の原因となりうることからも治療は重要であり，治療の目的は，動脈硬化性疾患の初発や再発予防にある．LDL-C値の上昇は，冠動脈疾患の発症や死亡率を高めることも知られている．

症状がないことから，患者のモチベーションを持続させることが難しい面もある．また，根本的な治療方法がないことから，長期的に継続していく必要がある．

表 7-11 脂質異常症の診断基準（空腹時採血）

分類	基準
高 LDL コレステロール血症	LDL-C 値（計算式）：140 mg/dL 以上
高 TG 血症	TG 値：150 mg/dL 以上
低 HDL コレステロール血症	HDL-C 値：40 mg/dL 未満

LDL-C は下記の計算式（Friedwald の式）から求める.
TG 値 400 mg/dL 未満の場合, LDL-C=TC − HDL-C − TG/5 で評価する.
TG 値 400 mg/dL 以上の場合や食後採血では,「non HDL-C」を用いる.
non HDL-C = TC − HDL-C で算出する.
* non HDL-C 170 mg/dL 以上：高 non HDL-C 血症

治療の基本は食事療法（エネルギーと脂質制限），運動療法，節酒，禁煙，肥満の改善であり，状況に応じて薬物療法が行われる．また，脂質異常症の他に，糖尿病や腎疾患などの合併症がある場合はそれに準じる．血清脂質の是正を目指すが，すでに冠動脈疾患の既往がある場合や，糖尿病，慢性腎臓病，非心原性脳梗塞，末梢動脈疾患がある場合は，脂質異常症単独よりもリスクが高まることから，さらに厳しい管理が求められる．

■ 脂質異常症の栄養管理

［栄養療法のポイント］

摂取エネルギーの適正化と栄養バランスのよい食事を目指すことが基本となる．肥満や過体重の患者には体重を是正することを目的とした摂取エネルギーを設定することが重要である．

合わせて脂質制限を行う．脂質エネルギー比率は 20～25％を目安とする．飽和脂肪酸を 4.5％以上 7％未満，n-3 系多価不飽和脂肪酸の摂取を増やすよう心がける．とくに高 LDL-C 血症では脂質制限を強化し，脂質エネルギー比率 20％以下，コレステロール摂取量も 200 mg/ 日未満を目標とする．

炭水化物エネルギー比率は 50～60％とし，食物繊維の摂取を増やすよう心がける．高 TG 血症では炭水化物制限を強化する．

すべての脂質異常症において，食塩は 6 g/ 日未満を目標とし，アルコール摂取は 25 g/ 日以下に抑える．

［栄養指導のポイント］

糖尿病などを合併している患者では，糖尿病の食事療法に準じて実践を促すとよい．運動療法を実態以上に過剰評価し，食事療法をおろそかにする患者もいるので注意する．先に述べたとおり，根本的な治療の方法がないことからも，継続的な指導が必要である．

（4）先天性代謝異常症

■ 先天性代謝異常症の病態

［定義］

特定の遺伝子に先天的な変異が存在し，その遺伝子に支配されているたんぱく質に異常が生じて通常の物質代謝が行われずに症状を呈する疾患である[26]．

[病因・病態]

遺伝子の変異により栄養代謝にかかわる酵素活性の変化が原因であり，疾患によりさまざまな臨床症状を呈する遺伝性の疾患である．

[診断]

2014年からタンデムマスによる新生児マススクリーニングが開始され，先天性代謝異常症20疾患程度がスクリーニングされている[27]．それぞれの疾患特有の生化学診断，原因たんぱく質の欠失・減少，酵素活性の低下，遺伝子変異の同定から確定診断が行われる．

[症状・治療]

先天性代謝疾患の頻度と症状，治療について**表7-12**に示す．ひとつの疾患の頻度は低いが，合計すると1万人に1人以上の頻度となる[27]．治療については慢性期の治療法を記載した．治療は食事療法と薬物療法が基本となるが，疾患によっては肝移植が行われている．また，急性期および体調不良・食欲低下時には疾患により入院加療が必要となる．

■ 先天性代謝異常症の栄養管理

[栄養療法のポイント]

栄養療法の基本は，障害されている酵素の基質となっている物質を制限することによって，体内に基質が蓄積して生じる症状を予防することである．新生児マススクリーニングで発見され，確定診断がされたらすぐに栄養療法が開始される．疾患によっては母乳の授乳制限が行われ，治療用ミルクの投与となる．先天性代謝異常症の栄養療法のポイントと治療用ミルクの使用目的および治療用ミルク名を**表7-13**に示す．栄養療法は生涯行うべきものであり，対象疾患の指標となる生化学検査結果および患者の状態に合わせて栄養療法を行う．

栄養素の制限があっても，正常な成長，発達に必要なエネルギー，たんぱく質などが摂取できるように開発されたのが，治療用ミルクである．食品に含まれる自然たんぱく質の制限がある場合は，エネルギーが不足しないように治療用ミルクを適切に摂取することが重要である．

有機酸異常症，脂肪酸代謝異常症には低血糖および飢餓に伴ってケトアシドーシスを起こしやすい疾患がある．その場合には食事間隔を短くする．食事時間の目安は新生児期3時間，6カ月まで4時間，日中は1歳から7歳まで4時間，夜間は1歳まで6時間，4歳未満8～10時間，4歳から7歳未満は10時間である．臨床経過や患者の状態により変更が必要な場合もある．有機酸代謝異常症，脂質代謝異常症で夜間低血糖を繰り返す場合，1歳以降では非加熱コーンスターチを飲ませることもある[27]．

肝型糖原病の学童期以降では非加熱コーンスターチを頻回摂取することで，低血糖を予防する．

[栄養指導のポイント]

先天性代謝異常症の食事療法の実践には保護者が食事療法の必要性を理解していることが基本となる．看護師は治療を担当する医師，管理栄養士と連携をとりながら保護者の理解を確認し，食事療法を実践できるように支援してほしい．特殊ミルク事務局のホームページ[30]には，先天性代謝異常症治療用特殊ミルクについて，特殊ミルクの入

表 7-12 先天性代謝異常症の頻度・症状・治療（文献 27, 28 より）

疾患名	疾患頻度[28]	症状[27]	治療[28]	薬物療法[27]
アミノ酸代謝異常症				
フェニルケトン尿症	約 1/7 万人	脳の発達障害	食事療法，薬物療法	BH4 反応性高 Phe 血症：BH4（テトラヒドロビオプテリン）
メープルシロップ尿症	約 1/53 万人	嘔吐，けいれんなど	食事療法，薬物療法	チアミン依存性：チアミン（ビタミン B_1）
ホモシスチン尿症	約 1/23 万人	中枢神経障害，骨格異常など	食事療法，薬物療法	ビタミン B_6 反応型：ピリドキシン大量投与
シトリン欠損症		黄疸，肝機能障害など	食事療法，薬物療法	ピルビン酸ナトリウム
尿素サイクル異常症		高アンモニア血症	食事療法，薬物療法	アルギニン製剤
有機酸代謝異常症				
メチルマロン酸血症	約 1/12 万人	呼吸障害，中枢神経障害など	食事療法，薬物療法	L-カルニチン，ビタミン B_{12} の内服
プロピオン酸血症	約 1/5 万人	呼吸障害，神経症状など	食事療法，薬物療法	L-カルニチン，腸管由来プロピオン酸の抑制
イソ吉草酸血症	10 例	特有の臭気，呼吸障害など	薬物療法，食事療法	L-カルニチン，グリシン内服
HMG-CoA リアーゼ欠損症	発見なし	低血糖発作，肝腫大ほか	食事療法，薬物療法	L-カルニチン
メチルクロトニルグリシン尿症	約 1/19 万人	中枢神経症状，骨格筋症状など	食事療法，薬物療法	L-カルニチン
複合カルボキシラーゼ欠損症	9 例	呼吸障害，中枢神経障害など	薬物療法	ビオチン投与
グルタル酸血症 I 型	約 1/53 万人	頭囲拡大，中枢神経障害	食事療法，薬物療法	L-カルニチン，リボフラビン（ビタミン B_2）
脂肪酸代謝異常症				
極長鎖アシル CoA 脱水素酵素欠損症	約 1/8 万人	意識障害，けいれんなど	食事療法	
三頭酵素欠損症	4 例	意識障害，けいれんなど	食事療法	
中鎖アシル-CoA 脱水素酵素欠損症	約 1/11 万人	意識障害，けいれんなど	食事療法	
カルニチン回路異常症		意識障害，けいれんなど	薬物療法，食事療法	L-カルニチン
糖質代謝異常				
ガラクトース血症	約 1/4 万人	消化器症状，精神神経症状など	食事療法	
※糖原病		低血糖症状，肝腫大など	食事療法	治療は病型に合わせ，対症療法が行われる
銅代謝異常症				
※Wilson 病		肝障害，神経症状など	薬物療法，食事療法	銅キレート薬（銅除効果），銅吸収阻害薬

※糖原病と Wilson 病はマススクリーニングの対象ではない．

表 7-13 先天性代謝異常症の栄養療法のポイントと※治療用ミルク（文献 27, 29 より）

疾患名	栄養療法のポイント	食事療法の指標	治療用ミルクの使用目的	治療用ミルク名
アミノ酸代謝異常症 フェニルケトン尿症	フェニルアラニン摂取制限	血中フェニルアラニン値	フェニルアラニンの除去	**雪印フェニルアラニン除去ミルク配合散**※ 雪印 A1 フェニルアラニン無添加総合アミノ酸粉末 森永 MP11 低フェニルアラニンペプチド粉末
メープルシロップ尿症	分岐鎖アミノ酸摂取制限	血中ロイシン値	分岐鎖アミノ酸の除去	**雪印ロイシン・イソロイシン・バリン除去ミルク配合散**※
ホモシスチン尿症	メチオニン摂取制限	血中メチオニン値	メチオニンの除去	雪印 S-26（メチオニン除去粉乳）
シトリン欠損症	ガラクトース制限	血中アミノ酸，ガラクトース値	肝機能障害があってもエネルギーが確保できるように中鎖脂肪酸を摂取する	明治 721（必須脂肪酸強化 MCT フォーミュラ） 森永 ML-3（たんぱく加水分解 MCT 乳）
尿素サイクル異常症	たんぱく質摂取量のコントロール	血中アンモニア値	たんぱく質の過剰摂取を避ける．必要に応じて必須アミノ酸製剤を組み合わせる	雪印 S-23（たんぱく除去粉乳） 明治 7925-A（高アンモニア血症・シトルリン血症フォーミュラ）
有機酸代謝異常症 メチルマロン酸血症	軽度の自然たんぱく質の制限	血中必須アミノ酸，イソロイシン値の低下に注意する	イソロイシン・バリン・メチオニン・スレオニン・グリシンの除去	雪印 S-22（イソロイシン・バリン・メチオニン・スレオニン・グリシン除去粉乳） 雪印 S-23（たんぱく除去粉乳）
プロピオン酸血症				
イソ吉草酸血症	自然たんぱく質の制限	イソバレリル CoA の蓄積を防ぐ	ロイシンの除去	明治 8003（ロイシン除去フォーミュラ）
HMG-CoA リアーゼ欠損症	食事間隔に注意し，空腹を避ける 自然たんぱく質の制限	低血糖発作を防ぐ ロイシンの負荷を軽減する	ロイシンの除去	明治 8003（ロイシン除去フォーミュラ） 雪印 S-23（たんぱく除去粉乳）
メチルクロトニルグリシン尿症	自然たんぱく質の制限	血中ロイシン値		
グルタル酸血症 I 型	自然たんぱく質制限	血中リジン値	リジン・トリプトファンの除去	雪印 S-30（リジン・トリプトファン除去粉乳）
脂肪酸代謝異常症 極長鎖アシル CoA 脱水素酵素欠損症	空腹と夜間の低血糖を避ける 食事間隔をあけない 非加熱コーンスターチの摂取		長鎖脂肪酸の制限	明治 721（必須脂肪酸強化 MCT フォーミュラ）
三頭酵素欠損症				
中鎖アシル– CoA 脱水素酵素欠損症	飢餓に伴う低血糖の防止 食事間隔に注意	血中遊離カルニチン値		
カルニチン回路異常症		血中カルニチン値	長鎖脂肪酸の制限	明治 721（必須脂肪酸強化 MCT フォーミュラ） ML-1（低脂肪乳）
糖質代謝異常 ガラクトース血症	ガラクトース制限	血中ガラクトース-1- リン酸	ガラクトースの制限	明治 110（乳糖除去フォーミュラ）
糖原病	果糖，ガラクトース制限 非加熱コーンスターチの摂取	低血糖の予防	乳糖，ショ糖，果糖の制限	明治 GSD-D（糖原病用フォーミュラ　昼間用） 明治 GSD-N（糖原病用フォーミュラ　夜間用）
銅代謝異常症 Wilson 病	低銅食			

※治療用ミルク　2 種類は医療用医薬品として医師の処方箋により，メーカーにより販売されているが，製造はメーカーの負担により行われている．
それ以外の治療用ミルクは先天性代謝異常の患児の治療用登録特殊ミルクとして，公費およびメーカーの負担により 20 歳まで無償で供給されている．

手方法，フェニルケトン尿症，肝型糖原病食事療法ガイドブックなどが掲載されている．

4……腎疾患・痛風

（1）腎疾患

A．慢性腎臓病（CKD）

■ 慢性腎臓病（CKD）とは

CKD（chronic kidney disease）は，原疾患を問わず，慢性的に持続する腎機能の低下もしくは腎臓の障害を包括した概念である．

［定義］

①尿異常，画像診断，血液，病理で腎障害の存在が明らかであること．とくに0.15 g/gCr以上の蛋白尿（30 mg/gCr以上のアルブミン尿）の存在が重要である．

② GFR（糸球体濾過量）＜ 60 mL/ 分 /1.73 m^2.

③①，②のいずれか，または両方が3カ月以上持続する．

CKDの重症度は，原因（Cause：C），腎機能（GFR：G），蛋白尿（アルブミン尿：A）によるCGA分類で，重症度が示されている（**表7-14**）[31]．

［病因・病態］

CKDは，血液透析，腹膜透析，腎移植といった腎代替療法を必要とする末期腎不全（ESKD；end-stage kidney disease）・心血管疾患（CVD）の危険因子である．

CKDステージG1～2となる危険因子は，年齢，血尿，高血圧，耐糖能障害（IGT），糖尿病，脂質異常症，肥満，喫煙であり，CKDステージG3～5となる危険因子は，年齢，蛋白尿，血尿＋蛋白尿，高血圧，糖尿病，脂質異常症，喫煙である．

［症状］

腎機能は体内のホメオスタシスの維持・調節を担っていることから，腎不全状態に陥ると倦怠感や食欲低下，浮腫など全身的に多彩な症状が出現し，腎性貧血，高カリウム血症，低カルシウム血症，高リン血症，代謝性アシドーシスなどの合併症を引き起こす．

［診断］

日常臨床では，蛋白尿とGFRで診断する．原則として尿蛋白濃度と尿中クレアチニン濃度を定量し，尿蛋白をg/gCrで評価する．糖尿病腎症の早期ではアルブミン尿で評価する．また，成人のGFRは，血清クレアチニンまたは血清シスタチンCと年齢，性別より日本人のGFR推算式を用いて推算GFR（eGFR）として評価する．

［治療］

CKD治療の目的は，ESKDへ至ることを阻止あるいはESKDへの経過を遅らせることと，CVDの発症抑制あるいは既存のCVDの進展阻止である．生活習慣の改善，食事指導，高血圧や糖尿病，脂質異常症，尿蛋白・尿中アルブミンの減少，貧血，骨・ミネラル代謝異常，高尿酸血症，尿毒症毒素に対する治療，CKDの原因に対する治療など，集学的治療を行う．

■ 慢性腎臓病の栄養管理

［保存期の栄養管理］

保存期の食事療法基準を**表7-15**に示す[32]．

表 7-14　CKD の重症度分類

原疾患		蛋白尿区分		A1	A2	A3
糖尿病		尿アルブミン定量 （mg/ 日）		正常	微量アルブミン尿	顕性アルブミン尿
		尿アルブミン /Cr 比 （mg/gCr）		30 未満	30~299	300 以上
高血圧 腎炎 多発性嚢胞腎 移植腎 不明 その他		尿蛋白定量 （g/ 日）		正常	軽度蛋白尿	高度蛋白尿
		尿蛋白 /Cr 比 （g/gCr）		0.15 未満	0.15~0.49	0.50 以上
GFR 区分 （mL/ 分 / 1.73 m^2）	G1	正常または 高値	≧ 90			
	G2	正常または 軽度低下	60～89			
	G3 a	軽度～ 中等度低下	45～59			
	G3 b	中等度～ 高度低下	30～44			
	G4	高度低下	15～29			
	G5	末期腎不全 （ESKD）	<15			

重症度は原疾患・GFR 区分・蛋白尿区分を合わせたステージにより評価する．CKD の重症度は死亡，末期腎不全，心血管死亡発症のリスクを　のステージを基準に，　，　，　の順にステージが上昇するほどリスクは上昇する．（KDIGO CKD guideline 2012 を日本人用に改変）

（日本腎臓学会編：エビデンスに基づく CKD 診療ガイドライン 2018．p4，東京医学社，2018．）

①栄養療法の意義

・腎機能低下の進行を抑制する．

・体内の電解質および水分バランスを維持する．

・窒素化合物などの終末代謝産物による尿毒素の体内蓄積を抑制する．

・健全な日常生活活動ができるような栄養状態を維持して長寿を目指す．

②栄養療法のポイント

・たんぱく質制限を行ううえで，負の窒素バランス（異化亢進）にならないよう十分にエネルギーを確保することが重要である．

・後期高齢者のたんぱく質制限については，サルコペニア，PEW（protein-energy wasting），フレイルの発症に留意し，患者個々の身体状況，栄養状態，身体機能，精神状態，生活状況を総合的に勘案してその要否を判断する．

表 7-15　CKD ステージによる食事療法基準

<table>
<tr><th>ステージ（GFR）</th><th>エネルギー
（kcal/kgBW/ 日）</th><th>たんぱく質
（g/kgBW/ 日）</th><th>食塩
（g/ 日）</th><th>カリウム
（mg/ 日）</th></tr>
<tr><td>ステージ 1
（GFR ≧ 90）</td><td rowspan="6">25~35</td><td>過剰な摂取をしない</td><td rowspan="6">3 ≦　<6</td><td>制限なし</td></tr>
<tr><td>ステージ 2
（GFR60～89）</td><td>過剰な摂取をしない</td><td>制限なし</td></tr>
<tr><td>ステージ 3 a
（GFR45～59）</td><td>0.8~1.0</td><td>制限なし</td></tr>
<tr><td>ステージ 3 b
（GFR30～44）</td><td>0.6~0.8</td><td>≦ 2,000</td></tr>
<tr><td>ステージ 4
（GFR15～29）</td><td>0.6~0.8</td><td>≦ 1,500</td></tr>
<tr><td rowspan="2">ステージ 5
（GFR<15）
5 D
（透析療法中）</td><td>0.6~0.8</td><td>≦ 1,500</td></tr>
<tr><td colspan="4">別表</td></tr>
</table>

注）エネルギーや栄養素は，適正な量を設定するために，合併する疾患（糖尿病，肥満など）のガイドラインなどを参照して病態に応じて調整する．性別，年齢，身体活動度などにより異なる．

注）体重は基本的に標準体重（BMI=22）を用いる．

（日本腎臓学会編：慢性腎臓病に対する食事療法基準 2014 年版．p2，東京医学社，2014.）

・カリウム摂取量は薬剤の影響や合併症を確認し検査値に基づいて制限を行う．低たんぱく質食では，カリウム摂取量も同時に制限される．

・リン摂取量と検査値を合わせて評価し，必要に応じてリン吸着薬を使用して血清リン値を基準値内に保つ．なお，リン摂取量はたんぱく質摂取量と相関する．

・動脈硬化性疾患予防の観点より，CKD 患者でも脂質のエネルギー摂取比率は 20～25%とする．

・水分の過剰摂取あるいは尿の排泄障害がない場合の極端な水分制限は行わず，脱水に注意する．

・アルコールは，エタノール量として，男性では 20～30 mL/ 日（およそ日本酒 1 合）以下，女性は 10～20 mL/ 日以下とする [33]．

③栄養指導のポイント

・体重，BMI，体組成成分を測定，浮腫の影響を考慮し，エネルギー摂取量が適正かどうか経時的に評価を行う．

・たんぱく質摂取量と食塩摂取量は 24 時間蓄尿から算出できる（**表 7-16**）．

・たんぱく質制限下では不可欠（必須）アミノ酸の充足，消化吸収率も考慮する．

・低たんぱく質調整食品，減塩食品，エネルギー補給のための中鎖脂肪酸製品や低甘味ブドウ糖重合体製品，でんぷん製品など腎臓病治療用特殊食品を適宜紹介し，そ

表 7-16　24 時間蓄尿による摂取量評価

【推定たんぱく質摂取量】Maroni の式

たんぱく質摂取量（g/ 日）＝[1 日尿中尿素窒素排泄量（g）＋0.031×体重（kg）]×6.25

（ただし高度尿蛋白の患者では上式に 1 日尿蛋白排泄量を加味する考え方もある）

【推定食塩摂取量】

食塩摂取量（g/ 日）＝蓄尿での Na 排泄量（mmol/ 日）÷17

（日本腎臓学会編：慢性腎臓病に対する食事療法基準 2014 年版．pp5-6，東京医学社，2014.）

表 7-17　CKD ステージによる食事療法基準

ステージ 5 D	エネルギー（kcal/kgBW/ 日）	たんぱく質（g/kgBW/ 日）	食塩（g/ 日）	水分	カリウム（mg/ 日）	リン（mg/ 日）
血液透析（週 3 回）	30~35 [注1, 2]	0.9~1.2 [注1]	<6 [注3]	できるだけ少なく	≦ 2,000	≦たんぱく質（g）× 15
腹膜透析	30~35 [注1, 2, 4]	0.9~1.2 [注1]	PD 除水量（L）×7.5 ＋尿量（L）×5	PD 除水量＋尿量	制限なし [注5]	≦たんぱく質（g）× 15

注 1）体重は基本的に標準体重（BMI=22）を用いる．
注 2）性別，年齢，合併症，身体活動度により異なる．
注 3）尿量，身体活動度，体格，栄養状態，透析間体重増加を考慮して適宜調整する．
注 4）腹膜吸収ブドウ糖からのエネルギー分を差し引く．
注 5）高カリウム血症を認める場合には血液透析同様に制限する．

（日本腎臓学会編：慢性腎臓病に対する食事療法基準 2014 年版．p2，東京医学社，2014.）

の入手方法や活用法を指導する．

・高カリウム血症がある場合には，果物，野菜，いも類，豆類などカリウムを多く含む食品を控え，ゆでこぼしや水さらしを行うなどカリウムを減らすための調理の工夫を指導する．

・高リン血症がある場合は，たんぱく質制限の実践とともに，小魚類や乳製品などリン / たんぱく質比の高い食品を控える．また，加工品やインスタント食品にはリン酸塩が添加されているため，これらの利用状況の確認を行う．

・患者の理解度に合わせて「腎臓病食品交換表」「糖尿病腎症の食品交換表」「日本食品標準成分表」を用いた食事管理方法を指導する．

・薬剤の影響など味覚障害がある場合や尿毒症状により食欲減退がみられる場合もあるため，注意深く食事摂取状況を確認する．

[透析療法期の栄養管理]

透析療法期の食事療法基準を**表 7-17** に示す[32]．

慢性透析患者に対する食事摂取量は透析量とのバランスが大切である．画一的な食事基準を提示するだけではなく，透析量と食事摂取量，そしてその結果としての臨床所見，検査値を定期的に評価し，患者の生活に合わせて実行可能な指導を行う．

・るい痩は強い予後不良要因であるため，ドライウエイトを経時的に観察しエネルギー摂取が適正となっているかを評価する．糖尿病を合併している場合は，25～35

kcal/kg/ 日を目安に性別，年齢，身体活動レベル別に適宜エネルギー量を設定する．

・たんぱく質の過剰摂取は，リンやカリウムの過剰摂取の要因にもなりうる．透析前の尿素窒素濃度は，ステロイド投与や消化管出血など他に影響する要素が安定しているという前提下であれば，たんぱく質摂取量の指導に活用できる．食事記録や標準化蛋白異化率（nPCR；normalized protein catabolic rate）などでモニタリングを行う．

・血液透析患者では透析間体重増加，腹膜透析患者では除水量と尿量を評価しながら水分摂取量の管理を行う[34]．

B．ネフローゼ症候群

■ ネフローゼ症候群とは

[定義]

ネフローゼ症候群は，腎糸球体係蹄障害による蛋白透過性亢進に基づく大量の尿蛋白と，これに伴う低蛋白血症を特徴とする症候群である[35]．

[病因・病態]

ネフローゼ症候群は，一次性（原発性）ネフローゼ症候群と，その他の原因疾患に由来する二次性（続発性）ネフローゼ症候群に大別される．一次性ネフローゼ症候群は，原発性糸球体腎炎である微小変化型ネフローゼ症候群，巣状分節性糸球体硬化症，膜性腎症および増殖性腎炎（メサンギウム増殖型，管内性増殖型，膜性増殖型および半月体形成型）に起因する．二次性ネフローゼ症候群は，自己免疫疾患，代謝性疾患，感染症，アレルギー・過敏性疾患，腫瘍，薬剤，遺伝性疾患などに起因して発症する．

[症状]

主症状は浮腫である．発症早期には眼瞼など局所的であるが，進行すると胸腹水を伴う全身性の浮腫に拡大する．高度の尿蛋白，低アルブミン血症・低蛋白血症，腎機能低下，脂質異常症，凝固線溶系異常，免疫異常症などがみられる．

[診断]

①蛋白尿：3.5 g/ 日以上が持続する（随時尿での尿蛋白 / 尿クレアチニン比 3.5 g/gCr 以上の場合もこれに準ずる）．

②低アルブミン血症：血清アルブミン値 3.0 g/dL 以下（血清総蛋白量 6.0 g/dL 以下も参考になる）．

③浮腫

④脂質異常症（高 LDL コレステロール血症）

・上記の尿蛋白量，低アルブミン血症（低蛋白血症）の両所見を認めることが本症候群の診断の必須条件である．

・浮腫は本症候群の必須条件ではないが，重要な所見である．

・脂質異常症は本症候群の必須条件ではない．

・卵円形脂肪体は本症候群の診断の参考となる．

■ ネフローゼ症候群の栄養管理

①食塩：3～6 g/ 日未満とする．

②たんぱく質：微小変化型ネフローゼ症候群では 1.0～1.1 g/kg/ 日，微小変化型ネフローゼ症候群以外のネフローゼ症候群患者では 0.8 g/kg/ 日とする．

表 7-18　糖尿病性腎症病期分類と CKD 重症度分類との関係

<table>
<tr><td></td><td>アルブミン尿区分</td><td>A1</td><td>A2</td><td>A3</td></tr>
<tr><td></td><td>尿アルブミン定量</td><td>正常アルブミン尿</td><td>微量アルブミン尿</td><td>顕性アルブミン尿</td></tr>
<tr><td></td><td>尿アルブミン /Cr 比
(mg/gCr)
(尿蛋白定量)</td><td>30 未満</td><td>30～299</td><td>300 以上
(もしくは高度蛋白尿)</td></tr>
<tr><td></td><td>(尿蛋白 /Cr 比)
(g/gCr)</td><td></td><td></td><td>(0.50 以上)</td></tr>
<tr><td rowspan="7">GFR 区分
(mL/ 分
/1.73 m^2)</td><td>≧90</td><td rowspan="4">第 1 期
(腎症前期)</td><td rowspan="4">第 2 期
(早期腎症期)</td><td rowspan="4">第 3 期
(顕性腎症期)</td></tr>
<tr><td>60～89</td></tr>
<tr><td>45～59</td></tr>
<tr><td>30～44</td></tr>
<tr><td>15～29</td><td colspan="3" rowspan="2">第 4 期
(腎不全期)</td></tr>
<tr><td><15</td></tr>
<tr><td>(透析療法中)</td><td colspan="3">第 5 期
(透析療法期)</td></tr>
</table>

(糖尿病性腎症合同委員会：糖尿病性腎症病期分類 2014 の策定（糖尿病性腎症病期分類改訂）について．糖尿病，57：529-534．2014.)

③エネルギー：35 kcal/kg/ 日とする．

C．糖尿病性腎症

[病因・病態]

長期的な高血糖の曝露による代謝異常と血行動態の変化によって腎糸球体血管周囲の結合組織であるメサンギウムが増生し，糸球体構造の破壊，機能障害が起こる．

[診断]

糸球体濾過量と尿中アルブミン排泄量あるいは尿蛋白排泄量によって評価し，病期分類される（**表 7-18**）．

[治療]

肥満の是正，禁煙，血糖・血圧・脂質の管理が重要．早期の介入によって寛解も期待できる．

[栄養管理]

高血圧合併例および腎症 3 期以降では食塩を 6 g/ 日未満とする．また腎症 3 期からは，尿毒物質やリン蓄積の抑制および酸負荷抑制のため，たんぱく質制限（3 期：0.8～1.0 g/kg/ 日，4 期：0.6～0.8 g/kg/ 日）を検討する．たんぱく質制限下ではエネルギー不足に注意し，30～35 kcal/kg/ 日の十分なエネルギー摂取量を確保する．サルコペニアやフレイルを有する患者とそのリスクのある患者（とくに高齢者）については、たんぱく質摂取量の下限を 0.8 g/kg/ 日として制限を緩めるなど個別に目標設定を行う[36]．

・腎機能の低下によりインスリンの半減期が延長するため，低血糖のリスクが高まることに注意する．
・HbA1 c 値やグリコアルブミンは貧血や低アルブミン血症があると低値を示すため注意する．

D．急性腎障害（AKI）

AKI（acute kidney injury）は，さまざまな病態を背景として発症する急激な腎機能障害を包括的に表す概念である．多臓器不全などの重篤な状態において発症する急性腎不全である．

■ 急性腎障害（AKI）の栄養管理

エネルギーやたんぱく質投与量については重症度および基礎疾患に応じた栄養療法を行う．どの病期に対してもエネルギー摂取量 20 ～30 kcal/kg/ 日を推奨する．

重症 AKI に対しては，可能であれば消化管経由での栄養投与を行い，高度の電解質異常などを伴わなければ厳しいたんぱく質制限は行わない．透析を必要とせず異化亢進状態にある AKI 患者では 0.8～1.0 g/kg/ 日のたんぱく質を，持続的腎代替療法（CRRT）を行い異化亢進状態にある患者では最高 1.7 g/kg/ 日のたんぱく質を投与することが望ましい[37]．

（2）痛風

■ 痛風とは

[定義]

尿酸は飽和濃度を超えるとナトリウム塩結晶として関節などに析出し，これによって引き起こされる関節炎が痛風関節炎（痛風）である[2]．

高尿酸血症は，尿酸塩沈着症（痛風関節炎，腎障害）の病因であり，血清尿酸値が 7.0 mg/dL を超えるもので，性・年齢を問わない[2]と定義されている．

DNA や RNA などに含まれるプリン体の最終産物が尿酸である．

[病因・病態]

痛風関節炎は関節内に沈着した尿酸-ナトリウム（MSU）結晶を原因として発症する．急性関節炎と慢性関節炎があるが，大半が急性関節炎である[2]．

中年男性に好発する．母趾の付け根の外側やアキレス腱部分が発赤・腫脹することが多い．1 週間程度で自然寛解するが，無治療だと次第に頻発・慢性化し，痛風結節を生じてくる[2]．

[症状]

痛風の語源は「風が吹いても痛い」に由来するともされる．生命予後にこそ関与しないが，発作時には身動きすらできないほどの激痛に襲われる．

[診断]

診断は，関節液検査に加えて関節エコーや二重エネルギー CT4 などによっても行われる．痛風発作中には尿酸値が発作前よりも低くなる場合があり，注意が必要である[2]．

[治療]

痛風関節炎の薬物療法に用いられるのは非ステロイド系抗炎症薬（NSAID），コルヒチン，グルココルチコイドがある[38]．血中尿酸濃度の目標値は 6.0 mg/dL とされてい

表 7-19　高プリン食品の一例

肉：レバー（豚肉，牛肉，鶏肉）
魚介類：かつお，まいわし，干物（まいわし，まあじ，さんま），アンコウ肝（酒蒸），するめいか，車えび，大正えび

る．慢性結節性痛風関節炎などの重症例では血清尿酸値の治療目標を 6.0 mg/dL 以下よりもさらに低く，5.0 mg/dL 以下を目標とすることが勧められる[38]．

また，過食，高プリン・高脂肪・高たんぱく食嗜好，常習飲酒，運動不足などの生活習慣は痛風の発症要因である高尿酸血症の原因となるばかりでなく，肥満，高血圧，糖・脂質代謝異常，ひいてはメタボリックシンドロームなどの合併症とも深く関係する．

したがって，これらの生活習慣を是正する食生活の指導が高尿酸血症の治療では最も大切である．

■ 痛風の栄養管理

［栄養療法のポイント］

・適正エネルギーの摂取：標準体重に労作に応じた係数（152 頁：**表 7-7** 参照）をかけて算出する．
・プリン体の節制：食事からのプリン体摂取を 1 日 400 mg 未満を目標とする．

100 g 当たりにプリン体を 200 mg 以上含むものを高プリン食品とよぶ（**表 7-19**）．

食品中の詳細なプリン体含有量は「高尿酸血症・痛風の治療ガイドライン第 3 版」[38]の付録を参照されたい．

・アルカリ性食品を摂取する．
・果糖や砂糖の過剰摂取を避ける．
・尿量を 2 L/ 日以上確保する．
・アルコールを節制する．

［栄養指導のポイント］

・肥満のある患者には，糖尿病治療に準じた摂取エネルギーの適正化が食事療法の最も大切なポイントである．エネルギー過剰摂取の是正はメタボリックシンドロームなどの合併症予防にもつながる．目標エネルギーは標準体重当たり 25～30 kcal/kg とする．
エネルギー過剰摂取につながりやすい，主食の過剰摂取，油脂類・揚げ物・マヨネーズなどの多脂性食品の過剰摂取，間食の過剰摂取について確認し，節制を促す．減量のため，体重測定と記録を推奨する．日々の体重の増減と食事内容を振り返り，食事内容の問題点の確認につなげる．運動療法と併用することも効果的である．
・体内の尿酸は核酸の分解物と食事中のプリン体によるものであり，尿酸の排泄の大部分を担う腎臓の排泄能力には限界がある，体内に尿酸が多く蓄積すると高尿酸血症になる．そのため，プリン体を多く含む食品の摂取頻度や 1 回の摂取量を控えるよう指導する．とくに主菜となるたんぱく質を多く含む食品である肉類や魚介類に

はプリン体を多く含む食品が多い（**表7-19**）．このような食品の摂取が多い場合には，肉では牛や豚の赤身，鶏肉のささみなど脂の少ない部分，魚ではカレイ，タラなどの白身やマグロ，青身ではサバ，ブリの摂取を勧める．また，干物の魚は控えるなどの工夫が必要となる．

・野菜や海藻などのアルカリ性食品は尿を中性化し，尿酸の尿中での溶解度を高める効果があるので，プリン体の少ない食品を積極的に摂取する．とくに野菜は毎食摂取するよう心がける．

・果糖・砂糖（ショ糖）の摂取量が多いと，血清尿酸値の上昇や尿路結石の形成が促進することがあるため，過剰摂取を避ける．果物は1日にりんごなら半分，バナナなら1本，みかんなら2個程度とし，果糖を多く含む甘味飲料や果物のジュース，砂糖入りの清涼飲料の摂取は控えることが望ましい．

・1日2Lの水やお茶を飲む．

・アルコール飲料はプリン体の含有量にかかわらず，血清尿酸値を上昇させる．とくにビールはプリン体を多く含み，銘柄によってプリン体含有量は異なるため注意が必要である，また，血中尿酸値を上げるばかりでなく，高エネルギー飲料であることも指導する．血清尿酸値への影響を最低限に保つ摂取量の目安は1日に日本酒なら1合，ビールなら販売元によって350～500 mL，ウィスキーなら60 mL程度である[38]．

5……消化器疾患

（1）上部消化管

A．逆流性食道炎

■ 逆流性食道炎とは

［定義］

「胃内容物の食道内逆流によって起こる不快な症状あるいは合併症があるものとする」（モントリオール定義）．近年増加傾向にある疾病であり，次のような自覚症状があり，食道炎がないものを非びらん性胃食道逆流症（NERD），食道炎があるものを胃食道逆流症（GERD）とよぶ．

［病因・病態］

ある特定の原因だけでなく，下部食道括約筋（LES）の機能低下，胃排出遅延，食道の知覚過敏，胃酸過多などいくつかの原因が重なって起こる．不適切な食事習慣，暴飲暴食，高脂肪食，肥満や便秘，前屈みの姿勢など噴門機能を超える腹圧の上昇で起こる．

［症状］

胸やけ，呑酸（胃から酸味や苦味の液体があがる），げっぷ，つかえ感，食欲不振，心窩部痛，灼熱感などで，重症化すると狭窄，出血，バレット食道を合併することがある．

［診断］

自覚症状と内視鏡検査，または診断に有効な問診票を利用する．

［治療］

・プロトンポンプ阻害薬（PPI）が最も有効な治療薬で，H2受容体拮抗薬も胸やけを改善して有効である．

■ 逆流性食道炎の栄養管理

[栄養療法のポイント]

・胃酸を過剰分泌させる食品を控える（飲酒，香辛料，高塩分食品など）．

・LES 弛緩の起こりやすい食品を控える（炭酸飲料，高脂肪，甘味，酸味，柑橘類，チョコレートなど）．

・胃内停滞時間の長い食品を控える（繊維の多いもの，揚げ物など）．

[栄養指導のポイント]

・生活習慣では，食後すぐに横にならないようにし，就寝時は上半身を高くする．衣服で腹部を締め付けないようにする．肥満を予防する．

・患者個々で原因や症状が異なるため，不快症状の出ない食べ物や食べ方を相談しながら探す．

・規則正しい食生活を心がけ暴飲暴食（一過性の LES 弛緩を起こす）を避ける．

・呑酸があるときは水を飲む．

B．胃切除術後栄養障害

■ 胃切除術後栄養障害とは

[定義]

胃がんなどの原因で胃および周辺臓器の切除を行うことにより，これらが担う生理機能の低下または喪失により起こる障害である．

[病因・病態]

・病因は手術による小胃（貯留能と生理機能の減少または喪失），適度な排出能の障害（胃排出の亢進または遅延），手術の手技に伴う合併症（狭窄，腸閉塞など）により生じる．

・グルコースやアミノ酸の吸収は大きく障害されることはないが，胃の貯留量の減少により高血糖や高アミノ酸血症を生じることから尿中排泄が増加し，栄養障害をきたす可能性がある．脂質の吸収は健常人より低いとされている．

・脂質吸収障害に付随する脂溶性ビタミン（A, D, E, K），キャッスル内因子の欠如によるビタミン B_{12} の吸収障害，鉄やカルシウムの吸収障害から，貧血や骨障害などさまざまな障害を呈する場合がある．

[症状]

・器質的障害（逆流性食道炎，逆流性胃炎，胆石症・胆嚢炎など）．

・機能的障害（胃酸逆流・胸やけ，胃痛・腹痛，もたれ感・つかえ感，おなら・げっぷ，膨満感，下痢，便秘，早期・後期ダンピングなど）．

・消化吸収障害（体重減少，貧血（鉄欠乏性，ビタミン B_{12} 欠乏症），骨代謝障害，食欲不振など）．

[診断]

・術後イレウスや腹痛，発熱などの臨床症状，血液検査などで診断する．

・小胃症状などの術後障害は患者の訴えから診断する．

[治療]

・術直後は創傷の治療，感染症の予防が行われる．回復の状態に合わせ，経静脈栄養法，経管栄養法，経口栄養法の栄養ルートの選択と栄養量の増量を行う．

・術後後期では，機能喪失により起こる合併症の予防や治療のための栄養および生活指導を行う．

■ 胃切除術後栄養障害の栄養管理

[栄養療法のポイント]

a. 術前栄養管理

低栄養状態のままで手術を行うと，術後の創傷治癒の遅延や縫合不全，免疫機能低下による術後感染症などが起こりやすい．また，術後の化学療法の完遂率が低下するともいわれている．術前から栄養スクリーニングを行い，低栄養の場合は適切な栄養補給を行う．

b. 術後管理

◯術直後

経静脈栄養法が選択され，腸管が使用可能と判断されれば経管栄養法・経口栄養法が開始される．近年は，絶食期間が短縮される傾向にある．

・経口食は，流動食から始めピューレ食，軟菜食，普通食へと1〜2週間程度で進めてきたが，近年は進め方が早くなっている．食品や料理の固さについてもあまりこだわらない．1回量を減らして食事回数を増やす．栄養量が不十分の場合は，栄養補助食品を利用する．

◯術後1カ月

・十分なエネルギー量とたんぱく質量を摂取する．1回の食事量は食後不快感を生じない程度とし，足りない栄養量は補食で補う．

・多くの患者に体重減少がみられるが，健常時の体重までの回復は難しい．各自のペースに合わせて術前の食事に戻すようにする．

・ダンピング症候群に注意する．ダンピング症候群とは，胃切除後の不快症状のひとつで，食後20〜30分に起こる早期ダンピングと2〜3時間後に起こる後期（晩期）ダンピングがある．前者は，小腸に急に食物が達することによって起こる高張状態で，嘔気，嘔吐，発汗，動悸などの症状が起こる．後者は，急激な高血糖の後に起こるインスリン過剰による低血糖で，めまい，脱力感，震え，冷や汗，悪心などの症状が起こる．

◯術後後期

・状態に合わせて，食事量と食事回数を調整する．ダンピング症候群や術後障害に注意する．

・鉄やカルシウム，ビタミン類の栄養障害，体重減少，下痢などがないか，継続した栄養ケアを実施する．

[栄養指導のポイント]

・術後の食事は回復の状態をみながら硬さ，容量（少量頻回食），栄養量を段階的に進める．

・ゆっくり噛むように指導する（**表7-20**）．

・主食・主菜（たんぱく質の多い食品）・副菜（野菜類）を揃えてバランスのよい食事にする．

・規則正しい生活を心がけ，食後は逆流・胸やけ防止のために自分に合った体位で休

表 7-20　ゆっくり噛むことの効果

消化や胃酸の分泌能の低下を補う.
唾液（βアミラーゼなどを含む）の分泌を促す.
食事中の空気の嚥下（げっぷ，おなら）を減らすことが期待できる.
下痢や食べすぎの予防ができる.

表 7-21　ダンピング症候群の予防の指導

水分の多い食事を避け，1 回の食事量を減らす.
高浸透圧になりやすい糖質は控えめにして，たんぱく質や脂肪の割合を増やす．甘い飲料はダンピングを起こしやすい.
食後はゆったりとした姿勢で安静を保つ.
心理的要因もあるので，ダンピングについてよく説明し不安を取り除いておく.

息をとる.

・炭酸飲料は避け，少量の飲酒は可とするが術前より酔いやすくなることを指導する.
・胃酸分泌の低下や喪失などから，新鮮な食品を選び，食品衛生上の注意を指導する.
・ダンピング症候群の予防について指導する（**表 7-21**）.
・回復状態や術後不快症状については個人差が大きい．患者一人ひとりに合わせた，栄養指導内容が必要である.

（2）下部消化管

A．便秘

■ 便秘とは

［病因・病態］

医学的に便秘は「本来体外に排出すべき糞便を十分量かつ快適に排出できない状態」と定義される[39].

原因として機能性便秘と器質性便秘に分類される．原因となる病態や疾患は，機能性便秘では経口摂取不足（食物繊維摂取不足を含む）や薬剤性，便秘型過敏性腸症候群，直腸機能下などによる．器質性便秘は大腸がん，クローン病などによる大腸の狭窄を伴うものや大腸や直腸の形態的変化を伴うことによる.

症状として排便回数減少型と排便困難型に分けられる.

［治療］

慢性的な症状により日常生活に支障が出ている場合には治療の対象となる．機能性便秘では保存的治療（食習慣を含む生活習慣の改善，薬物治療）が行われる．器質性便秘の場合は原因となっている疾患の治療が必要である.

■ 便秘の栄養管理

［食事療法のポイント］

機能性便秘で大腸が糞便を輸送する能力が正常にもかかわらず，排便回数や排便量が減少する場合は食生活の改善が必要である．①朝食を抜かない，②食事量を確保し，水分を十分とる，③野菜，芋類，果物など食物繊維を含む食品をしっかりとる，④腸内細菌叢を良好に保つためにヨーグルトなど乳酸菌を含む食品をとる，などである．

B．下痢

■ 下痢とは

［病因・病態］

下痢は水分の摂取・分泌・吸収などのバランスが何らかの理由で破綻し水分含量が増えた状態をいう．下痢の持続期間により急性，慢性に分類される．また，病態により脂肪性，浸透圧性，分泌性，細胞障害性，腸管運動異常性に分類される．

［治療］

下痢は症状や病態により整腸剤，抗生物質などの薬物治療が，脱水には点滴治療などが必要である．

■ 下痢の栄養管理

［栄養・食事療法のポイント］

下痢の原因に対応した治療を行うが，水分が体から大量に失われるので，水分やミネラルなどを補給する．腸の蠕動運動を刺激しないよう，冷たい食品，脂肪や食物繊維の多い食品は避け，消化のよい食事をとる．

C．潰瘍性大腸炎

■ 潰瘍性大腸炎とは

［病因・病態］

大腸粘膜と粘膜下層を侵し，びらんや潰瘍を形成するびまん性非特異性炎症である．

30 歳以下の成人に多いが，小児や 50 歳以上にもみられる．多くの患者は再燃と寛解を繰り返すことから長期間の医学管理が必要となる．病因は不明であるが，現在では遺伝子的要因と環境因子に免疫異常をきたして発症していると考えられている．腸管外合併症を伴うことも少なくない．

［症状］

粘血便，血便が主で下痢，腹痛，発熱，体重減少，食欲低下，貧血などを伴うこともあるが，病変範囲と重症度によって左右される．

［診断］

臨床症状と内視鏡検査，注腸 X 線検査，生検組織学的検査を行い診断する．

［治療］

薬物療法が中心となる．内科的治療に反応せず改善がみられない，あるいは症状の増悪がみられる場合は手術適応を検討する．

■ 潰瘍性大腸炎の栄養管理

［栄養・食事療法のポイント］

寛解導入，寛解維持効果はなく腸管の安静を保ち低栄養状態の改善を目的としている．症状に合わせた食事内容とする．

- 活動期：症状緩和と腸管の安静を保つため絶食とし経静脈的に栄養補給を行う．
- 寛解移行期・寛解期：易消化性の食事とし栄養状態改善のため高エネルギー・高たんぱく質，腸管の安静を保つため脂肪と食物繊維を控える．

・寛解維持期：食事により症状が再燃することはまれであるといわれ，厳密な食事制限は不要である．暴飲暴食をせずに刺激物の摂取を控える．

［栄養指導のポイント］

若年者が多いため発症前の食生活に問題があることがしばしばある．栄養指導では食生活全般の修正を念頭に実行可能な内容を提案していく．

D．クローン病

■ クローン病とは

［病因・病態］

原因は不明である．現在のところ遺伝子的要因，環境因子が関与し免疫異常が生じていると考えられている．10～20歳代の若年者に好発する肉芽腫性炎症性疾患である．主に小腸や大腸を中心に浮腫や潰瘍を認め，腸管狭窄や瘻孔など特異的な病態を生じる．消化管以外に発熱，栄養障害，貧血など認め，関節炎，虹彩炎，皮膚病変など合併症も起こるため全身疾患として対応が必要である．

［症状］

腹痛，下痢，体重減少，発熱，肛門病変などがよくみられる症状である．

［診断］

内視鏡検査，消化管造影検査，生検組織学的検査，超音波検査にて診断する．

［治療］

完治させる根本的な治療法はなく寛解状態を維持し，患者のQOLを高めることが治療の目的である．薬物療法，栄養療法，外科療法を組み合わせる．

■ クローン病の栄養管理

［栄養・食事療法のポイント］

臨床的重症度に応じて完全中心静脈栄養法，経管栄養法，食事療法，スライド療法が行われる．

・完全中心静脈栄養法：重症例やイレウス，穿孔，大量出血，高度な肛門病変の場合，手術による短腸症候群が適応となる．

・経管栄養法：主に小腸の広範囲に病変があり栄養障害をきたすおそれがある場合は適応となる．成分栄養剤，消化態栄養剤が第一選択となる．とくに1日の摂取エネルギー量の半分以上を成分栄養剤で摂取すると寛解維持に有効とされている．成分栄養剤は成分が化学的に規定された栄養剤で，含まれるアミノ酸は抗原として認識されないため炎症を抑える作用がある．しかし独特の味とにおいにより患者によっては摂取が難しい場合もあり患者の受容性が低い場合は半消化態栄養剤の摂取でもよいとされている[40]．

・食事療法：症状に応じて易消化性の食事とし，脂肪量も30g以下とする．食物繊維は狭窄がある場合は制限する．

・スライド療法：体調に応じて食事量や成分栄養剤の量を増減させる方法．

［栄養指導のポイント］

若年者発症も多く患者個々のライフスタイルに合わせて調整が図れるように指導する．

（3）肝疾患（脂肪肝，肝硬変，NASH・NAFLD），膵炎，胆石

A．脂肪肝

■ 脂肪肝とは

［定義］

肝重量の5% 以上が脂肪（とくに中性脂肪）で占められた状態をいう．

［病因・病態］

3大成因として，アルコール，肥満，糖尿病があげられる．高カロリー輸液やクワシオルコールにより生じることもある．

［症状］

自覚症状に乏しく，全身倦怠感や疲労感を訴えることがある．

［診断］

超音波検査では“bright liver”を呈する．血液検査では，AST，ALT，ALP は低度から中等度上昇する．肥満，アルコールが原因の場合，血中中性脂肪の増加がみられる．アルコールでは γ-GTP の上昇を伴うことが多い．確定診断は肝生検により行われる．

［治療］

食事療法と運動療法によりインスリン抵抗性や内臓脂肪を解消することが治療の基本となる．急激な体重減少は脂肪肝の悪化をきたすことがあるため，月 1～2 kg の減量ペースとする．

■ 脂肪肝の栄養管理

［栄養療法のポイント］

低エネルギー食が有効で，エネルギー摂取量は 30 kcal/kg 標準体重 / 日程度とする．超低エネルギー食（600 kcal/ 日以下）は推奨できない．炭水化物のエネルギー比率は50～60% とするが，病態に応じて増減を考慮する．極端な炭水化物制限食は推奨できない．脂質はエネルギー比率 20～25% に制限する．糖尿病の合併がある場合には糖尿病の食事療法に準じる．禁酒を原則とする．

［栄養指導のポイント］

- 動物性脂肪に多く含まれる飽和脂肪酸は，LDL コレステロールを上昇させるため制限する．その分，魚油に多く含まれる n-3 系多価不飽和脂肪酸を摂取する．
- 精製された糖類，果糖を控えめにし，穀類などから炭水化物を摂取する．

B．肝硬変

■ 肝硬変とは

［定義］

肝硬変とは，肝細胞の壊死と線維化を繰り返し，肝機能不全をきたした状態をいう．多くは不可逆的である．

［病因・病態］

わが国における肝硬変の原因は，ウイルス性肝炎からの移行が約 60% を占め，そのほかにアルコール性，NASH などがある．ウイルス性肝炎で最も多いのは C 型で，次いで B 型である．病期により代償性と非代償性に分けられる．

［症状］

代償性では自覚症状に乏しいが，非代償性になると浮腫，腹水，黄疸や肝性脳症など

の肝不全症状を呈する.

[診断]

ウイルスマーカー，AST，ALT などの血液検査，画像診断（CT，超音波），肝生検などにより行われる.

[治療]

肝硬変に対する根本的治療はないが，肝炎ウイルスによるものでは，インターフェロン単独療法，抗肝炎ウイルス薬との併用療法，肝庇護薬が投与される．非代償性肝硬変では，浮腫・腹水に対して利尿薬，アルブミン輸液，肝性脳症に対してBCAA 製剤の投与，ラクツロースなどの合成二糖類投与（腸管内でのアンモニア産生・吸収の抑制，排便の促進，腸内細菌叢の改善作用がある），低アルブミン血症に対してBCAA 製剤投与，就寝前補食（LES；late evening snack）が行われる．鉄はフリーラジカルを産生し肝細胞を傷つけるため，鉄の制限（鉄制限食，瀉血治療）が行われる場合もある.

■ 肝硬変の栄養管理

[栄養療法のポイント]

エネルギー摂取量は，25〜35 kcal/kg 標準体重 / 日とする．たんぱく質は高アンモニア血症や肝性脳症がない場合は 1.0〜1.5 g/kg 標準体重 / 日（BCAA 製剤を含む）を基本とする．高アンモニア血症や肝性脳症がみられる場合は 0.5〜0.7 g/kg 標準体重 / 日とし，BCAA を含む肝不全用経管栄養剤を併用する．脂質エネルギー比率は 20〜25%とする．肝硬変患者ではエネルギー代謝は異化亢進状態であり，早朝空腹時には一般健常人が 2〜3 日絶食した場合と同程度の飢餓状態にある．夜間の飢餓状態改善には，約200 kcal を就寝前に摂取する LES 食が推奨される[41].

[栄養指導のポイント]

・高アンモニア血症の予防には，便秘を回避するために食物繊維の多い食品をとるように指導する.
・食塩摂取は浮腫・腹水の原因になるので，非代償期のうちから減塩指導を行う.
・鉄制限が必要な場合は，鉄含有量の多い食品の過剰摂取を避け，サプリメントの使用に注意する.
・食道静脈瘤がある場合は柔らかい食品を選択し, よく噛んで食べるように指導する.
・味覚障害を生じやすいため，あらかじめ味覚低下時の対応について指導・相談しておく.
・解毒作用の低下を生じるため飲酒，喫煙，添加物は制限する.

C．非アルコール性脂肪性肝疾患（NAFLD），非アルコール性脂肪肝炎（NASH）

■ NAFLD，NASH とは

[定義]

飲酒歴のない脂肪肝を総称して非アルコール性脂肪性肝疾患（NAFLD；non-alcoholic fatty liver disease）とよぶ．そのうち，ウイルス性や薬物性の肝疾患を除外し，炎症や線維化が認められるものを非アルコール性脂肪肝炎（NASH；non-alcoholic steatohepatitis）と分類する.

[病因・病態]

高率にインスリン抵抗性がみられ，メタボリックシンドロームとの関連が深い.

NAFLDからNASHへの進行は，酸化ストレス，アディポサイトカインなどの障害因子により生じると考えられている．

［症状］

特徴的な身体所見はなく，自覚症状に乏しい．倦怠感や疲労感を訴えることがある．

［診断］

血液生化学検査と画像診断で診断されるが，脂肪肝の正確な判断は肝生検による．

［治療］

食事療法，運動療法などにより生活習慣の改善を図り，NAFLDに合併している肥満，糖尿病，脂質異常症，高血圧症を是正する．内臓脂肪蓄積を認める場合は，とくに積極的な食事療法と運動療法を行う．

■ NAFLD，NASHの栄養管理

［栄養療法のポイント］

エネルギー摂取量は30 kcal/kg標準体重/日程度とする．超低エネルギー食（600 kcal/日以下）は推奨できない．炭水化物のエネルギー比率は50～60%とするが，病態に応じて増減を考慮する．極端な炭水化物制限食は推奨できない．脂質はエネルギー比率20～25%に制限する[42, 43]．

［栄養指導のポイント］

・肥満，糖尿病，脂質異常症，高血圧を合併している場合は，その疾患の指導に準じる．
・飽和脂肪酸の摂取を抑える．
・精製された糖類・果糖は控えめにし，穀類などからの炭水化物の摂取を勧める．

D．膵炎

■ 膵炎とは

［定義］

急性膵炎では，急激な炎症性壊死を生じる．慢性膵炎は膵炎としての臨床像が6カ月以上持続している状態をいう．

［病因・病態］

2大成因はアルコール摂取と胆道疾患である．急性膵炎では，種々の原因で活性化された膵酵素により膵臓が自己消化され，ときに多臓器不全を引き起こし重篤となる．慢性膵炎は病期により代償期，移行期，非代償期に分けられ，非代償期には，膵臓の破壊に伴い，外分泌不全による消化・吸収障害と，内分泌疾患による糖尿病を呈する．

［症状］

脂肪食やアルコール摂取後に上腹部痛，背部の激痛を生じる．

［診断］

血液生化学検査（アミラーゼ，CRP，血清Ca，BUNなど）とCT検査により行う．

［治療］

疼痛対策として鎮痛薬，脂肪制限を中心とした食事療法，膵外分泌不全に対しては消化酵素薬の補充療法，糖尿病を合併している場合はインスリン療法を行う．

■ 膵炎の栄養管理

［栄養療法のポイント］

重症急性膵炎では，全身性炎症反応によりエネルギー必要量が増加している．栄養補

給経路には中心静脈栄養法（TPN）と経管栄養法がある．経管栄養法は感染予防策として重要であるため，重症例でも TPN は可能なかぎり回避することが望ましい．重篤な腸管合併症のない重症例には経管栄養法を行い，TPN はあくまでもその補助と考える．入院後 48 時間以内に経管栄養法を少量からでも開始することが有用である[44]．

慢性膵炎では，エネルギー摂取量を 30〜35 kcal/kg 標準体重 / 日を目安に設定する．慢性膵炎代償期で腹痛がある場合は，脂質制限（1 日 30〜35 g，1 回 10 g 以下）とする．慢性膵炎非代償期では，脂質摂取後に腹痛を誘発することが少ないため，脂質制限は緩和し，消化・吸収障害と二次性糖尿病に対する食事療法を行う[45]．

[栄養指導のポイント]

・アルコールが原因の場合は，断酒を指導する．

・中鎖脂肪酸は，リパーゼの作用を受けずに門脈を経由して肝臓へ運ばれエネルギーに変換されるため，エネルギー源として有効である．

・糖尿病を合併している場合は，栄養状態の改善を優先し，個々にエネルギー摂取量を設定する．インスリン療法を行う場合は低血糖予防の対策を行う．

E．胆石

■ 胆石とは

[定義]

胆囊や胆管に結石を生じた状態をいう．胆石の所在部位から肝内胆石症，総胆管胆石症，胆囊胆石症とよばれる．

[病因・病態]

胆石は，コレステロール胆石と色素胆石（ビリルビンカルシウム石と黒色石）に大別される．コレステロール胆石は，動物性たんぱく質や脂質摂取の過剰による胆汁中コレステロールの過飽和，結晶化などが関与している[46]．

[症状]

胆石発作は，激しい腹痛，発熱，黄疸を生じ，とくに脂質の多い食事後に起こりやすい．無症状のことも多い．

[診断]

超音波検査や CT 検査で診断される．

[治療]

疼痛の予防・緩和，胆石の生成を促進させないことを目的に食事療法と薬物療法を行う．その他，体外衝撃波結石破砕療法や腹腔鏡下胆囊摘出術など外科療法を行うこともある．

■ 胆石の栄養管理

[栄養療法のポイント]

急性期は絶食を基本とし，経口摂取が可能になったら糖質を主体とした流動食から行う．胆のうの収縮刺激の強い脂質は控え，1 日 10 g を超えないようにする．無症状期では，食事摂取基準に準じた普通食とするが，脂質の過剰摂取は避ける．厳しい脂肪制限をすると胆汁排泄を低下させるため，適量の脂肪摂取が必要である．

[栄養指導のポイント]

・1 日 3 食，バランスのとれた食事をとる．

・肥満は胆石発作のハイリスクである．生活習慣を改善し，適正体重を維持する．
・脂質制限時には揚げ物を控え，素材は煮る，蒸す，焼くなどの調理にする．

6……食物アレルギー

■ 食物アレルギーとは

［定義］

食物アレルギーとは，「食物によって引き起こされる抗原特異的な免疫学的機序を介して生体にとって不利益な症状が惹起される現象」と定義されている[5]．食物アレルギーの原因となる物質（アレルゲン）は，主に食物に含まれるたんぱく質である．

［分類］

IgE依存性食物アレルギーの臨床型は，「食物アレルギーの関与する乳児アトピー性皮膚炎」「即時型症状（蕁麻疹，アナフィラキシーなど）」「食物依存性運動誘発アナフィラキシー」「口腔アレルギー症候群」に分類される[47]．このほか，食物以外の抗原感作による食物アレルギー，新生児・乳児食物蛋白誘発胃腸症や食物以外のアレルゲンに由来する食物関連アレルギーがある[5]．

わが国での食物アレルギー患者数は0歳代が最も多く，加齢とともに漸減することがわかっており，全年齢の原因食物は，鶏卵，牛乳，小麦が上位3位を占める[5]．

［症状］

食物アレルギーの症状は，皮膚症状（掻痒感，蕁麻疹，血管性浮腫，紅斑など），粘膜症状（結膜充血，眼瞼浮腫，鼻汁，口腔内の違和感など），呼吸器症状（喉頭違和感，嗄声，咳嗽，喘鳴，呼吸困難など），消化器症状（嘔吐，腹痛，下痢など），神経症状（頭痛，意識障害，失禁など），循環器症状（血圧低下，頻脈，徐脈，蒼白など）とさまざまである[5]．また，重症の場合にはアナフィラキシー症状を呈することがある．アナフィラキシーは「重篤な全身性の過敏反応であり，通常は急速に発現し，死に至ることもある．重症のアナフィラキシーは，致死的になり得る気道・呼吸・循環器症状により特徴づけられるが，典型的な皮膚症状や循環器性ショックを伴わない場合もある」と定義されている[48]．

［診断］

食物アレルギーは，①特定の食物摂取によりアレルギー症状が誘発されること（問診または食物経口負荷試験（以下負荷試験）），②その食物に感作されていること（特異的IgE抗体検査，皮膚試験が陽性）の両方が確認できれば確定診断とする[49]．

［治療］

食物アレルギーの治療法として確立されたものはなく，患者は医師から指示された原因食物を除去して生活を送ることになる．乳幼児期に発症する鶏卵，牛乳，小麦のアレルギーは，年齢が上がるにつれて治っていく傾向が強く，一般的に3歳までに50%，6歳までに60〜70%治る[49]．一方，これ以外の食物のアレルギーは報告は少なく，実態は不明である[49]．実際には，定期的に負荷試験を実施して，症状なく食べられるようになっているかを確認する．最近，注目されている原因食物を医師の指導のもとで経口摂取し，耐性獲得を目指す経口免疫療法は，一般診療としては推奨されていない[5]．また，食物アレルギーの発症予防のために妊娠中や授乳中の母親が特定の食物を除去する

表 7-22　鶏卵アレルギーの場合の調理の工夫

●肉料理のつなぎ
片栗粉などのでんぷん，すりおろしたいもやれんこんをつなぎとして使う．
●揚げ物の衣
水と小麦粉や片栗粉などのでんぷんを衣として使う．
●洋菓子の材料
・プリンなどはゼラチンや寒天で固める．
・ケーキなどは重曹やベーキングパウダーで膨らませる．
●料理の彩り
かぼちゃやとうもろこし，パプリカ，ターメリックなどの黄色の食材を使う．

表 7-23　牛乳アレルギーの場合の調理の工夫

●ホワイトソースなどのクリーム系の材料
・じゃがいもをすりおろしたり，コーンクリーム缶を利用したりする．
・植物油や乳不使用マーガリン，小麦粉や米粉，豆乳でルウをつくる．
・市販のアレルギー用ルウを利用する．
●洋菓子の材料
豆乳やココナッツミルク，アレルギー用ミルクで代用する．

ことは推奨されていない[5, 49]．

■ 食物アレルギーの栄養管理

患者は原因食物を適切に除去し，誤食を起こさずに安全な食生活を送ることが第一となる．また，正しい診断に基づいた必要最小限の食物除去を行うことが非常に重要である．必要最小限の食物除去とは，食べて症状が誘発される食物のみを除去する，また，原因食物であっても症状が誘発されない量までは食べる，という考え方である．つまり，基本的には負荷試験の結果に基づいて食物を除去することである．必要最小限の食物除去を実践することで，除去しなければいけない食物があっても，食品の選択の幅をできるだけ狭めずにQOLを可能なかぎり上げながら食生活を送る．

[栄養食事指導のポイント]

①食物アレルギーの適切な診療の理解

患者が必要最小限の食物除去を実践するためには，食物アレルギーの適切な診療について理解する必要がある．負荷試験を受けて症状なく食べられる量を理解する．

②必要最小限の食物除去の実践

適切な診断を受けて，実際に食生活のなかで原因食物を除去する場合に，何を除去すべきかを理解していないと誤食につながるおそれや，不必要に食物除去の範囲を広げてしまう可能性がある．QOLを上げるためには，代わりに食べられるものや不足する栄養素を補う方法も知っておく必要がある．**表 7-22，7-23** に，鶏卵と牛乳の場合の調理の工夫を示す．除去食物があっても主食，主菜，副菜のバランスを基本として食事を行うことで栄養の摂取状況に問題は出にくいが，牛乳アレルギーの場合にはカルシウムの摂取量が不足がちになるためカルシウムを多く含む食品を積極的に利用する．負荷試験の結果に基づき，医師から食べられる量を指示された場合にはそれに対応した医師の指示する食品を摂取できる．

また，適切に食物除去を行うために，アレルギー表示について理解する．容器包装された加工食品には特定原材料7品目（鶏卵，牛乳，小麦，えび，かに，落花生，そば）の表示義務があり，この他の食品には表示の義務がない．一方，外食産業のメニューなど容器包装されていない食品には上記7品目であっても表示の義務はない．アレルギー表示については消費者庁の web サイト https://www.caa.go.jp/policies/policy/food_labeling/food_sanitation/allergy/ を参照されたい．

7……褥瘡

■ 褥瘡とは

［定義］

日本褥瘡学会では，褥瘡の定義を「身体に加わった外力は骨と皮膚表層の間の軟部組織の血流を低下，あるいは停止させる．この状況が一定時間持続されると組織は不可逆的な阻血性障害に陥り褥瘡となる」[50]としている．

自重による圧縮応力に加え，ずれによる引張応力・剪断応力は虚血の範囲を増大させ，皮膚湿潤（浸軟）は皮膚強度を低下させるとともに，ずれ力を増強させる．これらの外力に対し，十分な栄養補給は組織耐久性を維持・向上させるが，低栄養状態では皮下脂肪や筋肉組織の減少が骨突出につながり，深部の圧力を増大させる．

この自重関連褥瘡に対し，ギプスや静脈血栓塞栓症予防用弾性ストッキング，非侵襲的陽圧換気用マスクの装着部位などの圧迫で生じる創傷や潰瘍は，医療関連機器圧迫創傷（MDRPU；medical device related pressure ulcer）として褥瘡のひとつととらえられている[51]．

栄養管理は，自重関連褥瘡および MDRPU の予防と創傷治癒過程において必要である．

［病因・病態］

危険因子は患者がもつ個体要因と，患者周囲の環境・ケア要因がある（**表7-24**）．個体要因として厚生労働省の「褥瘡対策に関する診療計画書」においては，日常生活自立度BまたはC，基本的動作能力，病的骨突出，関節拘縮，栄養状態低下，皮膚湿潤，皮膚の脆弱性として浮腫およびスキン-テア（皮膚裂傷）の保有・既往を評価する．うっ血性心不全，糖尿病，慢性閉塞性肺疾患などの基礎疾患により末梢血管障害が起こりやすい病態や，脊髄損傷，脳血管疾患などによる感覚障害，骨盤骨折などの運動機能の低下している状態が褥瘡発生につながりやすい．

好発部位は骨が突出しており，かつ体重がかかりやすい仙骨部，踵骨部，大転子部などである．患者がもつ個体要因の変化は得にくいことから難治化・再発を繰り返す可能性があり，予防が重要である．

［症状］

褥瘡が発生した直後1〜3週間の急性期は局所に強い炎症反応を認め，発赤，紫斑，浮腫，水疱，びらん，浅い潰瘍が短時間に出現する．慢性期は感染，炎症，循環障害な

表 7-24　褥瘡発生の要因

個体要因	外力	病的骨突出，関節拘縮
	湿潤	多汗，尿・便失禁
	栄養	低栄養状態，浮腫
	自立	基本的日常生活自立度
環境・ケア要因	外力	体位変換，体圧分散寝具， 頭側挙上，下肢挙上，座位保持
	湿潤	スキンケア
	栄養	栄養補給
	自立	リハビリテーション，介護力

（日本褥瘡学会学術教育委員会：褥瘡発生要因の抽出とその評価．褥瘡会誌，5（1-2）：139，2003．を参考に筆者作成）

どの急性期反応が消退し，組織障害の程度が定まる．

［診断］

皮膚観察により診断する．発生初期は発赤として観察されることが多いが，褥瘡と反応性充血を見分けるにはガラス板圧診法による消退しない発赤，もしくは指押し法を用いる．深部組織損傷（DTI）には超音波画像診断が有用とされる[52]．

日本褥瘡学会では，褥瘡状態評価スケール改定 DESIGN-R®2020 を提唱している．深さ（Depth），滲出液（Exudate），大きさ（Size），炎症／感染（Inflammation/Infection），肉芽組織（Granulation），壊死組織（Necrotic tissue），ポケット（Pocket）の7項目から評価する．2020 年改定により，これらの項目に「深部損傷褥瘡（DTI）疑い」と「臨界的定着疑い」が追加され，急性期でも使用できるようになった．

真皮までにとどまる浅い褥瘡では，毛包が残存しているため新たに皮膚が再生しやすいが，真皮を越え脂肪組織以下に及ぶ深い褥瘡の場合は，血液凝固期，炎症反応期を経て壊死組織が取り除かれた創面に肉芽組織が盛り上がり（増殖期），さらにそれが瘢痕組織に変化する（組織再構築期）ことで新たな皮膚の再生に至る．

［治療］

保存的治療（マットレスを含めた環境整備，栄養管理，創傷被覆材，外用薬剤）や物理療法（陰圧閉鎖療法など），外科的治療（ポケット切開や外科的デブリードマン，再建術）がある．治療にはトータルケアを必要とするため，医師・看護師・理学療法士・管理栄養士・薬剤師などによるチーム医療が行われる．

■ 褥瘡の栄養管理

［栄養療法のポイント］

「褥瘡予防・管理ガイドライン（第５版）」では，褥瘡発生の危険因子となる低栄養状態を確認する指標として，①炎症や脱水などがなければ血清アルブミン，②体重減少率，③上腕周囲長，④血清ビタミンＤ値，⑤食事摂取率（食事摂取量），⑥高齢者には MNA®（mini nutritional assessment）および MNA®-Short Form（MNA®-SF），

⑦ CONUT（controlling nutritional status），⑧主観的包括的栄養評価（SGA）があげられている[52]．

血清アルブミンは，体肢筋量や除脂肪量とのあいだに有意な相関を認めず，また褥瘡患者において炎症反応マーカーであるC反応性たんぱく質（CRP；C-reactive Protein）とのあいだに有意な負の相関関係を認めることが反証報告としてなされており，低栄養状態の指標としては推奨できないが，褥瘡発生の重要な危険因子である[52]．とくに血清アルブミン値3.5 g/dL以下では褥瘡発生のリスクが高まるとされる[52]が，3.0 g/dL以下をスクリーニング目安とする場合もある．

体重は，栄養状態を示す簡便な指標である．体重減少は褥瘡発生のリスクになると考えられ，意図しない体重減少（過去6カ月間に通常時体重の10%，または過去1カ月間に5%を上回る減少）では低栄養状態が示唆される．このことからも定期的な体重測定が推奨される．とくに在宅療養の場合は血液生化学検査が頻回に行われないことからも，体重の変化が低栄養および必要エネルギー充足の指標となる．食事摂取率（食事摂取量）の減少がある場合は早めに対策をとる必要がある．

栄養補給は漫然と行わず，必要栄養量と摂取栄養量の確認，栄養アセスメントを行い，不足の栄養を補うようにする．たとえば経口摂取をしていても，粥食の場合はエネルギーが充足していないことがある．主食と野菜のおかずだけで，たんぱく質が不足している場合もある．経口摂取だけで不足の場合は，補助食品の追加や経管栄養の併用を検討する．

褥瘡の治療に高エネルギー・高たんぱく質の栄養補給が有用とされ，体重の維持可能なエネルギー量の投与 / 摂取ができれば，たんぱく質量を増加させるだけでも褥瘡のサイズが縮小する可能性があると考えられている．少なくともエネルギー投与量30 kcal/kg/日以上，たんぱく質1.0 g/kg/日以上が必要とされている[52]．なお，NPIAP（NPUAP）/EPUAP/PPPIA（米国褥瘡諮問委員会 / ヨーロッパ褥瘡諮問委員会 / 環太平洋褥瘡対策連合）ガイドラインでは，褥瘡の治療のための具体的な必要量としてエネルギー30〜35 kcal/kg/日以上，たんぱく質は疾患を考慮したうえで1.25〜1.5 g/kg/日以上が推奨量とされている[52]．いずれにしても目安であり，投与後の体重，血液生化学検査結果，創傷治癒の経過に応じた調整が必要である．腎機能に異常がなければ，高たんぱく質（たんぱく質エネルギー比率24%）の投与に伴う腎機能への悪影響はなかったとする報告があるが[52]，高齢者の場合は腎機能が低下していることがあり，過剰なたんぱく質投与により腎機能障害をきたすことがないよう，血中尿素窒素（BUN）の値をモニタリングする．また異化防止のため，高たんぱく質補給時には，同時に十分なエネルギー補給を行う．

創傷治癒過程で必要な栄養素を**表7-25**にまとめた．十分なエネルギーとたんぱく質の補給が基本となり，とくに増殖期，組織再構築期ではビタミン・微量元素が関与する．

ビタミン・微量元素の過不足の評価は，摂取量の計算や，血液生化学検査結果，創傷治癒経過からの推測となるが，エネルギーが充足されていない状況下においてはビタミン・微量元素も不足しているものと考えられる．特定の栄養素の補給を追加する場合は，期間を決めて創傷の状態や血液生化学検査を観察する．

経管栄養投与時における長時間の同一体位保持が創傷治癒に影響を及ぼすことがあ

表 7-25 創傷治癒過程で必要な栄養素

たんぱく質 （アミノ酸）	コラーゲンをつくる線維芽細胞の増殖
炭水化物	エネルギー供給源
脂肪 （脂肪酸）	エネルギー供給源 細胞膜構成成分
ビタミンA	コラーゲン合成 上皮形成
ビタミンB	コラーゲン合成 免疫抗体産生
ビタミンC （アスコルビン酸）	コラーゲン合成 血管形成 免疫成分合成 鉄の吸収に関与
ビタミンE	細胞保護作用
ビタミンK	凝固因子合成
カルシウム	コラーゲンの架橋形成
鉄	赤血球形成 組織への酸素供給 コラーゲン合成
銅	赤血球形成 コラーゲン合成
亜鉛	細胞増殖に必要 不足は味覚異常を招き栄養状態を悪化させる
アルギニン	血管拡張作用 細胞増殖の促進 免疫細胞の賦活化
L-カルノシン	創傷治癒促進作用
n-3系脂肪酸	炎症抑制作用
コラーゲン加水分解物 （コラーゲンペプチド）	線維芽細胞の活性化 肉芽の再生

る．製品の濃度や投与速度，胃内固形化による短時間投与を検討する．高血糖がある場合は治癒遷延につながるため，製品選択や投与スケジュールを見直す必要がある．仙骨部褥瘡における便汚染は皮膚浸潤の原因になるとともに，排泄物中の酵素・細菌などが皮膚のバリア機能を障害し創傷治癒を妨げる．下痢がある場合は，浸透圧が低い製品へ

の変更や投与速度の見直し，オリゴ糖や食物繊維を含む製品への変更を検討する．

多くの場合，低栄養がベースにあるため，病院ではNST，在宅療養時では介護サービス事業所の管理栄養士と連携する．

［栄養指導のポイント］

低栄養状態の改善，創傷治癒，再発を予防するための栄養補給について，患者やその家族（介護者）へ指導・教育する．在宅療養者の場合は経済面や介護力も考慮のうえ，効率のよい手段を選択する．経口摂取の場合は，形態調整により摂取量増加につながるケースもある．いずれの場合も体重および摂取量（投与量）をモニタリングし評価する．

8……摂食嚥下障害

■ 摂食嚥下障害とは

［定義］

ヒトの摂食嚥下行動は，食物を認識し，適切な食具（箸，スプーン，フォークあるいは指など）を選択して口腔へ取り込むことから始まり，飲食物の形態に合わせて咀嚼，食塊形成，口腔内移送を行い，食塊が咽頭にさしかかると嚥下反射が惹起し，それを食道へ送り込むという連続した運動である．最初の食物の認識から食道へ送り込むまでの操作に，多くの神経と筋の活動が連動して1回の嚥下が遂行される．

この神経・筋のいずれかに何らかの要因によって滞りが生じると，一連の摂食嚥下機能に障害が生じる．

神経性のコントロールは，口へものを取り込む，つまり口腔，咽頭への知覚刺激が入力されることから始まる．必要に応じて咀嚼運動が始まり，食塊を形成し口腔内から咽頭へ移送する．食塊が嚥下反射誘発部位（奥舌，口峡部）に達すると，その刺激が脳幹にある嚥下パターン形成器（CPG；central pattern generator）に伝わり，そこから遠心性インパルスが発射され，運動神経核を通して嚥下関連諸筋へ伝わり，嚥下運動が遂行される．同時に呼吸中枢も働いて嚥下時の呼吸を調整する．この際，記憶や感情に関する働きを司る大脳皮質の影響も受けながら嚥下運動は遂行される（**図7-8**）．

［病因・病態］

摂食嚥下障害を引き起こす病因は，器質的原因（解剖学的問題）と機能的原因（生理学的問題），その他の原因（心理的問題）に分けられる．

器質的原因とは，腫瘍や外傷などによる食物の搬送路そのものの異常と，頸椎骨棘や甲状腺腫など周辺の病変による圧迫によるものなどを含む．

機能的原因とは，解剖学的構造には問題がないが，動きに問題があることにより生じる障害を指す．代表的な病因として，脳卒中による障害や神経筋疾患によるものなどがある．**図7-8**に示す感覚受容器から知覚神経核への入力に滞りがある，または嚥下パターン形成器の働きに滞りがある，あるいは双方に問題があるといった複数の背景によって生じる．

その他の原因としては，転換型ヒステリーやうつ病，認知症など認知・心理的問題によるものなどがある．

［症状］

摂食嚥下障害の症状の概要および障害を疑う徴候を**図7-9**に示す．日常的な観察や

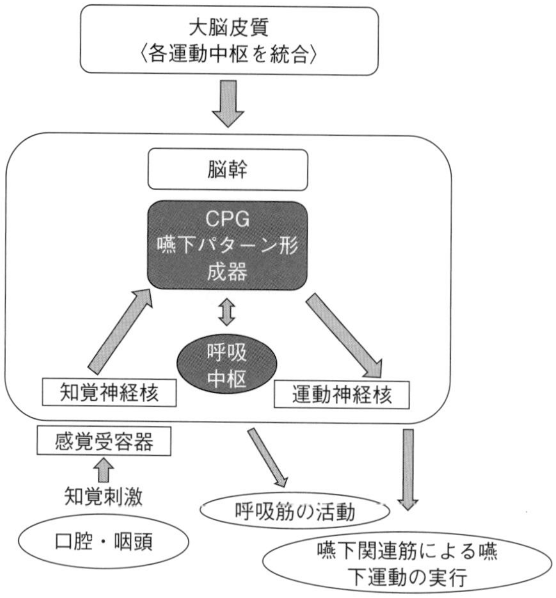

図 7-8　摂食嚥下の中枢経路と運動の発現

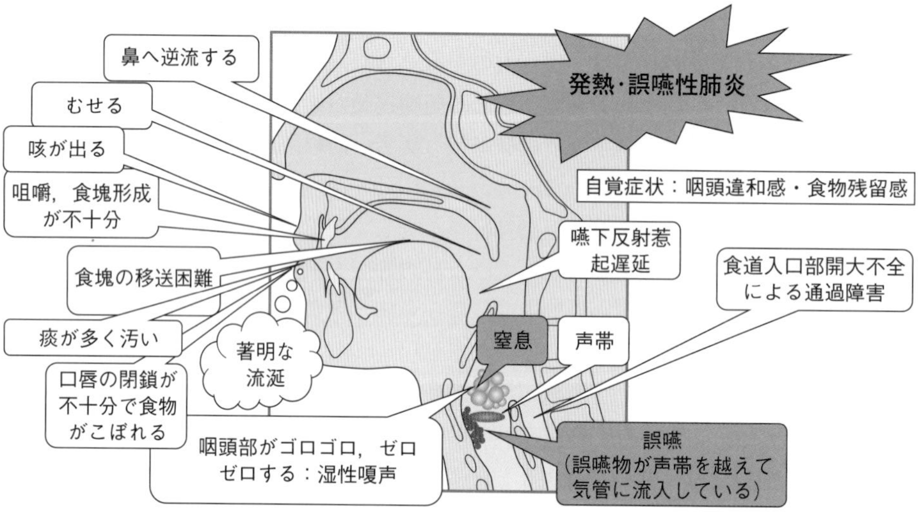

図 7-9　摂食嚥下障害の症状および障害を疑う徴候

患者本人からの訴えから症状を把握し，対応の方針を検討する．

最も目立つ症状は「むせ」である．嚥下と同期してあるいは後から，または嚥下前に起こる咳をむせという．むせは喉頭から気管へ侵入すると処理できない飲食物や唾液あるいは煙などが侵入する際に起こる．

むせは侵入物を排出しようとする反射的な運動で，咳反射（がいはんしゃ）とよぶ．咳反射は**図 7-8** に示した知覚刺激が入力されることにより発現し，喉頭周辺および呼吸筋，腹筋群の総合的な働きによって遂行され，異物を喀出することができる．

咳も嚥下障害を疑う見逃せない症状である．食後に増加する唾液や痰の分泌への反応や，夜間の唾液の喉頭侵入，胃食道逆流によるものなどがある．

口唇の筋力が低下すると，食物を取り込むと同時にタイミングよく口唇を閉じること，あるいは咀嚼中に適度に口唇を動かすことが困難になり，食物がこぼれる．口唇内外の感覚の低下によっても，食物や唾液の所在がわからず流涎となることがある．

口唇から取り込んだ食物は，舌によって臼歯の上へ運ばれ，舌と頬の協調した咀嚼運動によって唾液と混ぜ合わされて嚥下しやすい形状の食塊となる．義歯の不適合や舌の運動障害など，口腔内に問題が起こると咀嚼，食塊形成がしにくくなり，摂食に時間を要するようになる．

口腔内の運動によって形成された食塊は，舌の運動によって咽頭へ移送され，口峡部の嚥下反射誘発部位を通過する際に嚥下反射が惹起し食道へと送り込まれる．**図7-8**に示した嚥下中枢からの出力である嚥下関連筋への運動命令がスムーズに発現しないと嚥下に滞りが生じる．これを嚥下反射惹起遅延とよぶ．嚥下反射が起こり，喉頭が挙上し，喉頭蓋により喉頭が閉鎖されるより前に飲食物が咽頭へ流入すると喉頭内の声帯を越えて気管へ流入することになり，これを誤嚥とよぶ．また，健常者の嚥下では，咽頭収縮筋が収縮して食塊を食道へ駆出するが，咽頭収縮筋の筋力低下や収縮のタイミングがずれることなどにより食道へ駆出しきれず咽頭に残留することがある．

食後あるいは日常的にゴロゴロ，ゼロゼロという印象の声（湿性嗄声：wet hoarseness, gargle voice）が聞かれる場合は，飲食物や唾液の咽喉頭周辺への貯留，嚥下後の残留を疑わせ，その残留物が喉頭に侵入して誤嚥が起こる場合もあるので注意を要する．

また，食道へ搬送されず，大きな食塊などが咽頭・喉頭周辺にとどまると呼吸ができない状態となる．これが窒息であり，嚥下障害のなかでも致命的な症状で危険である．

さらに，患者本人が訴える症状として，嚥下困難感，咽頭異常感，食物の残留感などがあげられる．

［診断］

摂食嚥下障害の診断は，一定の評価法を用いて検査し，それぞれの症状を起こしている障害の状況を判定する．摂食嚥下障害の症状や障害を引き起こす背景は多岐にわたるが，的確な評価により安全性を確保し，必要な働きかけを有意義に進めることが肝要である．

脳卒中などの急性期には　主訴や病歴から摂食嚥下障害を疑う症状を把握し，問診から問題があれば身体所見，神経学的所見，理学的所見をとりスクリーニングテストを行う．そこで問題が確定した際は，障害の背景，リハビリテーションの計画を立てるために嚥下造影（VF；video fluorography）や嚥下内視鏡検査（VE；video endoscopy）など専門的な検査を行い治療に入る．

［治療］

摂食嚥下障害への治療は，障害をもちながらその改善を図るというリハビリテーションとして，機能自体の改善，障害がある状態で食べるための対応の工夫，患者および家族の心理的支援などを並行して行う．

リハビリテーションの概要を**図7-10**に示す[53]．脳卒中などによる発症から回復を目指す過程を示したものである．発症当初の重症度により，経口摂取がむずかしい場合

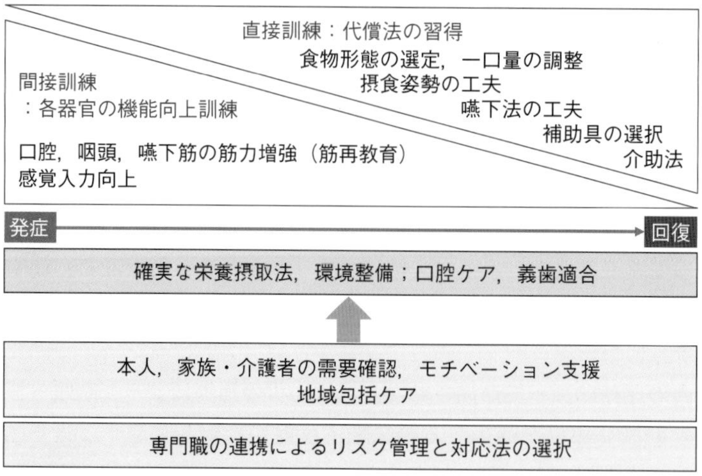

図 7-10　摂食嚥下障害のリハビリテーション

（清水充子：直接訓練と食事介助．嚥下医学，5（2）：147，2016.）

は，食物を用いずに口腔・咽頭の運動機能や感覚入力の向上を目指す間接訓練を行う．間接訓練によって経口摂取が可能な状態に機能の改善がみられたら直接訓練を導入し，食べることを通してさらに機能の向上を図る．直接訓練では，機能に即した食物形態を用いて，一口量や摂食姿勢，嚥下法などによって安全性を確保して訓練を進める．機能を助ける補助具や介助で摂食する際は介助法も工夫してさらなる機能向上を図る．治療方法については，症状に応じてさまざまな手法が用いられており，成書や手引書を参照されたい．

よりよいリハビリテーション遂行のために，確実な栄養摂取法が選択されて栄養摂取が保障されること，良好な咀嚼嚥下のために口腔環境が整備されていることは，いつの時期にも重要な整備条件である．また，リハビリテーションの実際では，主体となる患者本人および家族，介護者の需要を確認し，突然の脳卒中の発症などで落胆し目標を定められない状況にある場合などは，摂食嚥下機能の向上について短期・長期目標を示してモチベーションを支援することも，リハビリテーションスタッフの大切な役割である．最近ではそれらを長期的に地域包括ケアで支える体制が整えられつつある．

また，それらのケアをより有効に果たすために，専門職の連携によるリスク管理と対応法を選択することも重要である．急性期，回復期，維持期といった時期や病院，施設，在宅という場によってかかわる職種が多少異なるが，いずれの場合も互いの専門性を尊重し合い，連携を緊密にとることによって，患者・家族のQOL（生活の質）の保障，向上を目指すよう努める．

■ 摂食嚥下障害の栄養管理

［栄養療法のポイント］

経口摂取に困難のある摂食嚥下障害例では誤嚥の危険性が高く，必要栄養量を満たすことができない場合がある．摂取できている量と内容を評価し，不足分を補充する栄養療法を考慮する必要がある．また，理学療法・作業療法など，筋力を増強し日常生活動作を向上させる全身的なリハビリテーションを遂行するためには，確実な栄養補給ルートからエネルギーばかりでなく，たんぱく質やビタミンなどの栄養素が十分に摂取されている必要がある．可能であれば，補助栄養食品や補助栄養剤を経口摂取にて補う．安全性や耐久性などの問題で経口摂取が困難な場合は，経鼻経管栄養法や末梢静脈栄養法，中心静脈栄養法など患者に合わせた適切な方法を併用する．

摂食嚥下障害があり経口摂取が困難な状況で摂食を進めると，食事に時間がかかり患者が疲労する．食事中の疲労によって誤嚥が起こりやすくなり，また低栄養で体力が低下していると誤嚥による肺炎を起こしやすくなる．このような悪循環を断つために，適宜補助栄養を用いることを勧めたい．

[栄養指導のポイント（疾患に特化したポイント）]

摂食嚥下障害を引き起こす疾患には，高血圧症，脂質異常症，心疾患，糖尿病などが背景にあり，その治療のための栄養摂取の配慮をまず念頭に置く必要がある．そのうえで，管理栄養士は摂食嚥下機能に合わせた望ましい食形態を示し，その調理法や市販品の紹介，補助栄養の導入などを医師や言語聴覚士と連携して行う．

対象者が脳卒中の後遺症などにより失語症などの高次脳機能障害を合併している場合や高齢者で老人性難聴や認知機能に低下がある場合は，指導内容の理解力を確認しながら実生活で実行できるように配慮することも栄養指導のポイントである．

[摂食嚥下障害に適した食事]

障害をもちながらリハビリテーションを進める摂食嚥下障害例には，その障害の状況に合わせて安全に留意した食物が提供されることが，そのリハビリテーションの成功の鍵となる．重度の症例の場合，直接訓練に用いる初期の食物は，とくに凝集性があり付着性がなく嚥下しやすいものを選び，訓練の進行に合わせて段階的に難易度を上げる食事の提供が望ましい．形態は，咀嚼・食塊形成・口腔内移送・水分処理などの機能に合わせて選択されることが大切である．管理栄養士と訓練担当者との緊密な連絡・連携によりその設定がなされること，さらに管理栄養士が患者の摂食状況を確認しながら献立や調理の工夫ができることが望ましい．

9……精神疾患

精神疾患とは，うつ病，統合失調症，不安障害，認知症，摂食障害などを含む疾患である．2017年の患者調査において，精神疾患の患者数は419万人である．第6次医療計画（2012年）から精神疾患は，医療計画に記載すべきいずれの4疾病（がん，脳卒中，急性心筋梗塞，糖尿病）の患者数よりも多いことから医療計画に記載すべき疾患に追加された[54]．

本項では精神疾患のなかでも栄養指導・栄養療法とのかかわりが深い摂食障害について，そのなかでも神経性やせ症（AN）と神経性過食症（BN）について解説する．

■ 摂食障害とは

[定義]

ANとBNは，極端な摂食制限，過食，自己誘発性嘔吐，過剰運動といった異常な行動と，身体像の歪み，痩身への執着などの精神面で定義されている[55]．

表 7-26　神経性やせ症の診断基準

A．必要量と比べてカロリー摂取を制限し，年齢，性別，成長曲線，身体的健康状態に対する有意に低い体重に至る．有意に低い体重とは，正常の下限を下回る体重で，子どもまたは青年の場合は，期待される最低体重を下回ると定義される．

B．有意に低い体重であるにもかかわらず，体重増加または肥満になることに対する強い恐怖，または体重増加を妨げる持続した行動がある．

C．自分の体重または体形の体験の仕方における障害，自己評価に対する体重や体形の不相応な影響または現在の低体重の深刻さに対する認識の持続的欠如．

（日本精神神経学会・日本語版用語監修，髙橋三郎，大野　裕・監訳：DSM-5　精神疾患の診断・統計マニュアル．p332，医学書院，2014.）

表 7-27　神経性過食症の診断基準

A．反復する過食エピソード．過食エピソードは以下の両方によって特徴づけられる．

（ア）他とはっきり区別される時間帯に（例：任意の 2 時間の間の中で），ほとんどの人が同様の状況で同様の時間内に食べる量よりも明らかに多い食べ物を食べる．

（イ）そのエピソードの間は，食べることを抑制できないという感覚（例：食べるのをやめることができない，または，食べる物の種類や量を抑制できないという感覚）

B．体重の増加を防ぐための反復する不適切な代償行動．例えば，自己誘発嘔吐，緩下剤，利尿薬，その他の医薬品の乱用；絶食；過剰な運動など．

C．過食と不適切な代償行動がともに平均して 3 カ月間にわたって少なくとも週 1 回は起こっている．

D．自己評価が体型および体重の影響を過度に受けている．

E．その障害は，神経性やせ症のエピソードの期間にのみ起こるものではない．

（日本精神神経学会・日本語版用語監修，髙橋三郎，大野　裕・監訳：DSM-5　精神疾患の診断・統計マニュアル．p338-339，医学書院，2014.）

［病因・病態］

摂食障害の発症には，やせを礼賛し肥満を軽蔑するなどの社会・文化的要因，低い自尊心や完璧主義などの心理的要因，また遺伝子レベルでの生物学的要因が複雑に関与しており，遺伝子と環境因子の相互作用による多因子疾患[56]と考えられている．

［症状］

行動面の異常として，たとえば炭水化物に強い抵抗感を示したり，自分で食事のカロリー計算を行い，カロリーのわからないものは控えたりするなどの食行動異常などがみられる．精神・心理面の異常として，やせ願望や肥満恐怖，病識の欠如などがみられる．身体面の異常では，低体温や徐脈，低血圧などバイタルサインの異常，低血糖，電解質異常，肝機能障害，汎血球減少などがみられ，救急処置を要することもある．また無月経，骨粗鬆症などの症状も起こりうる．

［診断］

AN と BN の診断について，**表 7-26，7-27** に示す．AN は，過去 3 カ月間，過食または排泄行動（自己誘発性嘔吐や緩下剤の乱用など）の反復的なエピソードの有無によって摂食制限型と過食・排泄型に分類される．

［治療］

ANの治療は，栄養管理（体重管理）や薬物療法，心理療法が行われる．薬物療法は，抑うつや強迫症状などの合併症に対して検討される．心理療法は，わが国では支持的精神療法が中心となり，これらと連携して栄養管理が必要となる．外来の栄養管理では，1週間に0.5 kgを超えない範囲の体重増加を目標とする．なお，体重1 kg増加させるためには約7,000 kcalを要するため，1週間で体重を0.5 kg増やそうとする場合約3,500 kcal，つまり1日で約500 kcalを必要エネルギー量に追加する必要がある[57]．具体的には，管理栄養士による栄養指導で患者の栄養状態の評価と低栄養を改善させる必要性を含めて具体的な食事の増量方法を指導する．

外来では体重が改善しない場合や，臨床症状による重症度が高い場合は緊急入院または入院による救急処置や栄養管理を含む強制的治療を行う．その際，栄養療法を開始する際は再栄養（refeeding）症候群に注意が必要である．

再栄養症候群は，極端な体重減少を伴う低栄養患者に，急速な栄養負荷が開始された際に生じる低リン血症を主体とした致死的な症候群であり，低栄養状態にあるAN患者に対して栄養療法を開始するにあたり，最も注意を払うべき合併症である．低栄養状態に，豊富な炭水化物が体内に入ると，インスリン分泌は増加し，細胞内の糖代謝が活発となり，急激にリンの需要・消費が増大するため低リン血症が生じる[58]．血清リン値が1.0 mg/dL以下の重篤な低リン血症になると，心不全，呼吸不全，横紋筋融解，多臓器不全などの身体症状に加え，さまざまな精神・神経症状をきたすといわれている[58]．

低リン血症以外にも，低カリウム血症による不整脈などの危険性もあるためカリウムやマグネシウム，ビタミンB_1のモニタリングを行いつつ投与エネルギー量を決めていくことが重要である．栄養療法開始時は，500～1,000 kcal程度から開始し，入院中の体重増加は0.5～1.0 kg/週以内の目標とする[59]．退院前にも栄養指導を実施して自宅での食事のとり方について指導する．

BNでは，ANよりも低体重であることは少ないが，頻回の自己誘発性嘔吐や下剤の乱用によって脱水や電解質異常による不整脈の危険性があることを想定しておく．BNに対する治療では外来での認知行動療法が有効であり，患者の認知の歪みが改善されていく過程で，適切な栄養素の配分とエネルギー量の食事内容について栄養指導で行うのが望ましい．

⑩……呼吸器疾患

■ 呼吸器疾患（とくに慢性閉塞性肺疾患）とは

［定義］

呼吸器疾患とは，呼吸にかかわる臓器である呼吸器の疾患の総称である．その多くには，咳，痰，呼吸困難，胸痛，喘鳴などの症状がみられ，主な疾患として慢性閉塞性肺疾患（COPD；chronic obstructive pulmonary disease），肺がん，肺結核，気管支喘息，肺炎，呼吸不全などがあげられる．本項では栄養管理がとくに重要なCOPDについて述べる．

COPD は，肺気腫，慢性気管支炎の総称で，タバコ煙や粉塵などの有害物質を長期にわたり吸入・曝露することで生じた肺の炎症性疾患である．喫煙習慣がある中高年に発症しやすい[60]．近年日本国内で行われた疫学調査でも 70 歳以上では 210 万人の COPD 患者がいると推測されている．しかしながら診断率は 8.6% とのことである[60]．

［病因・病態・症状］

COPD は，呼吸機能検査で正常に復すことのない気流閉塞を示す．気流閉塞は末梢気道病変と気腫性病変がさまざまな割合で複合的に作用することにより起こり，末梢側に炎症が進展した場合には肺胞を破壊（気腫化）し気道病変が起こり，進行性である．臨床的には徐々に生じる体動時の呼吸困難や慢性の咳・痰を特徴としている[60]．COPD の初期は無症状であるが，呼吸のためのエネルギー効率が低下し，徐々に労作時の息切れが顕在化する．呼吸数が増える際に起こる動的過膨張が関与する．重症化すると低酸素血状態となり全身性炎症となる．それればかりか筋力低下，骨粗鬆症，体重減少，虚血性心疾患，その他の種々の全身併存症が認められる．

［診断］

COPD の診断には，1 秒率（FEV_1/FVC）を採用し，気管支拡張薬吸入後のスパイロメトリーで 1 秒率が 70% 未満であれば COPD と診断する．病期分類のⅠ期では軽度の気流閉塞に対し，Ⅳ度ではきわめて高度の気流閉塞を示す[60]．

［治療］

COPD は，気流制限が不可逆的な進行性であるため根本的な治療はいまだ確立されていない．しかしながら早期診断と禁煙，薬物療法，呼吸リハビリテーションなどが治療の重要な鍵となる．さらに在宅酸素療法を行うことで重症化予防となる．

禁煙：病気の進行を遅らせることができる（禁煙治療は保険適用）．

薬物療法：感染症予防（肺炎球菌ワクチン，抗生物質など）．喀痰調整薬．吸入ステロイド薬，ステロイド．気管支拡張薬（長時間作用性抗コリン薬，長時間作用性 β_2 刺激薬，メチルキサンチン）．

呼吸リハビリテーション：運動療法・栄養療法などにより自覚症状の軽減，運動能力の向上，QOL の向上が期待できる．

在宅酸素療法：家庭で持続的に酸素を吸入することで，患者の QOL が向上し，生存率が高まる．

外科・内視鏡手術：一部だけが膨張した肺を縮小させるために，極度に破壊された肺の一部（20～30%）を切除する手術を行う．

■ 呼吸器疾患の栄養管理

［栄養療法のポイント］

COPD による栄養障害は，体重減少が肺機能障害とは独立した予後因子であることが広く認識されてきている．近年，COPD における全身性炎症が栄養障害に深く関与することや，内分泌ホルモンの分泌動態の変化が，食欲の調節や筋蛋白質の増加や減量の因子と深い関係があることが報告されている（**図 7-11**）[61]．

そのため，エネルギー摂取量不足に起因した筋蛋白の異化亢進状態であるマラスムス型栄養障害（PEM）に対する栄養療法を重視している．その食事摂取基準の目標を**表**

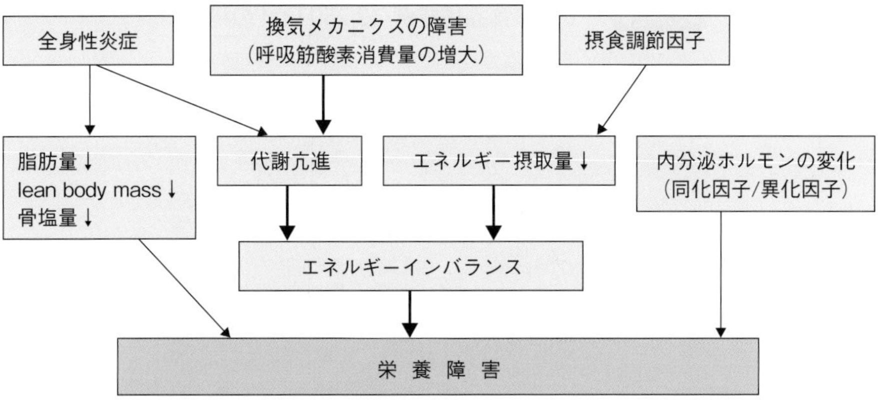

図 7-11 COPDにおける栄養障害のメカニズム

(吉川雅則・他:新しい栄養療法―グレリンの臨床応用. 臨床栄養, 114 (3):268-272, 2009.)

表 7-28 食事摂取基準

・基礎代謝量または，安静時代謝量の 140〜160% を基準量とする.
・BCAA（分岐鎖アミノ酸）の有用性が示されている.
・体重当たり 1.0〜2.0 g/kg/ 日のたんぱく質を摂取する.

たんぱく質エネルギー比	15〜20%
炭水化物エネルギー比	50%
脂質エネルギー比	30〜35%

・ビタミンは，A，B群，Cを補給する.
・リン，マグネシウム，カリウム，カルシウムを補給する.
・水分の補給は，体重× 30 mL（最低量）とする.
・高血圧，浮腫がある場合は食塩は 6 g 未満の摂取とする.

7-28 に示す.

一般的に炭水化物中心の食事は，動脈血の炭酸ガス分圧を上昇させる可能性があるといわれている．とくに口からの食事摂取ができず，経静脈栄養剤や経管栄養剤を利用している患者に関しては十分な注意が必要である.

エネルギー量を増量するためには，多くの脂質が必要となる．心不全が合併しやすいため，動脈硬化の促進因子となる動物性脂質や飽和脂肪酸を多く含む食品は控え，n-3系脂肪酸の多い食品を利用する．栄養障害が進行するため，すべてのビタミン，ミネラルが不足するので，ビタミン，ミネラルの摂取は強化する.

現在，代謝性の二酸化炭素産生を抑える脂肪，炭水化物調整食品で調整された病態別濃厚流動食がエネルギー摂取などの強化に役立っている.

[栄養指導のポイント]

COPDと診断された時点で栄養状態をアセスメントし，栄養障害を起こさないように栄養療法を開始する．筋肉量の減少は栄養障害時に起こる可能性があるので，運動療

表 7-29　1 日の食品構成例（2,250 kcal の場合）

ご飯	250 g × 3 回
野菜	300 g
魚	80 g
卵	50 g
肉	60 g
大豆製品	120 g
牛乳	200 g
いも	150 g
果物	200 g
砂糖	25 g
油脂	40 g

法を併用し，筋力トレーニングや呼吸リハビリテーションを行って ADL を確保する．

COPD 患者の食品構成の考え方は，たとえば安静時代謝（REE）が 1,500 kcal で標準体重 50 kg の場合だと必要エネルギー量 は REE × 150%= 2,250 kcal，必要たんぱく質は標準体重× 1.5=75 g となり，**表 7-29** の食品構成量が適当となる．

しかしながら，食品構成に基づいて実施しても安定体重とならない場合がある（やせ・肥満など）．そのためにも継続的な栄養アセスメントが必要である．在宅酸素療法を開始する際には栄養障害の有無をアセスメントし，継続的に栄養障害を確認する必要がある．呼吸エネルギー量増大と食事との相関を患者へ教育し，早期栄養療法を開始すると体重減少や PEM が起こりにくいと思われる．ただし，他の慢性疾患を合併している患者に無理な栄養補給を行うと，かえって体重増加により肥満状態となり，呼吸苦を起こし，ADL が悪化する危険もある．また，食欲不振の患者に対し無理に食べることを促すと，心身障害に陥る危険もあるため，心理状態を考えた療法が必要となる．

食事の工夫としては，①喫煙は肺機能を低下させるばかりか食欲低下因子が含まれているため禁煙にする，②6 回食など分食にして 1 回に食べる量を減らす，③少量で高エネルギー，高たんぱく質の食品を考慮する，④炭酸飲料などのガスが発生し腹部膨満感をきたすものは避ける，⑤さっぱりとした食品を利用する，⑥食事の環境を整える，⑦新鮮な食材，旬のもの，うまみなどを工夫し，好みでおいしく食べられる食品を選択する，⑧食べられないときはサプリメントを利用し必要量を満たす努力をする，などがあげられる[62]．

11……がん

■ がんとは

［定義］

がんは，悪性腫瘍または悪性新生物ともいわれ，生体内の細胞が異常に増殖する疾病である．細胞の増殖が生命維持に必要な臓器や組織で起こると，機能が阻害され，生命を脅かすこともある．日本人における死亡順位の 1 位はがんであり，約 30% と高い．

がん死亡数の男性の1位は肺がん，2位は胃がん，女性の1位は大腸がん，2位は肺がんであり，ともに肺がん，膵臓がん，大腸がんの割合が増加し，胃がんの割合が減少している[63]．

［病因・病態］

がんは，発生要因により遺伝子の障害が蓄積されることで発生すると考えられており，発生までに一定期間を要するため，高齢化は大きな要因といえる．1996年，ハーバード大学から発表されたがんの要因は，食べ物35%，喫煙30%，ウイルス10%，職業4%，アルコール3%であったが，2005年，日本人における発生要因別人口寄与割合（PAF；population attributable fraction）では，喫煙20%，感染性要因20%，アルコール6%とされている[64]．日本人における食生活は世界のなかでも比較的健康的であるという事実を裏づけているが，現在の若年層の食生活の変化から将来的にはがん要因が変化する可能性もある．

また，がん患者の栄養代謝は通常と異なる．がん細胞はブドウ糖を主なエネルギー源としているため，肝臓での糖新生が亢進し，その結果，筋肉量や脂肪量が減少する．同時にたんぱく質や脂肪合成は抑制され，たんぱく質，脂肪分解が亢進する．このようにがん患者は，異化亢進状態となり，サルコペニアを呈する．がん患者の代謝異常が進むと悪液質となり，栄養状態の改善は難しい．

［症状］

がんの症状は，発生する臓器により異なる．乳がんなど体表に近い部位では，手で触れてしこりを確認することができる．胃がん，大腸がん，肝がんなども腹部のしこりとして感じることがある．初期のがんでは痛みはないが，進行すると増大，浸潤，転移により臓器や神経を圧迫して痛みを生じる．また，消化管では吐血や下血，肺がんでは血痰，泌尿器では血尿，子宮では性器出血など出血を特徴とする．大腸検査で便潜血検査を行うのは，そのためである．食道がんでは，食事のつかえ感や嗄声などが起こる．その他，倦怠感，食欲不振なども共通した症状である．

［診断］

検査方法は臓器により異なる．しこりを確認する触診，消化器のバリウム検査や内視鏡検査，大腸の便潜血，肺では胸部X線，その他に細胞診，血液腫瘍マーカー，CT検査，超音波，血管造影など，手軽で安価なものから精度の高いものまで，目的と症状に応じて実施する．がんの確定診断がなされれば，がんの深達度，リンパ節転移，多臓器への転移を確定診断する．

［治療］

がんの深達度や転移の状況に応じて，局所療法および全身療法が行われる．局所療法は外科治療や放射線治療であり，全身療法は化学療法や免疫療法などである．

肺がんや胃がんなどの固形がんの場合は，UICC（国際対がん連合）により作成された病期分類により，標準的治療の組み合わせが治療アルゴリズムとして示されている．白血病や多発性骨髄腫などは，全身療法として化学療法が優先される．

外科療法には，内視鏡下切除，腹腔鏡下手術，開腹手術があり，リンパ節転移状況などにより選択される．また外科療法と化学療法，放射線療法を組み合せた治療も行われる．

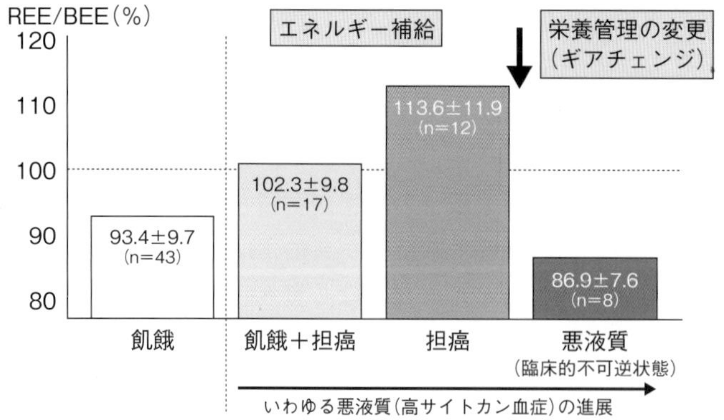

図7-12　エネルギー消費量とがんの進展

REE/BEE= 実測エネルギー消費量（間接熱量計）/ 安静時基礎エネルギー消費量（Harris-Benedict 法）
（東口髙志：終末期がん患者のエネルギー代謝動態とその管理．静脈経腸栄養，24（5）：1071-1075，2009.）

■ がんの栄養管理

[栄養療法のポイント]

①栄養アセスメント

がん患者は，がん発生部位により食事摂取量が減少したり，その代謝異常から低栄養状態に陥ったりする場合が多い．正しく栄養状態をアセスメントすることで，適切な栄養診断，介入を可能とする．がん細胞への栄養遮断を目的に，低栄養になり飢餓状態となっている患者も存在するため，栄養評価は重要である．

主観的包括的評価（SGA）から問題を把握し，客観的栄養評価（ODA）で栄養不良の程度を明らかにする．評価項目では，体重減少率，体構成成分から骨格筋量，生化学検査などを用いる．悪液質の状況では，体重減少，骨格筋量の減少，体脂肪量の減少などが起こる．

また，検診率の向上から，早期がん患者の治療では，肥満やメタボリックシンドロームの患者もいるため，個別対応が必須である．

②栄養投与ルートと栄養量

栄養投与ルートは，がん患者の消化器の状況により左右される．経口摂取が可能であれば，経口投与（食事）が最優先であり，上部消化管に問題があっても，下部消化管が機能していれば，経管栄養法を検討する．可能であれば，積極的に消化管を使用し，感染予防のためにも，腸管粘膜の萎縮を防止する．しかし消化管の閉塞や裂孔があれば，経静脈栄養法となる．経口，経管，静脈は個々の患者の状況により，単独ルートでなく，組み合わせとなる場合が多い．

投与エネルギー量は，がん患者の病態のステージにより変化する（**図7-12**）[65]．悪液質の症状がなく，初期がんの場合は，治療に支障がないように必要栄養量を満たすよう計画する．

ハリスベネディクト（Harris-Benedict）の式による基礎代謝量に活動係数とストレス係数（がんでは1.0～1.5）を乗じて推定する．しかし，エネルギー必要量は個々に差があるため，呼気分析により安静時代謝量を測定し，決定することが望ましい．また，悪液質の進行の場合は，基礎代謝量の減少に加え，投与エネルギー量を増やしても同化できないため，病態の見極めが重要となる．

たんぱく質投与量はエネルギー比率として15～20%，標準体重当たり1.0～1.5 g/kgを目安とする．分岐鎖アミノ酸（BCAA，バリン，ロイシン，イソロイシン）の摂取は，悪液質の改善に効果的である．

脂質投与量は，エネルギー比率として25% 程度を目安とする．脂質の内容としては，EPA，DHA などの ω-3 系脂肪酸の積極的摂取は，炎症性サイトカインの抑制に効果がある[66)]との報告もあるため，勧められる．また，呼吸障害がある場合は，呼吸商へ配慮し，脂肪摂取比率を増やすことが効果的であるが，患者の食嗜好を配慮した食事計画とする．

炭水化物は，エネルギー比率50～60% を目安とする．その他のビタミン・ミネラル類は，日本人の食事摂取基準（2020年版）が基準となるが，栄養素摂取状況のアセスメントにより不足の栄養素を確定し，充足を目標とする．

さらに終末期がん患者に関する輸液療法については，腹水，胸水，浮腫の悪化防止のために，1,000 mL/ 日以下が推奨されている[67)]．

[栄養指導のポイント]

①外科治療の栄養管理

頭頸部がん，食道がん，胃がんなど上部消化管の手術は術後の経口摂取量が減少するなど，体重減少を主として低栄養となる場合が多い．術前・周術期・術後を通して適切な栄養管理は，回復を早めるだけでなく，術後の感染症や合併症を予防するうえでも，重要である．上部消化管では，胃瘻や腸瘻など経管栄養法を取り入れることで，栄養状態を維持できる．周術期のERASプロトコールのなかに絶食期間の短縮が提案されてから多くの施設で取り入れられ，患者のストレス軽減，インスリン抵抗性の改善に効果を上げている．

胃がんを例にすると，術後はダンピング症候群や小胃症候群となるため，副作用対策として1回の食事量を減らしたり，分食方法や噛み方，食事時間などの食べ方の栄養・食事指導が重要である．また，栄養補助食品の利用なども視野に入れるとよい．

②化学療法の副作用への対策

化学療法の副作用としては，悪心，嘔吐，食欲不振，便秘，下痢，味覚障害，倦怠感，口内炎，骨髄抑制，神経障害，脱毛など治療前から数年後まで長期にわたる．ここでは，消化器症状への対策を示す．悪心，嘔吐，食欲不振に関しては，薬物療法も効果的であるが，適切な食事の対応も，患者のQOL向上には欠かせない．

悪心, 嘔吐, 食欲不振の厳しいときは, 経静脈栄養法も考慮するが, ①食事量を減らす, ②水分の多い果物やシャーベットなど食べやすい物を優先する, ③おにぎりや麺類, サンドイッチなど形を変えた主食とするなど, 栄養バランスにとらわれず勧めてみるとよい.

下痢のときは，脱水とならないように，イオン飲料など水分補給に配慮する．

便秘のときは食物繊維を積極的に摂取するが，両者ともプレバイオティクス療法など整腸作用へ配慮する．

口内炎では，刺激を軽減した口腔ケアを行い，薬剤の塗布を合わせて，摂取可能となれば，柔らかく形態調整した食事を勧める．温度は体温に近く設定し，水分の多い調理とする．

味覚障害では，強く感じるまたは嫌に感じる味を軽減し，薄く感じる味を濃く味つけするなど，個別に調整する．多くは甘味を強く感じ，塩味を弱く感じるので，うま味を強化することも効果的である．その他食べていないときでも特定の味を感じることもある．いずれも患者の状況により，嗜好を配慮して対応する．

また放射線治療では，倦怠感や食欲不振の他，照射部位により副作用は異なる．頭頸部では，口内炎，唾液の減少による口腔乾燥，味覚障害，嚥下困難などが起こる．腹部では，便秘，下痢，食欲不振など，胸部では，呼吸困難やつかえ感などが起こる．

③在宅栄養管理

現在，がん治療は入院期間の短縮，外来化が進み，栄養管理はがん患者・家族が自身で行わなければならない場面が増えている．外科治療前後，化学療法や放射線療法の副作用対策など，適切な情報を提供することが望まれる．加えて，患者の高齢化から要支援・要介護の在宅患者も増えているため，個々に合わせた栄養管理・栄養支援が達成されることが望まれる．

4 在宅（居宅）患者の栄養支援

在宅患者の生活支援には，医療・介護従事者だけではなく，地域の食堂・商店（スーパーマーケットなど），配食サービス事業者，日常の買いものを支援してくれる人，経済的に支えてくれる人，介護の協力者までもが関係しており，在宅患者に必要なサービスを模索しつつ医療・介護・生活の支援を構築していく必要がある．

在宅患者の栄養状態評価の特徴として評価を実施する場が即，患者の生活の場であることがあげられる．在宅という環境は，病院と違い検査機器もそれを扱う専門職もいない．また，患者情報の収集方法には限りがあり，目の前の患者やその家族からの情報収集だけで栄養評価を実施することも少なくない．そのため，正確な情報を効率的かつ効果的に収集することが在宅患者の適切な栄養管理の実践につながる．在宅患者には，とくにフレイルによる低栄養状態が多く見受けられるので，本項では低栄養における栄養支援について述べる．

1……栄養スクリーニング

在宅患者の栄養スクリーニングは，他職種や家族との情報交換が必要となり，他職種との報告・連絡・相談が重要となる．

栄養スクリーニングの内容は，要支援・介護認定結果，家族状況，主介護者，介護にかかわる人の介護力，調理担当者，経済状況の把握が基本項目となる．また，身体機能や健康状態のスクリーニング項目は既往歴，現病歴，主治医，検査結果，服薬の内容，視力・聴力・言語の障害程度などがある．とくに摂食行為の衰えによる栄養障害や，嚥下運動機能障害に伴う感染症のリスク評価には，低栄養予防，咀嚼・嚥下機能の状態，

表 7-30　栄養スクリーニングと身体計測

①体重の変化率
　体重変化率＝（平常時体重（kg）－測定体重（kg））÷平常時体重×100
　平常時の体重からの変化を診る．
　過去 6 カ月で 10%，3 カ月で 7.5%，1 カ月で 5%，1 週間で 3%以上の体重減少は，高度栄養障害のリスクとする．
②標準体重比（% IBW））
　% IBW ＝測定時体重（kg）÷標準体重（kg）×100
　90%以下で軽度栄養障害，80%以下で中等度栄養障害，70%以下では高度栄養障害とする．
③平常時体重に対する体重比（% UBW）
　% UBW ＝（測定時体重（kg）÷平常時体重（kg））×100
　86～95%軽度栄養障害，76～85%中等度栄養障害，75%以下重度栄養障害とする．

義歯装着の有無，ADL の状況，現在の体重と理想体重との体重比，上腕周囲長，上腕三頭筋皮下脂肪厚，上腕筋囲，上腕筋面積，下腿周囲率，体脂肪の他，食事時間や回数，栄養への関心などがある．在宅患者が平常時体重を記憶しているときはその場で体重を測定し，平常時体重に対する体重比（% UBW）を算出する（**表 7-30**）．栄養スクリーニングは，在宅患者の栄養アセスメントの事前準備であり，スタートとなる．

❷……栄養アセスメント

栄養アセスメントは，栄養スクリーニングの結果を踏まえ，在宅患者の課題を掌握し，課題解決のために必要な情報を収集する．在宅患者や家族の主観的情報と客観的情報，生活環境評価，臨床診査，身体計測，臨床検査，食事摂取調査などから栄養状態を判定する．在宅で治療を行うことの不安や家族の肉体的・精神的過労に留意することも重要となる．他職種との情報交換に共通用語を使用し，栄養アセスメントをより発展させることが重要である．

最近では在宅で簡単にできる栄養アセスメントを行い，必要であれば MNA® を利用する場合も多い．また，在宅チーム医療栄養管理研究会で作成されたスリーステップ栄養アセスメント「NA123」といったアセスメントツールもある（**図 7-13**）．これは，食事アセスメント，水分摂取量，食事摂取量調査の 3 つから構成されているものである．

❸……栄養状態の判定

在宅患者の栄養状態の診断で代表的なものに低体重がある．栄養状態の判定における低体重の定義は「策定参照基準値や推奨値と比較し，低い体重である」であり，その病因として「摂食パターンの異常」や「食物を入手する手段の制限や不足」などがある．

在宅患者の合併症悪化の原因となりうる低栄養状態は生理的機能の低下をもたらす．さらに身体機能の低下をもたらし ADL の低下を引き起こす．在宅患者の栄養管理は患者の ADL 低下を予防し，IADL の低下を予防することにもつながる可能性が高い．IADL とは日常生活を送るうえで必要な動作のうち，掃除や洗濯，調理や買いもの，服

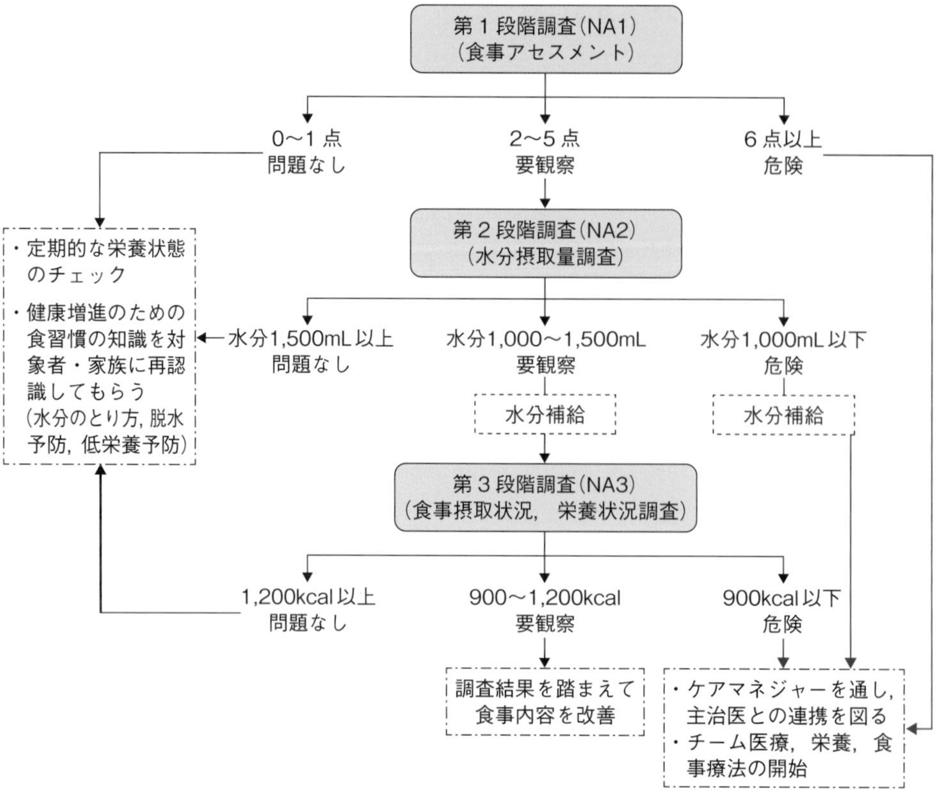

第１段階調査（NA1），第２段階調査（NA2）で「危険」と判断され，とくに緊急性がみられる場合は，早急にケアマネジャー→主治医→チーム医療へとつなげる（図中 ⟶ 部分）．本書では水分「1,500mL」要観察・「1,000mL」危険，エネルギー「900〜1,200kcal」要観察・「900kcal 以下」危険と判断する．

図 7-13　スリーステップ栄養アセスメント（NA123）の概要

（在宅チーム医療栄養管理研究会監修：スリーステップ栄養アセスメント（NA123）を用いた在宅高齢者食事ケアガイド．第一出版，2014.）

薬管理などの動作を指す．

4……在宅高齢患者における経口摂取の問題点

高齢者にとって加齢に伴って生じる摂食嚥下機能の低下は，食生活に大きな影響を及ぼし，「口から食べられない」ということがすなわち「生命および人生の質と直結する重大問題」となる．

このように経口摂取に問題が生じた場合には以下のような影響が考えられる．

①食物を摂取できないことから生じる食欲低下，脱水症・栄養不良，生命の維持にかかわる問題

②誤嚥による窒息，（誤嚥性）肺炎

③経静脈栄養法，経管栄養法による「食べる楽しみ」の消失と人生の質，QOL の低下などこれらの問題点を考えるためには，この問題に影響を及ぼす要因や摂食の全過程への老化の影響などを多方面から把握する必要がある．また，身体面，精神面，経済面，ライフスタイルなど高齢者一人ひとりに適合したアプローチが必要である．

5……在宅での栄養支援の計画・実施

①摂取量不足のための対応

人が体重を1 kg増やすには平均7,200 kcalが必要とされる．たとえば普段の食事に360 kcalのエネルギー量を増加させると20日間で1 kg増加する．しかしながら実際はそんなに簡単ではない．ただ栄養剤を患者に渡して飲ませればいいわけではない．患者の状態や思いを考慮しながら，360 kcalをどのような栄養素で構成すればよいのか，三大栄養素やビタミン，ミネラルをどのように取り入れるのかを考えながら，身体組成で減少している栄養素を強化していかねばならない（それぞれの病態別栄養管理参照）．

②食環境の調整

買いものや調理，掃除，食事の後片付けなど，だれがどのように行うのかの環境整備も必要である．

③調理の工夫

口から食べることの支援として，栄養アセスメントや摂食機能評価に基づいた食物の物性を調整する．

在宅患者の状況は日々変化しており，在宅で栄養状態を評価する場合においても，その日の一場面にしかすぎない．在宅における経口摂取を継続するための支援は，在宅で得られる情報だけで判断するのはなかなかむずかしい面がある．そのため，病院・介護老人保健施設の情報を共有することはたいへん重要な意味がある．さらに在宅での栄養アセスメントや摂食嚥下機能評価を行うことで，より在宅での生活状況，介護量，介護力に合わせた指導ができる．

「口から食べる幸せ」を終末期まで噛み締めるには，低栄養状態の主な原因を早期に突き止め，低栄養状態にさせない介護予防の実践が急務である．

5 チーム医療

チーム医療とは，医療環境のモデルのひとつである．臨床栄養学の領域においてチームアプローチは重要であり，各医療スタッフの連携により治療効果を最大限に活かすことが可能となる．

臨床栄養学の認知に伴い，多職種による早期の栄養スクリーニング，治療に寄与する栄養管理計画の作成や実施，栄養モニタリングシステムなどの栄養管理体制の構築による新たな専門性の範囲が広まりつつある．栄養管理体制の構築とともに重要なことは，その施設の姿勢であり，栄養ケアプラン，実施，評価に関してスタッフ間で意思統一がなされていることである．

1……栄養サポートチーム（NST；nutrition support team）

NSTとは，患者へ適切かつ質の高い栄養管理を提供するために，医師，看護師，管理栄養士，薬剤師などの多職種が協働し，チーム医療を実践する集団である．1999年以降，わが国において飛躍的にNST設立施設が増加した．NSTは，患者の栄養ケアを通じて診療科や病棟を包括的に管理することが可能であり，横断的な活動により医療従事者間の連携を強化し，医療の質の向上に有用であるとされている．

各施設での積極的な取り組みによりチーム医療としての栄養管理が認められ2010年には，診療報酬として「栄養サポートチーム加算」が新設され，栄養管理にかかわる専任の専門的知識を有した多職種（医師，看護師，管理栄養士，薬剤師など）チームの診療による算定が可能となった．栄養障害の状態にある患者や栄養障害の状態になることが見込まれる患者に対し，栄養介入を行うことで1人当たり週1回200点の算定が可能である．2018年には，より効率的な医療提供を可能とし，より弾力的な運用が可能となるよう専従要件が緩和された．

NSTは，栄養障害の改善による合併症の減少や在院日数の短縮，患者のQOL向上などの経済効果が期待されたが，十分なエビデンスがないのが現状である．NSTによる適正な栄養療法が行われることにより治療効果が向上し，薬剤，医療材料の削減につなげることが今後の課題である．

2……NSTのメンバーおよび役割

栄養サポートチーム加算設立の背景には，チーム医療による栄養ケアを行うことで医療の質の向上につながると考える一方で，医師の業務軽減の必要性があった．短い診療時間のなかで医師のみで患者の栄養状態の評価を行い，栄養介入やケアを十分に行うことは困難である．NSTでは，各職種のスタッフが参画し，患者への療養支援プログラムおよび個々の生活環境に合わせた栄養管理計画を立案し，治療や支援方法，資材の効果的利用などの計画を多視点より検討できる．

チーム医療において医師は，チームを統括し，診断・治療における最終責任をもつ．看護師は，患者に最も身近な存在であり，継続したかかわりが可能であることから患者の客観的・主観的情報収集や栄養評価項目のモニタリングを行う．管理栄養士は，患者の栄養状態を評価・判定し，栄養状態に基づいた栄養管理計画を立案し，総合的なマネジメントの役割を担う．薬剤師は，栄養アセスメントに基づいた経静脈栄養法・経管栄養法の処方設計支援や薬学的情報の管理・提供を行う．いずれの職種においても収集した多くの患者情報をチーム内で共有し，チームリーダーは治療方針をメンバーへ的確に伝え，問題解決への協働作業を行う必要がある．

3……地域におけるNST

NSTは，これまで急性期疾患において注目されてきたが，内科領域の慢性疾患においてもニーズが高い．とくに患者の療養の場が医療機関から在宅へ移行したのちにチーム医療としての支援が求められている．在宅での栄養ケアは，経口摂取が主な支援であり，食事だけでなく口腔ケア，嚥下リハビリテーション，呼吸リハビリテーションなど多方面での環境調整・支援が必要である．そのため，地域におけるNSTメンバーは，医療職だけでなく，介護福祉職，近隣住民，家族までもが参画し，患者サポートを行うケア要素が強い支援である．栄養管理とリハビリテーションの両輪で継続的な食事支援となるが，経口摂取が困難となった場合に人工的水分・栄養補給法（AHN；artificial hydration and nutrition）による栄養サポートが必要となることがある．AHN は，栄養状態の改善の目的だけでなく，緩和治療として最低限必要な栄養・水分を充足し患者や家族の QOL を向上させる目的もある．在宅 NST では高齢者が多く，健康寿命の延伸や要介護・介護状態の質の向上などを意識した取り組みが重要である．

4……呼吸ケアサポートチーム（RST；respiratory support team）

2001 年に人工呼吸器に関する医療事故が全国的に報道され，日本呼吸療法医学会より「人工呼吸器安全使用のための指針」[68] が発表されたことで，人工呼吸器を装着している患者への管理方法の標準化や人工呼吸器からの早期離脱，質の高いケア提供を目的とした医師・歯科医師・臨床工学技士・看護師・管理栄養士・理学療法士など多職種による専門チームが各施設で結成された．2010 年には，診療報酬として呼吸ケアチーム加算が新設され，人工呼吸器装着患者や酸素療法を行っている患者へチームで介入することにより 1 人当たり週 1 回 150 点の算定が可能となった．

栄養ケアでは，早期の栄養評価により栄養障害のある患者，または栄養障害に陥る可能性のある患者へ栄養管理計画を作成し，多職種でサポートする．管理栄養士は，食事形態や粘度の調整を行い誤嚥による肺炎などを予防し，歯科医師や看護師は口腔ケアを行う．早期離床は筋力維持・改善につながるため理学療法士は運動療法によってサポートする．

5……栄養管理体制の構築

2012 年の診療報酬改定時には，それまでの栄養管理実施加算を算定している医療機関が多いことから，栄養管理体制の確保を入院基本料および特定入院料の要件とし，診療報酬体系の簡素化が行われた．栄養管理体制の確保とは，管理栄養士をはじめとして，医師，看護師，その他の医療従事者が協働し，栄養管理が行われる体制が構築されていることである．栄養管理の実際では，施設ごとに作成された栄養管理手順書に沿って多職種で栄養管理を行う．具体的には，入院時に患者の栄養状態を医師，看護師，管理栄養士が協働して確認し，特別な栄養管理の必要性の有無について入院診療計画書に記載する．特別な栄養管理が必要とされた患者については，栄養管理計画を作成する．入院中も栄養状態を定期的に評価・記録し，必要に応じて栄養管理計画を見直し，多職種で共有する．定期的な栄養状態の確認は，NST の実践により行われる施設もある．

6……糖尿病透析予防指導におけるチーム医療

2012 年度診療報酬改定で「糖尿病透析予防指導管理料」が新設され，外来診療で透析予防診療チームによる透析予防にかかわる指導管理の算定が可能となった．その背景として，糖尿病腎症がいまだに慢性透析療法導入原疾患の第 1 位であり全体の 39.5％（2020 年）を占め，糖尿病腎症の増加に歯止めをかけるべき対策を講じる必要があったことがあげられる．対象患者は，従来まで透析を意識した療養指導が積極的に行われることのなかった腎症 2 期以上の患者であり，糖尿病腎症の早期から医師，看護師または保健師，管理栄養士などがそれぞれの役割で連携し（**表 7-31**）チームによる重点的な医学管理・評価を行い，糖尿病患者の透析移行の予防を図るのがねらいである．

表 7-31　糖尿病療養指導チームのメンバーの役割分担（例）*

療養指導項目	医　師	看護師 准看護師	管理栄養士 栄養士	薬剤師	臨床検査技師	理学療法士
糖尿病の診断，治療方針の決定	●					
療養における自己管理の意義	○	○	○	○	○	○
療養上の課題/問題把握**	●	●	○	○	○	○
食事療法の概要	○	○	○	○	○	○
栄養管理の意義	●	○	●			
献立・調理の理論と実践	○		●			
薬物治療の概要	○	○	○	○	○	○
薬剤の作用機序	●			●		
服薬指導	○	○		●		
自己注射指導	○	○		○		
糖尿病に関する検査の概要	○	○	○	○	○	○
検査の意義	●				●	
血糖自己測定	○	○		○	○	
運動療法の概要	○	○	○	○	○	○
運動の種類と効果	●					●
運動の実践方法と評価	○	○				●
療養指導の計画と立案	●	○	○	○	○	○
療養指導の実践と評価	○	●	○	○	○	○

○：一般的であるが患者教育として必要なもの，　●：とくに専門知識を必要とするもの

*：この表は各職種の役割の1例である．表に示した●で，その役割を担う医師以外の職種がいない施設では，医師あるいは他の職種が医師の指示のもと，その役割を明確化する

**：療養上の知識・生活経験に関して，情報収集・アセスメントし，課題/問題を明確化する

（日本糖尿病療養指導士認定機構編：糖尿病療養指導ガイドブック2022　糖尿病療養指導士の学習目標と課題．p8，メディカルレビュー，2022.）

2016年の診療報酬改定では，進行した糖尿病腎症の患者（eGFR 30 mL/min/1.73 m^2 未満）に対して質の高い運動指導が評価され，「腎不全期患者指導加算（100点）」が新設された．さらに2018年の改定では透析医療について，患者数が増加する一方，重症化予防などの推進が求められていることなどを踏まえ，「腎不全期患者指導加算」について，対象患者が腎不全に至っていない高度腎機能障害の患者（eGFR 45 mL/min/1.73 m^2 未満）に拡大されるとともに，名称が「高度腎機能障害患者指導加算」として見直された．

7……入院・外来におけるチーム医療の実践

入院による糖尿病治療は，患者教育のよい機会である．ことに初期教育は，一生にわたる糖尿病療養のあり方が決まるといっても過言ではなく，時間を十分かけ，チーム医療のメリットを発揮した教育の実践が可能である．入院中の療養指導は，入院目的や入院期間などを考慮し患者の能力に合わせた計画を立てる（クリニカルパスの作成・利用）．糖尿病教室などの集団講義は診療部門がそれぞれの専門領域を担当し，スライドやビデオなど教育媒体を使用し，熟練した手技により行われるべきである．

外来診療では，初診時の診療の流れをシステム化することで，チームアプローチの円滑な実施と効率化を図ることができる．外来での療養指導は，時間が制約されるなかでも患者との何気ないやり取りのなかから問題を発見する場面が多く，患者との良好なコミュニケーションに努め，理解度を評価し的確に指導するように努める．医師の指示のもとに行われた各職種による指導内容や経過および結果は医師に集約され，治療方針の決定や変更に活用され，医師は次の外来診療までにチームメンバーへ治療方針の報告と意思統一を図っていく必要がある．

8……より効果を発揮するために

チーム医療では，チームを構成するメンバーの意見や知識を引き出していくことが必要である．チーム内で定期的なカンファレンスを実施し，必要に応じて治療上の問題点を抽出し，十分なディスカッションのうえ治療方針をチームで共有する．問題解決への協働作業は，チームメンバー全体の参加が必要であり，患者中心の医療であることを念頭にチームの基本姿勢をもつことが重要である．

文献

1）日本静脈経腸栄養学会編：静脈経腸栄養ガイドライン．第3版，照林社，2013.
2）日本病態栄養学会編：病態栄養専門管理栄養士のための病態栄養ガイドブック．改訂第7版，南江堂，2022.
3）日本臨床栄養代謝学会編：日本臨床栄養代謝学会 JSPEN テキストブック．pp200-207，南光堂，2021.
4）前掲書 1），p113.
5）海老澤元宏・他監修，日本小児アレルギー学会食物アレルギー委員会作成：食物アレルギー診療ガイドライン 2021．協和企画，2021.
6）武田英二 編：臨床病態栄養学．第4版，文光堂，2021.
7）日本糖尿病療養指導認定機構編著：糖尿病療養指導ガイドブック 2022．p21，p27，メディカルレビュー，2022.
8）日本糖尿病学会編著：糖尿病専門医研修ガイドブック．改訂第8版，p80，診断と治療社，2020.
9）日本糖尿病学会編著：糖尿病治療ガイド 2022-2023．p34，p59，p104，p107，文光堂，2022.
10）日本肥満学会編：肥満症診療ガイドライン 2016．巻頭図表，ライフサイエンス出版，2016.
11）前掲書 10），p38.
12）Otsuka,R. et al.：Eating fast leads to obesity: findings based on self-administered questionnaires among middle-aged Japanese men and women. J Epidemiol, 16：117-124, 2006. PMID：16710080.
13）Okada, C. et al.：The association of having a late dinner or bedtime snack and skipping breakfast with overweight in Japanese women. J Obes, 2019：30944735, 2019.
14）Wannamethee, S.G. et al.：Alcohol intake and 8-year weight gain in women: a prospective study.

Obes Res, 12: 1386-96, 2004. PMID：15483203.
15) Poggiogalle, E. et al.：Circadian regulation of glucose, lipid, and energy metabolism in humans. Metabolism, 84：11-27, 2018. PMID：29195759
16) Templeman, I. et al.：The role of intermittent fasting and meal timing in weight management and metabolic health. Proc Nutr Soc, 79：76-87, 2020. PMID：31023390
17) 清水俊明編：小児生活習慣病ハンドブック．pp74-79，中外医学社，2012.
18) 原　光彦：子供の肥満はなぜ生じるのか-生活習慣，食事，運動など-.「よくわかる子どもの肥満」（岡田知雄編）．pp157-160，永井書店，2008.
19) 日本肥満学会編：小児肥満症診療ガイドライン 2017．pp62-63，ライフサイエンス社，2017.
20) 前掲書 10)，p90.
21) 日本産科婦人科学会・日本産婦人科医会：産婦人科診療ガイドライン-産科編 2020．p45，日本産科婦人科学会・日本産婦人科医会，2020.
22) Villareal, D. T. et al.：Weight loss, exercise, or both and physical function in obese older adults. NEJM, 364（13）：1218-1229, 2011.
23) 前掲書 10)，p14.
24) Dennis, T. et al.：Aerobic or Resistance Exercise, or Both, in Dieting Obese Older Adults. N Engl J Med, 376（20）：1943-1955.
25) 前掲書 2)，p185.
26) 大和田　操・他：先天性代謝異常症．「食事指導の ABC」（中村丁次監修）．改訂第 3 版，pp279-286，日本医師会，2008.
27) 日本先天性代謝異常学会編：新生児マススクリーニング対象疾患等診療ガイドライン 2019，診断と治療社，2019.
28) 特殊ミルク共同安全委員会：先天性代謝異常症糖検査実施状況（令和 2 年度）．特殊ミルク情報，57：62-64，2022.
29) 特殊ミルク共同安全委員会：登録特殊ミルクリスト，その他の特殊ミルクリスト及び成分表．特殊ミルク情報，57：74-91，2022.
30) 社会福祉法人恩賜財団母子愛育会：先天性代謝異常症治療用ミルク関係事業（特殊ミルク事務局）．http://www.boshiaiikukai.jp/milk.html（参照 2022/7/7）
31) 日本腎臓学会編：エビデンスに基づく CKD 診療ガイドライン 2018．東京医学社，2018.
32) 日本腎臓学会編：慢性腎臓病に対する食事療法基準 2014 年版．p2，東京医学社，2014.
33) 日本腎臓学会監修，腎疾患重症化予防実践事業生活・食事指導マニュアル改訂委員会編：医師・コメディカルのための慢性腎臓病生活・食事指導マニュアル．東京医学社，2015.
34) 日本透析医学会学術委員会ガイドライン作成小委員会栄養問題検討ワーキンググループ：慢性透析患者の食事療法基準．透析会誌，47(5)：287-291，2014.
35) 成田一衛監修，難治性腎障害に関する調査研究班：エビデンスに基づくネフローゼ症候群診療ガイドライン 2020．東京医学社，2020.
36) 日本糖尿病学会編著：糖尿病治療ガイド 2022-2023，文光堂，2022.
37) AKI（急性腎障害）診療ガイドライン作成委員会編：AKI（急性腎障害）診療ガイドライン 2016．東京医学社，2016.
38) 日本痛風・核酸代謝学会ガイドライン改訂委員会編：高尿酸血症・痛風の治療ガイドライン．第 3 版（2022 年追補版），メディカルビュー，2022.
39) 日本消化器病学会関連研究会　慢性便秘の診断・治療研究会編：慢性便秘症診療ガイドライン 2017．p2，南江堂，2017.
40) 令和 3 年度改訂版 潰瘍性大腸炎・クローン病診断基準・治療指針．厚生労働科学研究費補助金 難治性疾患政策研究事業「難治性炎症性腸管障害に関する調査研究」（久松班）令和 3 年度分担研究報告書．p36，2022.
41) 日本消化器病学会・日本肝臓学会編：肝硬変診療ガイドライン 2020（改訂第 3 版）．pp16-24，南江堂，2020.

42) 日本消化器病学会編：NAFLD/NASH 診療ガイドライン 2020. pp46-47, 南江堂, 2020.
43) 日本肝臓学会編：NASH・NAFLD の診療ガイド 2021. pp42-43, 文光堂, 2021.
44) 急性膵炎診療ガイドライン 2021 改訂出版委員会編：急性膵炎診療ガイドライン 2021. 第 5 版, pp99-108, 金原出版, 2021.
45) 日本消化器病学会編：慢性膵炎診療ガイドライン 2021. 改訂第 3 版, pp69-70, pp97-98, pp103-104, 南江堂, 2021.
46) 日本消化器病学会編：胆石症診療ガイドライン 2021. 改訂第 3 版. pp4-5, pp34-35, 南江堂, 2020.
47) 海老澤元宏（研究開発代表者）：国立研究開発法人日本医療研究開発機構（AMED）食物アレルギーの診療の手引き 2020. 2020.
48) 日本アレルギー学会：アナフィラキシーガイドライン 2022. p2, 2022.
49) 海老澤元宏（研究代表者）：厚生労働科学研究班による食物アレルギーの栄養食事指導の手引き 2017. 2018.
50) 日本褥瘡学会編：褥瘡ガイドブック. 第 2 版, 照林社, 2015.
51) 日本褥瘡学会編：ベストプラクティス 医療関連機器圧迫創傷の予防と管理. 照林社, 2016.
52) 日本褥瘡学会学術教育委員会ガイドライン改訂委員会：褥瘡予防・管理ガイドライン（第 5 版）. 日本褥瘡学会誌, 24：29-85, 2022
53) 清水充子：直接訓練と食事介助. 嚥下医学, 5（2）：147, 2016.
54) 厚生労働省：第 2 回医療計画の見直し等に関する検討会資料 2：5 疾病・5 事業について. 平成 28 年 6 月 15 日.
https://www.mhlw.go.jp/file/05-Shingikai-10801000-Iseikyoku-Soumuka/0000127304.pdf
55) 日本摂食障害学会監修,「摂食障害治療ガイドライン」作成委員会編：摂食障害治療ガイドライン. p15, 医学書院, 2012.
56) 小牧　元, 安藤哲也：摂食障害の遺伝子研究-現状と課題-. 医学のあゆみ, 241（9）：640-648, 2012.
57) 前掲書 55）, p92.
58) 網谷東方, 小木曽和磨・他：栄養管理中に遭遇するリスクとその対策-病態別リスクマネージメント-(4) 神経性食欲不振症. 栄養－評価と治療, 27（2）：122-127, 2010.
59) 厚生労働省難治性疾患克服研究事業「中枢性摂食異常症に関する調査研究班」：神経性食欲不振症のプライマリケアのためのガイドライン. 2007.
60) 日本呼吸器学会 COPD ガイドライン第 6 版作成委員会編：COPD（慢性閉塞性肺疾患）診断と治療のためのガイドライン. 第 6 版, メディカルレビュー, 2022.
61) 吉川雅則・他：新しい栄養療法―グレリンの臨床応用. 臨床栄養, 114（3）：268-272, 2009.
62) 石川　朗編：管理栄養士のための呼吸ケアとリハビリテーション. 中山書店, 2010.
63) がん研究振興財団：がんの統計　2022. https://ganjoho.jp/public/qa_links/report/statistics/pdf/cancer_statistics_2022_fig_J.pdf
64) 国立がん研究センター社会と健康研究センター：科学的統計に基づく発がん性・がん予防効果の評価とがん予防ガイドライン提言に関する研究. https://epi.ncc.go.jp/can_prev/evaluation/2832.html
65) 東口髙志：終末期がん患者のエネルギー代謝動態とその管理. 静脈経腸栄養, 24（5）：1071-1075, 2009.
66) Murphy, R.A. et al.：Influence of eicosapentaenoic acid supplementation on lean body mass in cancer cachexia. Br J ancer, 105：1469-1473, 2011.
67) 日本緩和医療学会緩和医療ガイドライン委員会編：終末期がん患者の輸液療法に関するガイドライン 2013 年版.
https://www.jspm.ne.jp/guidelines/glhyd/2013/pdf/glhyd2013.pdf
68) 日本呼吸療法医学会人工呼吸安全管理対策委員会：人工呼吸器安全使用のための指針. 人工呼吸, 18：39-52, 2001.

Chapter 8

人間と食文化

1 環境中から食物を手に入れるための生態学的諸条件と食文化

現代の日本のとくに都市部に暮らしているとほとんど意識することはないが，食べものは生きものであり，人が「何をどのくらい食べるか」は，環境中から「何をどのくらい手に入れられるか」にかかっている．この食物へのアクセスについて，獲得可能な食物の種類と量が生態学的諸条件によって規制されているという前提に立って考えるのが栄養生態学である．鈴木は「栄養生態学とは人びとの栄養状態がいかなる生態学的仕組みでつくられているかを明らかにしようとする学問である」と述べている[1)]．

栄養生態学の枠組みから「食」を説明すると，人間が何を食べるかは，本来は①自然の条件（その環境の生物相），②食物を手に入れ，安心安定して食べるための人間の技術，③食物の分配と流通にかかわる社会的なシステム，という条件によって決まっている（209 頁：「栄養生態学的諸条件の解説」）．そして，何をどれだけ食べるかは栄養状態・健康状態を形づくっていく．これらの段階には文化が深くかかわっている．石毛は，食文化について「環境と生理をも含んだ広義の概念として文化の視点から食に関係

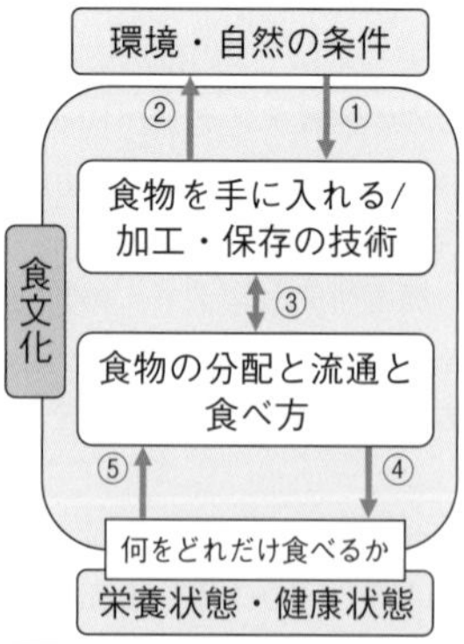

図 8-1 環境と食文化と健康

矢印①：環境に存在する動植物を食物として取り入れるかどうか
矢印②：食物を獲得するための環境への働きかけ
矢印③：常に相互作用をもちながら機能する食物獲得・加工・保存の技術とその食品を食べるまでの分配と流通のルールも含めた食べ方
矢印④：どのように食べるかによって影響を受ける栄養状態・健康状態
矢印⑤：性別，年齢，身体活動量，栄養状態，疾病の有無などによって影響を受ける食べ方

することを考察することである」と述べている[2]．これらを概念図に表すと**図 8-1** のようになる．本章では，この図を頼りに人間と食文化の関係を考えていこう．

栄養生態学的諸条件の解説[3]

①自然の条件（その環境の生物相）

ある地域に育つ植物の種類と量は，降水量・気温・土壌・日照時間・高度などによって決まり，植物相を構成する．それを食べる草食動物の種類はその地域の植物相によって規制され，食物連鎖の上位の動物の種類と量もそれに従って規制され，地域固有の動物相を形成する．植物相と動物相を合わせて生物相とよぶ．

②食物を手に入れ，安心安定して食べるための人間の技術

食物を手に入れるための技術には，採集・狩猟・漁労・牧畜（移牧・遊牧）・農耕（単純農耕・高度農耕）があり，生業活動とよばれている．人間はほぼ地球全域に居住するようになったが，それぞれの土地の生物相によって生業活動は異なっている．それぞれの集団の代表的な生業はあるが，普通は複数の生業を組み合わせて多様な食物を入手してきた．その他の人間の側の技術として，有毒成分を動植物種から加工（調理）によって除去する技術や保存の技術も重要である．

③食物の分配と流通にかかわる社会的なシステム

食物の分配と流通にかかわる社会的なシステムとは，手に入れられた食物がどのように管理・運営されて消費されるに至るかの過程をいう．現代社会の特徴としては，国境を越えた食物の移動が大きいこと，多段階で多人数の分業的かかわりがあること，流通・保存のための加工処理が施されること，食の外部化（食品の加工処理が世帯の外でなされる状態や外食の普及）が進んでいること，がある．

2 自然の条件（その環境の生物相）と食と文化

私たちは，食品保存の技術，流通システムの発達のおかげで，それなりの対価を払えば**図 8-1** の「環境」「自然の条件」という要因を意識せず，季節にかかわらず，遠くの土地でとれた食料を手に入れることができるようになった．しかし，本来は「住んでいるところで育たないものは手に入らないから食べられない」のである．何をどれだけ食べるかが自然の条件から始まっているのは，そのことを示している．

（1）文化としての昆虫食

購入食品に頼らない自給自足の生活をしている人たちにとって，自然の条件は何を食べるかを左右する単純で決定的な条件である．当然の結果として，その土地の食文化はその土地でとれる動植物により構成されることが多い．しかし，その環境中に存在する

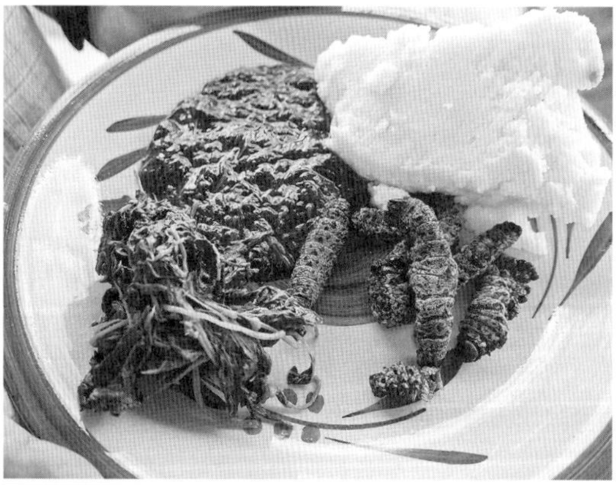

図 8-2　南アフリカ共和国 Venda 族の食事

右上から時計回りに，ミリミルという白いトウモロコシの粉を熱湯で練って炊いた主食であるパップ，モパニワームの蒸し煮，カボチャの葉，通称デレレとよばれるアフリカオクラの葉を主材料とした粘りのあるソース．

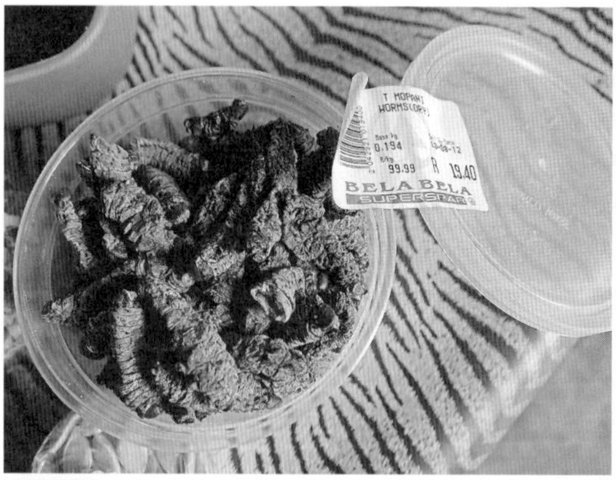

図 8-3　スーパーマーケットでも売られている乾燥モパニワーム

モパニワームはモパニという木につくヤママユガの幼虫で，村人は採集してきた幼虫をきれいに洗って内臓を絞り出し，塩茹でしてからいったん乾燥させて保存しておく．乾燥させることで独特の食感が生まれる．市場でも一般的に売買され，スーパーマーケットにはパック入りの商品があるほど普及している．食べるときは水に漬けてもどす．トマトやピーナツの粉などと一緒に煮たものはたいへんおいしい．

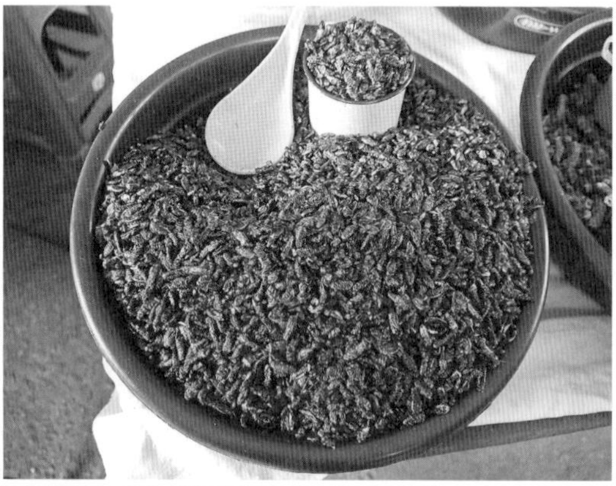

図 8-4　露店で売られている乾燥白アリ

パリパリしていてスナック菓子のよう．主食のパップと一緒にふりかけのようにして食べることもある．

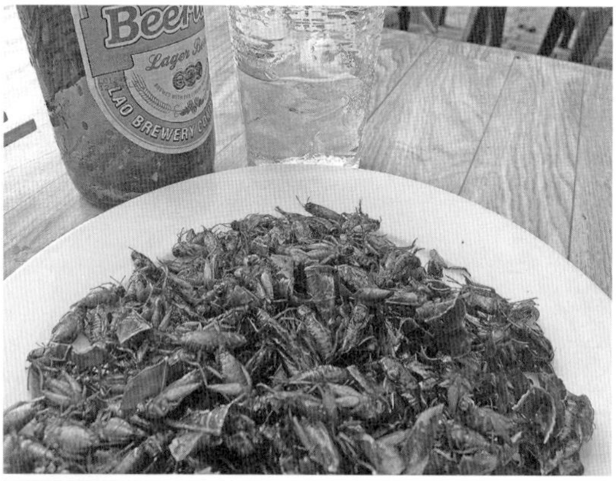

図 8-5　ビアラオとコオロギとコブミカンの葉の素揚げ

ラオス人民民主共和国のビール，ビアラオの定番おつまみ．日本の居酒屋メニューでいうと川エビの素揚げが食感といい味といい近い．日本人で食べた人は，そのおいしさに驚いていた．

特定の動植物を，食物とみなして食品加工体系や食事行動体系のレベルに取り入れるかどうか（**図 8-1** の矢印①）は，そこに住む人びとの文化によって異なる．その環境に存在しなければ食物として認識されない一方で，食べることができるものであれば何でも食物になるというわけではないことは，昆虫食の例で容易に理解できるだろう．**図 8-2〜8-6** は南アフリカ共和国とラオス人民民主共和国の昆虫食の例で，どれも日常の風景を撮影したものである．

日本の昆虫食としてはイナゴの佃煮や蜂の子が有名である．昆虫は，魚や動物が少な

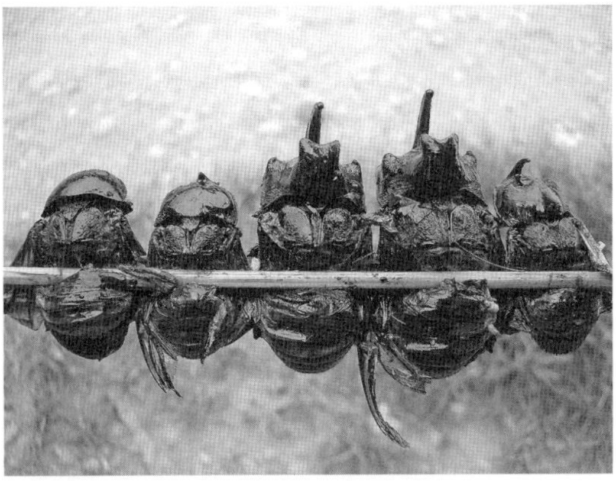

図 8-6　カブトムシの香草焼き

ラオス人民民主共和国の北部のマーケットで売っていた．香草を一緒に挟み込んであぶってある．売り子さんからは「頭ごと食べなさい」と言われたが，頭は硬くて噛むのがたいへんだった．

い地域では重要な食料として重用されていた．とくにイナゴは日本中に広がる水田に生息することから，一般的に食べられていた昆虫の代表とみなしてよいだろう．水田という環境は，主食である米だけでなく，おかずになるイナゴの供給源でもあった．しかし，1950 年代頃，農薬の使用によりイナゴの数が激減した時期があった．その後の農薬規制によって数は回復したものの，昆虫の生息条件の悪化とともに減った昆虫を食べる機会は元どおりにはならず，今では昆虫は一部の地域を除いて食物として認識されなくなっているように感じる．

一方で，国際連合食糧農業機関（FAO；Food and Agriculture Organization）は，「Edible insects：future prospects for food and feed security（昆虫食報告書）」[4] をまとめ，環境，健康，社会，経済的な利点があることを根拠に食料問題の対策のひとつとして将来に向けた養殖による昆虫食の普及をうたっている．その背景にあるのが，現代の食料生産がもたらす環境への大きな負荷である．なかでも畜産は，大豆や穀物など人間も利用できる食料を 8 kg も飼料としてつぎ込み，やっと 1 kg の肉を得る効率の悪さや，過放牧や畜産によって生じる地球温暖化ガスによる環境破壊が課題となっている．これらの課題からみても昆虫食は有望な解決策となりうるという主張である．

ただし，「昆虫の食糧保障，暮らし そして環境への貢献」という資料[5] にも強調されているように，世界各国の昆虫食の習慣をもつ地域では，困窮の末に食べたくないものを食べているわけではなく，おいしいから食べているということを忘れてはならない．この資料には，昆虫食文化がないところでは，それをつくる必要があるという記述がある．環境とそれを食料として扱うかどうかには文化が大きくかかわっている以上，自らが生きていく環境をこれ以上破壊しない方法で食べるものを得るためには，文化が変わっていく，時にはつくり出される，ということも当然あるだろう．

（2）自然の条件と食文化

もうひとつ，自然の条件と食文化の関係をみていこう．**図 8-1** において食文化のレベルから環境に対して伸びている矢印②は，狩猟・採集・牧畜・農耕・漁労などの手段で人間が環境に働きかけ，食料資源を獲得する行為を示している．このなかには，ある動物を食料にする目的で乱獲すれば，その動物を含む食物連鎖，食物網が影響を受け，環境の変化をもたらすことも含まれている．たとえば，国際自然保護協会（IUCN；International Union for Conservation of Nature）から絶滅危惧種に指定されている大西洋クロマグロは，日本で刺身とする目的が主な用途であると指摘されていることなどである．食料になっている絶滅危惧種は，マグロの他にもニホンウナギやカラスフグ，サメなどがある．なかでも，古くから話題になっているのが鯨である．

1970 年代には給食で鯨の竜田揚げが出されるほど一般的な食材だった鯨であるが，1982 年に国際捕鯨委員会（IWC；International Whaling Commission）が鯨資源保存のために商業目的の鯨の捕獲頭数をゼロとすることを採択して以来，流通量が減り，珍しい食材という印象が徐々に強くなっていった．日本の水産庁は捕鯨についての基本的考え方として，①鯨類資源は重要な食料資源であり，他の生物資源と同様，最良の科学事実に基づいて，持続的に利用されるべきである，②食習慣・食文化はそれぞれの地域におかれた環境により歴史的に形成されてきたものであり，相互の理解精神が必要である，という認識のもと，2019 年 6 月末に IWC を脱退し，同年 7 月から捕鯨漁を再開した[6]．ただ，再開後も流通の変化は乏しく，産業としての自立という課題は残っている．鯨が手に入らず食べない期間が長くなれば，日本人の意識のなかでも鯨は食べるよりもホエールウォッチングなどで見る野生動物となり，鯨にまつわる食文化も廃れてしまう可能性もある．

このように，人間は環境から食文化のフィルターを通して食物を得ていると同時に，環境に対して非常に大きな影響を与える力をもっている．昆虫食や鯨食の例は，その力の行使の状況によっては，環境との関連で自らの食文化が変容していく連鎖のなかに私たちがいるということを示しているのである．

3 食材を得て食べるまで（食物を手に入れ，加工保存するための人間の技術，食物の分配と流通と食べ方）と文化

（1）食物獲得技術の変遷

図 8-1 において，ある動植物が食材として，環境から食品加工体系や食事行動体系に移動するには，食物獲得技術が必要である．野生の木の実やキノコを採るにしても，目的とするものがどの場所にあるのかの情報，知識がなければ手に入らない．動物を殺して肉にするための罠や狩猟技術などがなければ，目の前を動物が歩いていてもそれは食材にはならないのである．私たちの祖先は非常に長いあいだ，狩猟採集によって食物を得て生き延びてきた．この時期にも食物獲得技術や加工技術の進歩はあっただろうが，集団の規模を変えるほどの影響力はなかった．

ところが約 1 万年前，農耕・家畜飼育の発明により，人間は生態系における自らの地位を変えた．発明以前の人間は，生態学的ピラミッド[*1]の一部としてそのバランスを

崩さない存在だった．しかし，農耕・家畜飼育の発明後は，生態学的ピラミッドの下位部分をつくり出し，自らの数を増やすことができるようになった．さらに，保存の効く穀類を栽培していた地域では古代文明が生まれるなど，農耕・家畜飼育の発明は，第一の革命とよばれるにふさわしい大発明だったのである．

その後，人間は地球上のあらゆる環境に居住地を広げていった．その際，雑食性で何でも食べるという特徴は有利に働いていただろう．単一の種でありながら依存する食物の多様性がこれほどまでに高いのは，自然界ではみられない特徴である．多くの野生動物は，食べるものと住むところが限定されているので，人間のように広範な生息地をもつものはない．世界中にこれだけ多くの食文化が存在するのも，それぞれの生息地の環境の多様性を反映していると考えられる．

（2）食物の調理の工夫

また，環境中から手に入る動植物をどう利用するかを工夫していった結果，さまざまな調理法や有毒成分を動植物から除去する技術，乾燥，燻製，発酵，塩漬け，砂糖漬けなどの保存法が生み出され，徐々に洗練されて現在の多様な食文化につながっていった．なかにはなぜこの食材をこのような調理法で食べようと思ったのか，すぐには想像がつかない食品もある．日本には猛毒のフグの卵巣を塩漬けにしたのちに糠漬けにした「ふぐの子」という珍味があるが，世界的にみても特異な食品加工技術であろう．

（3）食物の分配

図 8-1 の食物の分配と流通と食べ方は，環境から得たのちに食べられる状態にした食物をどのように集団内で分配するのか，その際のルールやシステムを示している．これらの食にかかわるふるまい方を規定する約束ごとは，人間が集団として生き延びていく際に重要となる．狩猟採集民の社会では，食物は多くの場合偏ったかたちで集団内の一部にもたらされる．一方で，分配の平等性は高い．とくに動物は捕獲する技術に個人差が大きく，特定の人が捕獲する可能性が高いが，獲物は保存がきかないことが多く，独占するメリットはない．それよりも平等に分配しておき，次に誰かが捕獲した際には分けてもらえる仕組みのほうが，長期的に安定した食物獲得につながる．田中が狩猟採集民の食について「食物材料の獲得から調理を経て消費にいたる，人びとのこの過剰なまでの相互交渉の積み重ねによって，ヒトの食事は築き上げられてきたとさえいうことができるであろう」と述べている[8]ように，もちつもたれつの人間関係をもつことが食品貯蔵庫の役割を果たすことになるのである．さらに，Weinstein らはアンデス高地のケチュア族をモデルに人口変動のシミュレーション研究によって，厳しい自然環境下で霜，ひょう，干ばつなどで作物が被害を受ける環境における食物分配相互援助の重要性を示した[9]．余剰の食物をすべての家族間で分配する機能がない場合，必要な食物が得られず死ぬ個体が増え，新しい出生もみられなくなり集団として存続できなくなってしまうこともあるため，分配を行うことをよしとするルールになっていったと考えられ

---

*[1] 生態学的ピラミッド
食物連鎖から生態系の構造を考えたもの．数（生物の個体数），バイオマス（生物量あるいは現存量ともよばれる生物の重量，biomass），エネルギーのピラミッドがある．自然生態系では被食者のバイオマスに見合うだけのバイオマスの捕食者が生存できるのに，ヒトは被食者である動植物を自らつくり出した[7]．

ている.

（4）食物の加工と食べるまでの関係

次に，食物の加工とそれを食べるまでの関係についてみてみよう．**図 8-1** の矢印③が双方向に向いているのは，食品加工体系と食事行動体系が連動して食文化を構築していることを示している．あまりに日常茶飯事のことで意識しづらいが，料理とその食べ方は一体化しているのである．たとえば，ハンバーグやステーキを食べる際はナイフとフォークを使い，端から食べていく．洋食の基本マナーとしてはナイフを使うものは切り分けながら食べるもので，あらかじめ切ってしまうのは肉のおいしさを損なうマナー違反の食べ方になるそうだ．一方で，ほぼ和食とみなされているとんかつは，食べやすいように切って供されることが多く，箸しか出てこない店も少なくない．日本では食事が西洋化するなかで，フォークとナイフを使う場面も増えてはいるが，箸で食べられる洋食メニューの人気の背景には「箸で食べる」ことへの思い入れがあるのかもしれない．

また，食事のときに使う道具として日本は箸だけだが，朝鮮半島では箸のほかに匙も使って食べることになっている．日本と同じ米を主食としながらも，朝鮮半島ではクッパやビビンバ，チゲなど匙がなければ食べられないメニューが発達していることからも，食品加工体系と食事行動体系の連動により，食文化が構築されていると感じることができるだろう[10]．

さらに，食品加工体系と食品の流通も関係している．缶詰，レトルト包装，食品添加物による処理により食品の消費期限が延長されたり，運搬に耐えられるようになったりした結果，今まで限られた地域で限られた季節に消費されていた食材が全国的に流通することも可能になるのである．

交易と流通が発達することによって，何を食べるかに関しての地域差と季節差は縮小した．外国から運ばれたカラフルな果物や食材によって賑わうスーパーマーケットの店先に立つと，現代の食は流通が発達していない昔に比べて多様性が増しているようにみえる．一方で，大手スーパーマーケットの品揃えは福岡でも東京でも秋田でも基本的には同じで，画一化が進んでいるともいえる．そのようななか，ご当地グルメを紹介するテレビ番組が人気である．「この食材をそんなふうに調理するのか」「あの食材とあの調味料を組み合わせるなんて考えたこともない」と，ことさら意外性に焦点が当てられているようだ．日本全国，皆が同じものを食べていると思っていることを裏切られるのが面白いのだろうか．まさに異文化を楽しんでいる様相である．

4 食文化と栄養状態・健康状態

（1）栄養に関する生物学的適応

動物は，料理もしないし原則的に個体単位で餌を食べるので，**図 8-1** の食文化のレベルの領域がないとみなしてよいだろう．現存する動物種は環境中の餌を生理的に取り込むために都合がよい身体を手に入れることで生き延びてきた．これを生物学的適応という．具体的には，ダーウィンフィンチで知られる餌となるものを得るのに効率的なくちばしに進化していった例など，その環境で生き延び，より多くの子孫を残せることにつながっている身体の構造や機能の変化を指す．

もちろん人間も食物の入手可能性に対する生物学的適応をしてきた．比較的短期の低エネルギー状態には，エネルギー源を糖質から脂質，たんぱく質に切り替えて対応するようにできている．もう少しそれが長引くと，基礎代謝と生命維持に不必要なエネルギー消費を抑えるようになる．集団の食料供給が不足すると発育中の子どもの身長の伸びが低下したり，成人は体重減少したり，新しい妊娠がみられなくなったりする状態である．世界的な健康課題となっている肥満や糖尿病についても，人間は長い歴史のなかで飢餓への適応を果たしてきたので，血糖値が低下しにくい遺伝素因をもつほうが有利で，そのような遺伝子が多く残ってきた結果，飽食の時代になって肥満や糖尿病などに悩まされるようになったという見方もできる．

その他にも人間は，食べるものの変化により歯や顎の大きさが変わったり，牧畜に依存する地域では成人になっても乳糖を分解し続けられるラクトース耐性をもつ集団が現れたりなどの栄養に関する生物学的適応をしてきた．それと同時に，環境条件に対して身体を変化させるのではなく文化的適応をしているのが動物にはない特徴である．

（2）栄養に関する文化的適応

最も有名な例は，ナイアシン（ニコチン酸とニコチンアミドの総称）不足が原因のペラグラのリスクにかかわるトウモロコシの食べ方の話である．トウモロコシはアミノ酸組成に偏りがあり，ビタミン含有量も少なく常食するとナイアシンが欠乏してペラグラの危険性が高まる．ペラグラの症状としては皮膚炎や下痢，精神症状があり，1920 年代後半では北米の貧困層で毎年数千人が死亡する要因となっていた．しかし，古くからトウモロコシを主食とする中南米諸国ではペラグラの発生はみられない．その理由は食べ方の違いにあった．

中南米諸国ではトウモロコシを石灰水に漬け，皮を柔らかくし，挽きやすくしてからすり潰し，トルティーヤの生地をつくる．このように穀物をアルカリ水で処理することをニシュタマリゼーション（nixtamalization）という．この工程によって，トウモロコシに含まれるナイアシンは腸で吸収されやすくなる．また，石灰を入れると粘りも出て，薄く伸ばして焼くのにも都合がよい．さらに，豆類を同時摂取することによりトウモロコシに不足しているリジンとトリプトファンを補える．中南米の人びとが石臼でトウモロコシを挽いていた時代に必須アミノ酸のことを知っていたとは思えないが，結果として生理学的にも理にかなった行動が選択されていたのである．

しかし，トウモロコシが北米をはじめ世界で広く栽培されるようになる頃には，硬いトウモロコシの皮をそのまま粉砕できる粉砕機が発明されており，わざわざ手間をかけてアルカリ処理をしなくてもトウモロコシを調理できるようになっていた．食べ方はトウモロコシ粉の粥が主流で，肉や豆類などを補う余裕がなかった貧困層では，ナイアシン欠乏が起こりやすくなった．つまり，農作物としてのトウモロコシだけが栽培各地に伝わり，作物の処理，加工，調理法などの食にかかわる文化は伝わらなかったことでペラグラという栄養と健康に関する問題が生じた（**図 8-1** 矢印④がうまく機能しなかった）ととらえることもできる．作物が“食物”として有効に利用されるためには，食文化が必要だったのである．

最近では食文化ではなく食品加工技術や生産技術の進歩により栄養に関する課題に対応しようという動きもある．総合ビタミン剤を添加した強化トウモロコシ粉や，バイオ強化とよばれる遺伝子組み換え技術を使った品種改良によりリジン含有量を高めたトウモロコシや総合ビタミン強化トウモロコシがつくられている．これらの技術が長期的にみて本当に栄養状態を改善することにつながるのかどうか，見極める必要がある．とはいえ，人間はさまざまな食物を取り混ぜて食べているので，ある食品に含まれる単一の栄養素の効果を目に見える形で示すのは非常に難しい．また，効果だけでなく，人為的に濃縮された形で摂取する栄養素の過剰摂取によるリスクや，高レベル摂取による体内での合成能力低下などの順化の影響についても検討していく必要があるだろう．

（3）食文化と健康状態

『食の倫理を問う からだと環境の調和』という著作[11)]には「三里四方のものを食べろ」ということわざに関して「それぞれの地域に固有の食習慣は，それがどのように違っていても，それぞれの地域に住むヒトの命と健康を守るものであったのである」と書かれている．**図 8-1** の一連の流れを自分の把握できる範囲で行うことが，健康を維持することにつながる，ということである．確かに，郷土料理や伝統食には，鍋物や煮物など一品でもバランスがとれているものも多く，旬の食材に価値を置きメニューに取り入れることで，最も栄養価が高い時期に食べることができるなど，栄養学的に理にかなっている側面がある．

また，節句など季節の行事は食と結びついていることが多い．正月のおせち料理，お雑煮，お屠蘇，人日の節句の七草粥，節分の福豆，恵方巻き，桃の節句のちらし寿司とはまぐりのお吸い物に白酒，春のお彼岸のぼた餅，端午の節句の柏餅，土用の丑の日のうなぎ，秋のお彼岸のおはぎ，十五夜の月見団子ときぬかつぎ，冬至の南瓜，大みそかの年越しそばなど，年間を通して思い浮かべることができる．たとえばおせち料理の黒豆はマメに過ごせるように，冬至に南瓜を食べるとかぜをひかない，などそれぞれの料理に意味があり，食べることを通して健康を願う気持ちが表現されている．

このあたりの特徴を再評価されたのが，2013 年の和食の世界無形文化遺産登録であったと考えられる（217 頁：「『和食』が食に関するユネスコの無形文化遺産に選ばれた理由」参照）．ここで注目したいのは，和食の特徴として「バランスがよく，健康的な食生活」があげられている点である．**図 8-1** でいうと何をどれだけ食べるかまでの話ではなく，栄養状態・健康状態までを含めて，和食の特徴をとらえていることになる．

一方で，私たちの身体は，栄養素，とくに微量栄養素の不足についてはほとんど自覚することがないため，知らないあいだに栄養欠乏症になる可能性があることは，鉄不足による貧血の例を考えればわかりやすいだろう．また，食文化は疾病のリスクとなりうることもよく知られている．中国の上海で朝食によく食べられている熱々の粥やスープと食道がんの関係や，日本で一般的な塩蔵魚卵，漬物，魚の干物，みそ汁，米，魚介類などを多く食べる「伝統型」食生活パターンは，胃がんのリスクを高めることなどである．多目的コホート研究（JPHC 研究）でも塩蔵食品でがんのリスクが高くなり，ナトリウム摂取で循環器疾患リスクが高くなるという結果だった[*2]．塩蔵食品は米と相性がよいだけでなく，今のように冷蔵庫もなく流通が発達していなかった時代には，長く保存が利く食品として重宝されていた．とくに厳しい冬を乗り切るための食品として東北地方では必須のものだっただろう．戦後の公衆衛生状態の改善に取り組んでいた1950年代には東北地方の米の大食に伴う食塩の過剰摂取と脳血管疾患（当時は脳溢血とよんでいた）の多さが注目を浴び，食生活指導などのさまざまな対策がとられるようになった．しかし，1960年代の経済成長や流通システムの整備により，塩蔵食品に頼らなくても食生活が成り立つようになってからも，慣れ親しんだ食品は食卓にのぼり続けた．2021年においても脳血管疾患の都道府県別死亡率の第1位は秋田県，第2位は岩手県，第3位は新潟県であり，減塩対策はなじみの味との苦しい戦いを続けている（218頁：「秋田県健康福祉部作成の減塩を呼びかける標語」参照）．

「和食」が食に関するユネスコの無形文化遺産に選ばれた理由

2013年に和食がユネスコの無形文化遺産に選ばれたときには，テレビのニュース番組や新聞などでも取り上げられ，有名な和食の料理人が「和食の素晴らしさが認められて喜ばしいことです」とコメントしたり，「カレーライスや焼きそば，ラーメンなどは和食だと思うか」などのアンケートがされたりと話題になった．しかし，これらの取り上げられ方は「和食」がユネスコの無形文化遺産に選ばれた本来の理由からは，ややずれていると言わざるを得ない．

ユネスコの無形文化遺産は，2003年に採択された「無形文化遺産の保護に関する条約(Convention for the Safeguarding of the Intangible Cultural Heritage)」によって定められている．この条約には「伝統的舞踊，音楽，演劇，工芸技術，祭礼等の無形文化遺産を消失の危機から保護し，次世代へ伝えていくための国際的な協力及び援助の体制を確立することを目的とする」と書かれている（外務省：無形文化遺産保護条約．2021年1月8日．https://www.mofa.go.jp/mofaj/gaiko/culture/kyoryoku/unesco/isan/mukei/jyoyaku_gaiyo.html）．

つまり，和食がユネスコの無形文化遺産に選ばれたということは，和食が消失の危機にあるということが世界的に認められたということである．また，登録されたのは「天ぷら」や「蕎麦」といったメニューではなく，和食をめぐる文化であり，食を通して生活に現れる日本の伝統なのである．

日本の農林水産省が「和食」を日本人の伝統的な食文化としてユネスコ無形文化遺産に登録申請する際に特徴としてあげたのは以下の4点であった．

1. 多様で新鮮な食材と素材の味わいを活用

---

*[2] 塩蔵食品とナトリウム摂取量の健康への影響
今回の研究では，追跡開始時に行った食習慣についての詳しいアンケート調査（調理や食卓での調味，みそ汁の好みなども含む）の結果を用いて，ナトリウム（塩分の総量に当たるもの）と個々の塩蔵食品（塩蔵魚類または干魚，たらこなどの魚卵）の1日当たりの摂取量を少ない順に5グループに分け，その後に生じた何らかのがん・循環器疾患の発生率を比べた．その結果，塩蔵食品の摂取量が多いグループでがんのリスクが高くなり，ナトリウム摂取ではがんリスクは高くなかった．逆に，ナトリウム摂取量の多いグループで循環器疾患のリスクが高くなり，塩蔵食品摂取では循環器疾患リスクは高くなかった（https://epi.ncc.go.jp/jphc/outcome/380.html）．

日本の国土は南北に長く，海，山，里と表情豊かな自然が広がっているため，各地で地域に根ざした多様な食材を得ることができます．また，素材の味わいを最大限に活かす，調理技術・調理道具が発達しています．

2．自然の美しさの表現

料理だけでなく，器や食事の場のしつらいまで含めて，自然の美しさや四季の移ろいを表現する，「美意識」が日本食文化にはあります．そこには，旬の食材を用いたり，料理と器の取り合わせを選んだりといった，季節感を大切にする「心」も含まれています．

3．バランスがよく，健康的な食生活

一汁三菜という多くの種類の食品を摂れる食事スタイルがあるため，栄養バランスがとりやすい食生活になっています．また，動物性油脂ではなく，だしのうま味を用いる調理法が発達してきたため，低カロリーな食事となっています．

4．年中行事との関わり

正月のおせち料理やお雑煮から始まり，大晦日の年越しそばまで，様々な年中行事において，「食」は欠かせないものとなっています．このような行事の場で，食の時間を共にすることは，家族や地域の絆を強める役割も持っています．

（農林水産省ホームページ：https://www.maff.go.jp/j/pr/aff/1402/spe1_02.html）

世界文化遺産は，指定されて終わりではなく，指定を受けた国は国内における文化の保護活動を進めることが規定されている．今後は私たち自身が和食をめぐる文化を保護する活動をしながら，後世に食文化として伝えていくことが期待されているのである．

秋田県健康福祉部作成の減塩を呼びかける標語

秋田県の中高年男性に告ぐ！減塩六つの戒め

一．何さでも，醤油かげるな！

二．麺類の汁は飲むな！のごへ！

三．汁物は一日一杯，具いっぺ入れでけ！

四．ソースはかげるな！つけでけ！

五．しょっぺものばりさ，手ぇ出すな！

六．おめのための味付けだ！文句つけるな！

（平成25年度 秋田県健康推進課「減塩＆野菜を食べよう県民運動」）

パプアニューギニア独立国のFish Oil，南アフリカ共和国のFish Oil

パプアニューギニアで出会ったFish Oilは，その名のとおり，魚が原料のオイルだった．2011年8月，私たちは，環境地理学，森林環境化学，文化人類学，栄養学，人類生態学，

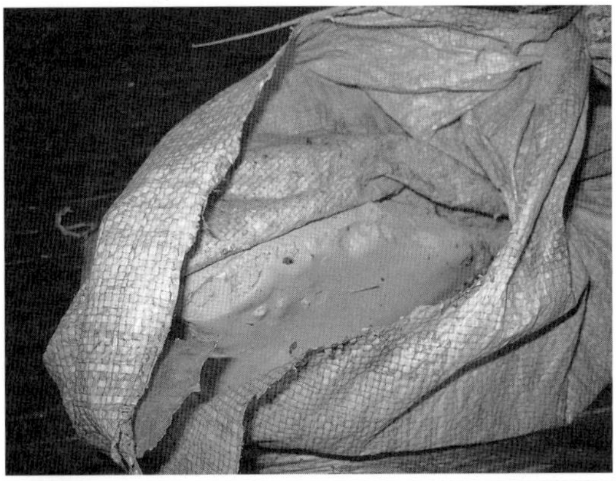

図 8-7　カナカソルト

バナナの皮などを燃やした灰からつくるカリウム塩をカナカソルトとよぶ．カナカとは田舎という意．タケノコを煮るときに使うとタケノコが柔らかくなるそうだ．カナカソルトを用いた料理は，ナトリウム塩に慣れた舌には，味がついているようには感じられなかった．

医学他の学際研究チームによる科学研究費助成事業研究の調査のために，パプアニューギニア，セピック州のA村に滞在していた．研究全体の調査内容は人口学的調査，身体計測・血圧・ヘモグロビン測定などの健康状態調査，24時間食事思い出し法[注1]と陰膳法による食事調査，環境利用状況調査，環境サンプル調査と多岐にわたっていた．

A村は基本的に自給自足で食料を調達して生活していた．住民は村の周辺に植えた，あるいは生えたサゴヤシの幹に蓄積するでんぷんを主食としている．副食は魚が多く，朝夕に村に面しているブラックウォーターとよばれる大きな湖にカヌーを出し，仕掛けておいた網を見に行くと大ぶりの魚（ラバマウスとよばれるコイ科の移入された魚でインド原産）が何匹も獲れる．その他に野生の小動物，昆虫なども食べていた．ブラックウォーターは，国連開発計画（UNDP）と国連食糧農業機関（FAO）も関係したプロジェクトとして行われた1980年代のセピック川流域への外来種の移入の影響も受け，魚影は濃く，とくにラバマウスはよく獲れた．獲ってきた何匹かの魚の腹身から脂をかき集めて溜めてとっておき，料理油代わりに使っていたのが，Fish Oilだった．

手づくりなのは油だけではない．A村の中や近隣の村に商店は一軒もなく，家にある精製塩（市販されているナトリウム塩で，ストアソルトとよぶ）がなくなったときはバナナの皮などを燃やした灰からつくるカリウム塩（カナカソルトとよぶ．カナカとは田舎という意）を使って調理をしていた（**図 8-7**）．パプアニューギニアが塩なし文化で，そのために年齢が上がっても血圧が低いままであることは，1980年代の血圧と塩分摂取量の関係の世界的な研究であるIntersalt Study[注2]で有名になったが，本で読んだことがあるだけのカリウム塩が2011年の調査時にも使われていることに驚かされた．

クッキングオイルや精製塩などは，手元にあれば誰でも使いたがる一般的な商品になっていたが，村からは一番近い町までエンジン付きカヌーで3時間かかるため，往復のガソリン代なども含めればそう簡単に買いものに行くわけにもいかない．何より現金収入源があるのは住民の一部に限られており，Fish Oilやカリウム塩を使い続けていたのは，不飽和脂肪酸や減塩の効果を見据えてあえて健康のために，というわけではなく，自給できるものは自給してすます，というだけだったのだろう．

さて，南アフリカ共和国でFish Oilに出会ったのは，2017年1月だった．パプアニューギニアのときと同じメンバーで研究を続けており，調査内容もほぼ同様でリンポポ州のB村で24時間食事思い出し法による食事調査を行った．食べた物は料理名だけでなく，材料名も答えてもらったが，複数の対象者が「Fish Oil」を材料名としてあげていた．B村は，国内では比較的伝統的な生活に近い状態を保っているといわれている村だったが，全世帯ではないものの村には電気も水道もあり，村の中の商店では冷えたコーラを買うことができた．また，村の中に川や湖，ため池など，魚が住んでいそうな環境は見当たらないし，世帯によっては主食のトウモロコシ粉でさえ購入していることを考えると，油だけ自分たちでつくっているというのも考えにくい．そこで確認したところ，このあたりでは料理油（多くの場合，ひまわり油やキャノーラ油）をFish Oilとよぶということだった．さらに話を聞くと，料理油をFish Oilとよぶのは南アフリカ共和国では一般的だという．

その理由について尋ねると現地の研究協力者から以下のような答えが返ってきた．

「流通の発達していない頃の南アフリカ共和国の地元民の多くは，海岸線に住む人びとを除き，魚を見たり食べたりすることはほとんどなかったし，料理油も身の回りになかった．そこに，Fish and chipsを食べる色の白い人たちがやってきた．地元民にとっては，FishイコールFish and chipsであった．Fish and chipsをつくるための揚げ油は，廃棄される前に地元民によって再利用された．そのときに，Fish and chipsをつくるのに使っていたのでFish Oilとよぶようになったのではないか」

つまり，南アフリカ共和国の歴史的経緯のなかで，アパルトヘイトの時代に国中に広まった料理の名前が食材の名前の一部として使われているという説明である．この説の信憑性について確認することはできなかったが，なかなか興味深い話である．

このように，パプアニューギニアと南アフリカ共和国ではFish Oilをきっかけにして彼らの食生活を取り巻く環境や背景にある歴史などを垣間みる機会を得ることができた．

注1）24時間食事思い出し法（24-hour dietary recall）

訓練を受けた調査者は調査対象者が前々日の深夜から前日の深夜までのあいだ，あるいは過去24時間のあいだに，飲んだり食べたりしたものすべてについての情報を詳細に尋ね，記録する．完全な自由質問回答形式であり，データを栄養素別に，個々の食物別に，食品群別に，あるいは食事（meal）別に解析できる．複数日についてデータを収集するには多大の労力が要求されるため，日常的な食事摂取量を推定するために採用されることはめったにない．しかし，集団レベルで平均値を記述するのに重要な役割を果たしている．食事摂取量データの正確度は，調査対象者の短期間の記憶に依存する[12]．

注2）Intersalt Study

32カ国，52集団で血圧と尿中のナトリウム，カリウムおよびそれらの比との関係を調査した大規模な横断的国際共同疫学研究．食塩摂取量の指標としての尿中ナトリウム排泄量の中央値と加齢に伴う収縮期血圧，拡張期血圧上昇の傾向は正の相関をしていた．ただし，加齢に伴う血圧の上昇はパプアニューギニアをはじめとするナトリウム摂取量が低い4カ所（Yanomamo and Xingu Indians of Brazil and rural populations in Kenya and Papua New Guinea）ではほぼみられなかった．これら4カ所の食塩摂取量の中央値は1日平均1～3 gと推定され，残り48集団の9 gに比べて非常に低かった[13,14]．

文献

1）鈴木継美：栄養生態学はいかなる学問か．「栄養生態学」．小石秀夫，鈴木継美編．pp9-24，恒和出版，1984.

2）石毛直道：文化としての食．「食文化入門」．石毛直道，鄭　大聲編．pp1-20，講談社，1995.

3）夏原和美：食と栄養生態学とエコヘルス．医学のあゆみ，249（2）：1200-1205，2014.

4）Food and Agriculture Organization of the United Nations：Insects for food and feed.
http://www.fao.org/edible-insects/en/（accessed　2017.1.31.）

5）Halloran Afton・他：昆虫の食糧保障，暮らしそして環境への貢献.
http://www.fao.org/3/c-i3264 o.pdf.（accessed 2017.1.31.）

6）水産庁：捕鯨を取り巻く状況.
https://www.jfa.maff.go.jp/j/whale/w_thinking/

7）大塚柳太郎・他：人類生態学．第２版，pp13-15，東京大学出版会，2012.

8）田中二郎：狩猟採集民の食．「講座 食の文化　第１巻　人類の食文化」．石毛直道監修．pp134-150，味の素 食の文化センター，1998.

9）Weinstein, D. A. et al.：Energy flow and the persistence of a human population：A simulation analysis. Human Ecology, 11（2）：201-225，1983.

10）鄭　大聲：箸文化と匙文化．「食文化入門」．石毛直道，鄭　大聲編，講談社，pp109-121，1995.

11）安本教傳：食生活環境論にかえて．「食の倫理を問う からだと環境の調和」．安本教傳編，pp5-26，昭和堂，2000.

12）Willett，W. 著，田中平三訳：食事調査のすべて－栄養疫学－．pp54-75，第一出版，1996.

13）Carvalho, J.J. et al.：Blood pressure in four remote populations in the INTERSALT Study. Hypertension, 14（3）：238-246，1989.

14）Stamler, J. et al.：Findings of the International Cooperative INTERSALT Study. Hypertension, 17（1 Suppl）：I9-15，1991.

Chapter 9 セルフケアと食

1 食とセルフケア

何を，いつ，どれだけ，どのように食べるかという食行動は，人間の意識的な選択行動である．毎日三度の食事を自分の計画どおりに摂取しようとかなり意識的に努力している人もいれば，食事についてほとんど意識しないですませている人もいる．また，食に楽しみや生きがいを見出している人もいれば，食に苦痛を感じている人もいるなど，食に対する思いも人それぞれ異なっている．このように，生命維持に欠かせない食ではあるが，その食のありよう・食にまつわる思いや行動には個人差が大きい．健康との関連で食をとらえたときにも，健康的な食生活を営んでいる人もいれば，不健康な食生活を続けている人もいる．そこには人びとのセルフケアの意識が関連していると考えられる．

本項では，健康をつくる食を目指し，食を中心とするセルフケアの確立について，またその確立に向けて，看護師はどのようなかかわりができるのかについて述べる．

（1）セルフケアとは

本項では，セルフケアとは「人びとがよい健康状況を維持・増進するために，自ら実施する日常生活上および健康管理上の主体的な行動」ととらえる．

最近健康に関する情報も増え，生活習慣病に飽食や運動不足が関連していることは誰しも知っており，健康を維持するためにはそれを改善しなくてはならないという意識もどこかにはもっている．しかしそれを自分の問題としてとらえ，その解決を図ろうと取り組むかどうか，また，自分の健康上の問題を発見でき，問題解決のために必要な行動をとれるかどうかは，人によってかなり異なっている．ここには，問題意識の深さや解決への意欲，またその人のもつ問題解決能力が関係している．

■ 看護師の役割

自らの力によって健康で生きる可能性を切り拓いていくこと，そのために必要な力がセルフケア能力である．セルフケア能力は，成長発達，加齢，健康障害などに伴い変化し，個々でその能力は異なるが，この能力の形成は本人の主体的な学習によって高められていくものである．

その人が有する本来の能力を引き出し，人びとの主体的な学習を支え，セルフケア能力を高めていくことが，健康教育・患者教育にあたる看護師の課題となる．

（2）セルフケアプロセス

セルフケアプロセスとは，健康にかかわる食の知識を獲得し，自分の食生活を振り

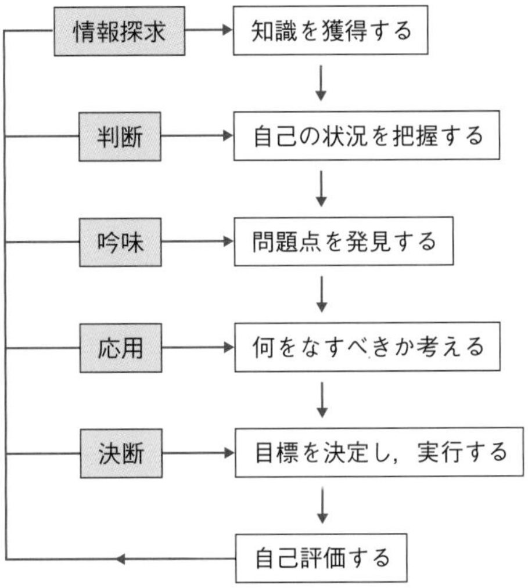

図 9-1 セルフケアプロセス

返って状況を把握し，自分の食生活の問題点を発見し，何をなすべきか考え，目標を決定し，実行し，それを自己評価し，さらにそれをフィードバックしていくプロセスである（**図 9-1**）．このプロセスには，次の６点がかかわってくる．

① 自ら知識を求めていく情報探究
② 基本的知識と照らし合わせて自己の状況がどうであるかの判断
③ 問題点を絞るための吟味
④ 何をなすべきか考えるときの応用力
⑤ 実行しようという決断
⑥ 実行した結果から自分に適した方法の工夫

このプロセスの学習を援助することが，その人のセルフケア能力の向上につながる．

（3）健康教育と患者教育

人びとの食にまつわるセルフケアへの働きかけには，２つの目標がある．

■ 「好ましい食習慣の確立」への働きかけ

ひとつは，「好ましい食習慣の確立」である．好ましい食習慣とは，毎日三度の食事がバランスよく，規則的にとられていくよう習慣がついていることである．習慣とはその人がわざわざ意図的に行わなくとも，自然に身についていて，苦なくその行動が繰り返されることを示す．好ましい食習慣がついている人はあらためて意図しなくとも，健康的な食生活を営んでいるが，好ましくない食習慣がついている人は，意図的に努力して，それまでの習慣を変更しなければ，健康的な食生活は得られない．不適切な食習慣や生活習慣の積み重ねが，慢性疾患を誘発している．そのため，疾病を予防し，健康を維持・増進するためには，好ましい習慣を身につけていく必要があるが，それまでの習慣を変更していくことはたいへんな努力を要するし，苦痛も伴う．よってそのような努力や苦痛を最小限にするためには，好ましい食習慣を早期に確立させておくことが大事である．ここに働きかけるのが，いわゆる健康教育である．

■ **「食行動の変容」への働きかけ**

もうひとつは，「食行動の変容」である．これは意図的に食行動を変容させていく必要のある人への目標である．たとえば，生活習慣病が発症した人には，その生活習慣病発症の誘因となった食習慣を変更する必要があるし，また各疾病の病態に応じた食生活を送っていくことが求められる．意図的にそれまでの食習慣を変更していく必要があり，またその変更の仕方を学び，習得していく必要がある．ここに働きかけるのが，いわゆる患者教育である．

■ **セルフケア能力向上のために**

健康教育は疾病を予防し，健康を維持・増進していくことを目的に，患者教育は疾病からの回復を図り，より健康的な状態に近づくことを目的に，人びとのセルフケア能力を高めていく働きかけである．

2 食習慣をつくる健康教育

（1）健康教育の考え方

■ **専門家による健康教育**

健康教育とは，個人や集団が健康の保持・増進を図るために，好ましい生活習慣を実践するための専門家の教育的なかかわりである．その目的には次の3つがあげられる．

① 健康や生活習慣についての知識を獲得すること

② 好ましくない生活習慣を変えようとする態度をもつこと

③ 好ましい生活習慣を実行し継続すること

■ **健康教育の対象となる生活習慣**

健康教育の対象となる生活習慣としては食事，睡眠，喫煙，飲酒，体重コントロール，運動などがあり，これらの生活習慣と健康との関連についても検討がなされている．最近の生活習慣病予防へ関心の高さや食を取り巻く状況の変化から，健康教育における食教育がより重要となっている．

（2）健康教育のプロセス

■ **知識を伝達する健康教育――納得から実践へ**

われわれが教育をイメージするとき，指導する側から受ける側への知識の伝達がある．ここで伝えられる内容は健康に影響を及ぼす生活習慣の知識と生活習慣の変容のための方法である．この知識は自分の生活習慣を見つめたり，行動変容を起こそうとする手だてを考えたりするときに有用であるが，知識の伝達のみに重点を置いた健康教育では，行動変容を促すという本来の目的は達成しにくい．

■ **問題解決を促す健康教育――実践から納得へ**

生活習慣が変容できるためには，生活上で解決すべき問題を見つめ，そのための方法に主体的に取り組むことが必要である．変更した生活習慣が健康にとってよい結果をもたらしたこと（問題の解決）を実感し，納得することで行動変容は強化され，好ましい生活習慣が継続される．

■ **健康教育のプロセス**（図 9-2）

生活習慣や健康についての知識が豊かであれば，それだけ健康であるかといえば必ずしもそうではない．喫煙が健康に及ぼす影響を誰よりもよく知り，健康教育の専門家である看護師たちに喫煙家が少なくないのは，知識と行動が結びつきにくく，また生活習慣の変容には知識だけでは解決できない要素があることを示している．

人がある行動を変容するとき，①知識の獲得から行動の動機づけ，②個人の行動の変容，③家族の行動変容へと一連のプロセスをたどる．このプロセスはあくまでその人の主体的行動であり，この行動を支えるのが，健康教育の専門家のアプローチと，変容に必要な時間の経過である．

（3）健康教育としての食教育

われわれのとっている生活習慣のなかでも，食習慣はとくに健康維持にとって影響が大きい．しかも食習慣は幼少時から長年にわたって培われ，いわゆる“おふくろの味”といわれるように個人差（家族差）が大きく，その習慣を変えることは容易ではない．ここでは現在の行動でよい食習慣を継続し，よくない食習慣を修正するための健康教育の方法を考える．

■ **食教育の目的**（図 9-3）

人がものを“食べる”プロセスには次の５段階がある．

① 買ったり，つくったり，もらったり，とったりして食物を手に入れる
② その食物を保存する
③ 食事の目的，その人や家族の好み，体調などで食物を選ぶ
④ 調理する
⑤ 調理したものを食べる．このとき，いつ，どこで，誰と，どういう目的で食べるかによって，その人にとっての食事の意味が異なる

このようなプロセスを経て，その人の健康が維持増進されるとともに，生活を送っている人としての社会的満足感と，好みのものをおいしく食べるという心理的満足感が得

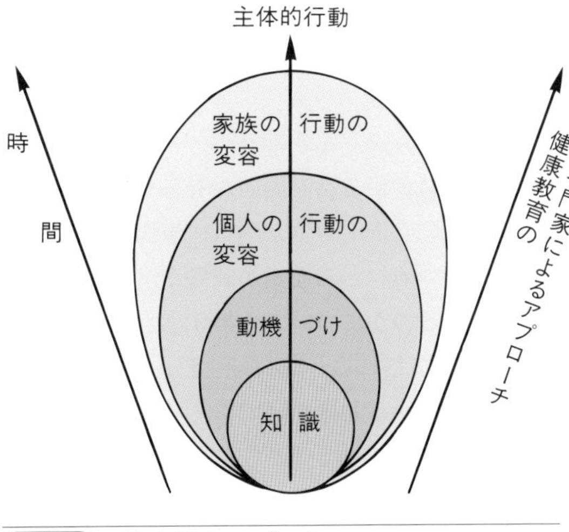

図 9-2 健康教育のプロセス

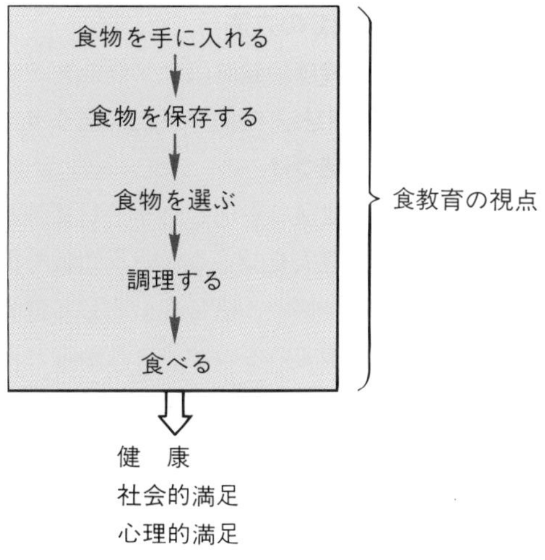

図 9-3 食のプロセス

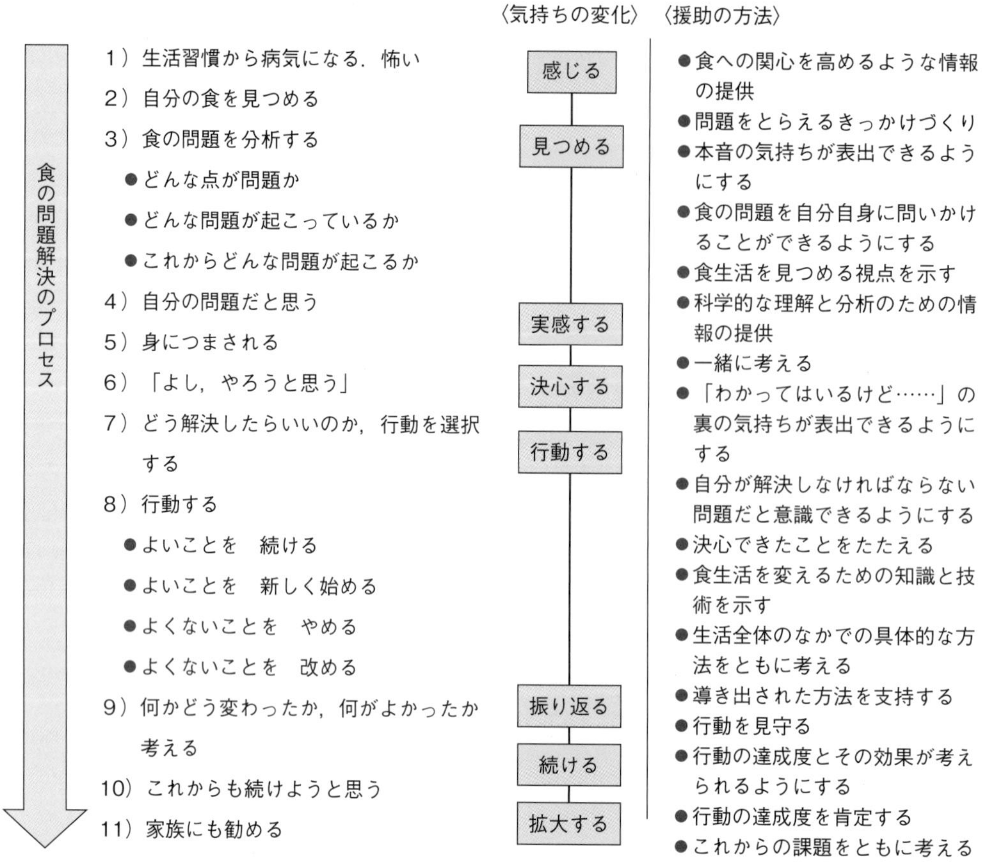

図 9-4 食の問題解決のプロセス

られ，このプロセス全体が食習慣となる．

食教育の目的は，その人が健康を維持増進し，社会的にも心理的にも満足感を得るよい食習慣を身につけて行動できることである．

■ 食教育の方法

食教育は問題解決のプロセスそのものである．食の問題解決のプロセスにおける気持ちの変化と，援助の視点は**図 9-4** のとおりである．

①動機づけ

健康教室に参加したりテレビ番組を観たり，経験者から話を聞いたりして，食生活が生活習慣病をつくるという知識を得，好ましくない食生活習慣が病気の原因になることを知り，怖いと感じる．そして自分の食生活を見つめ，どんな点が問題か，どんな問題が起こっているのか，これからどんな問題が起こるのかについて分析する．問題を自分の問題として客観視できるようになると，身につまされる．「よし，自分もやろう」と決心する．この問題を実感し，決心することがいわゆる動機づけである．

②実行に移すための知識と技術の提供

動機づけができると次は，問題解決のための方法を考え，実際の行動に移す段階である．このときとられる行動とは，①これまで行ってきた好ましい食習慣を続けること，

②これまで行ってこなかった好ましい食行動を新しく始めること，③これまで行ってきた好ましくない食行動をやめること，④これまでの食習慣をより好ましい食習慣に改めること，の4つである．その人にとっての4つの行動を明らかにするために，専門家の立場での知識と技術を提供する．

③継続に向けての評価

行動したことによる効果が実感でき，その努力が認められることによって行動の継続が図られやすくなる．

ナーシングポイント

プロセス全体を通しての看護師の役割は，その人が自分の気持ちの内面や生活の実態を見つめ，食生活の問題に主体的にかかわろうとする気持ちを引き出し，問題解決のための支えとなることである．

（4）好ましい食習慣の確立

■ 好ましい食習慣とは

好ましい食習慣とは以下の4つの要素を満たしているものといえる．

① バランスのよい食事：各栄養素が過不足なくバランスよくとれている状態をいう．一般的には，「好ききらいなく何でも食べよう」や「1日30種類の食品をとりましょう」という表現で示されている．要は，栄養素と味覚の両方に満足のいくバランス点を探して食べることができることが大切である．

② 規則正しい食事：一定の時刻にとる規則的な食事は，消化・吸収に関連するホルモンの分泌や，消化酵素の活性，代謝を誘導し，生理的リズムの形成に貢献している．また，規則的に食事をとることは，社会生活における生活リズムの形成にも関与する．人間の生理的機能は，ほぼ24時間のリズムを形成しているため，そのリズムを整えることが，よりよい健康状態を維持するために必要である．

③ 自分にとっての適正量を把握し，過不足の判断ができる：標準体重を維持していることは，摂取量がその人にとっての適正量であることの指標となる．食は種々の心理的・社会的要素を含んでいるため，その摂取量は常に一定量が保持されるというよりは，その時々で増減し，幅があることのほうが自然である．しかし，日々の摂取量は増減があるとしても，ある一定期間のなかではそれが平均的であること，またその平均がその人にとっての適正量であることが，健康維持のために必要である．そのためには，自分にとっての適正量を把握し，過不足を判断し，摂取量を自分で調整できることが必要である．

④ 食を楽しんでいる（食にまつわる心理・社会的要素が満たされている）：食はただ単に生命維持のために行う活動ではなく，社交や満足感など種々の心理的・社会的要素を含んでいる．その要素が満たされていることは，その人の身体面だけではなく，精神面を含めた生きる力を活性化することに通ずる．

■ **なぜ好ましい食習慣を形成する必要があるのか**

食事を毎日三度とることは，常識的なことにはなっているが，そうしなければすぐに弊害が生じるというものでもない．数日間の絶食にも耐えることができるし，1日1食でもそれに慣れてしまえばなんの不都合も感じなくなる．そのように食の乱れはすぐに健康に悪影響を及ぼすわけではない．しかし，それが習慣となって長い期間継続すると，健康上の障害をもたらす．偏食に気づかずにいることにより栄養状態の偏りをもたらし，成長・発達ならびに生体の免疫力や調節力に悪影響を与え，健康障害につながる．生活リズムや生理的なリズムを無視した不規則な食事を続けていると，栄養素の代謝効率が下がり，身体全体の調和を失い，また，それは生活意欲の低下にもつながる．

よって健康的な食生活が継続されること，すなわち好ましい食習慣が形成されることが大切である．習慣とは，意識的にしなくとも自然に苦なくその行動がとられることである．そのため，習慣になっていれば健康的な食生活も無理なく続けられる．反対にすでに形成されてしまっている好ましくない習慣を変更することは，多大な努力を要する．そのため，できるだけ早期に好ましい食習慣を確立することへの働きかけが重要であるといえる．

■ **食習慣はどのようにつくられていくか**

乳児には，食物の好ききらいや偏食はなく，離乳後の食体験によって食習慣が形成され，同時に食物の嗜好も形成される．食事の習慣づけは，幼児から小学校の低学年でほぼできあがり，そのときの習慣が一生続くことが多い．味つけの好みや食べ物の好ききらいなどの嗜好から，食べ方，食事に関する価値観なども形づくられていく．成長期に学習した嗜好は，食欲の形成にもかかわり，偏った嗜好は食欲の対象も偏ったものにする．このように幼児期・学童期の食習慣は主に家庭で形成され，母親など，子どもに食事を提供する人の影響が大きい．

家庭での規則的な食事や多人数での食事は，食べ方やマナーを学ぶよい機会になるが，現代では核家族の共働き世帯や子どもの塾通いにより，子どものひとり食いが増えており，食行動や食習慣の形成に対する親の影響は，総じて少なくなっている．また，豊かな社会では，食べやすい食べ物だけを食べることが許されやすく，偏食の増長や食べずぎらいをつくり出している．そのため，食を健康と結びつけて考える習慣が形成されにくい状況にある．

成人では，外食や会食などの機会が増えることにより，栄養素のバランスが偏りがちで，時間的にゆとりがなく早く食べる習慣も助長される．また，飲酒の機会も増えるが，その量が過分になれば，栄養バランスの偏りを生じさせる．

このように小児期の母親の食事の与え方から食習慣は形成されるが，その後の生活環境や社会環境の影響を受けて，よい方向にも悪い方向にも変化していく．よい方向への変化を図るには，健康を考えた食習慣確立へのその人の知識や意欲が大きく影響してくる（**図 9–2** 参照）．

（5）食教育の展開

■ **セルフケアの推進**

健康教育の困難な点は，健康上の障害がすぐには目に見えて現れない点にある．障害が目に見えていれば，なんとかその障害を解決，あるいは克服しようと，何らかの努力をすることを惜しまない人は多い．しかし，何も障害が生じていないときに，予防という観点のみで努力しようとする意識をもち続けるには困難も多い．健康教育では，その点をどのように乗り越えて，人びとの健康な食への関心を高め，改善していけるかが課題となる．

①食への関心を深める

誰しも健康であることを望んでいる．しかし，現在健康な人にとっては健康障害が現れることは想像しにくいことである．当たり前のように存在している健康が，ひとたび障害を受けたとき，あらためて人は健康の大切さに気づく．このようななかで，健康は自分で獲得するものと意識している人はそれほど多くないといえよう．よって，食と健康が密接にかかわっていること，自分の食のあり方が自分の健康状態を左右することを理解することがまず必要であるといえる．食べ物と疾病の関連を示す疫学データや，長寿者の食生活の特徴などは，人びとの健康と食とのかかわりを意識づける手段となる．

健康でありたいと望むとき，「自分の食生活を振り返る必要がある」と認識できることが，食教育の第一歩となる．

②実践への動機づけ

健康にはよいとわかっていても，なかなかその行動を実践できない，健康に悪いと思っていても，なかなかその行動を変えられないことは多い．将来の健康よりも差し迫って必要なことがらに追われるためであったり，将来の健康よりも現在を楽しみたいという願望からの選択結果であったりする．それが何かのきっかけで，食を改善しようという実践への動機が上がることがある．たとえば，健康に関する啓蒙活動により刺激を受けたとき，健康を失うかもしれないという危機感を感じたとき，周囲の人の疾病や死を身近に感じたときなど，種々の場合がある．また，自分は身体が弱いと意識している人ほど，この実践への動機は高いといわれている．また仲間の影響も強い．

このような実践への動機が上がるような条件をつくり，その動機を大切にして支持していくことが必要である．

③セルフケアプロセスの学習

図 9-1 で示したセルフケアプロセスの学習を援助することが，人びとのセルフケアの推進につながる．このプロセスは人が自分の健康を維持・増進するために，自分の食生活には何が問題で，どう改善する必要があるかを考え，自分なりに工夫しながら継続して実行していく，主体的なプロセスである．このプロセスはわれわれ看護師が看護実践に使っている「看護過程」のプロセスと類似している．すなわち，基本的知識を学んだのちに，患者に関する情報を収集し，アセスメントし，看護上の問題を明らかにし，目標を定め，看護計画を立案し，評価していくプロセスである．ここで大切なことは，セルフケアプロセスの学習への援助とは，このプロセスを看護師が進めてあげることではなく，あくまでも人びとがこのプロセスを自分で進めていけるよう援助することである．それは教師が学生に「看護過程」のプロセスの学習を援助していくことに似ている．ここでは，人びとの主体性を育てるかかわりが重要となる．

食生活の問題点を把握するための項目を**表 9-1** に示した．これらの項目を指標として，その人自身が自分の食生活を点検し，問題を発見していくことが大切である．プロセスの各段階に応じた援助のあり方を考え，工夫していく必要がある．

表 9-1　食生活を把握するための項目

摂取物の内容	栄養素のバランス（たんぱく質，糖質，脂肪），野菜，果物，食物繊維，菓子類
摂取量の過不足	過剰（エネルギー，脂肪，水分），不足（エネルギー，野菜など），1回の食事量，1日の食事量
嗜　好	甘党，辛党，うす味，濃い味，何でも食べる，香辛料をよく使う
偏　食	偏食の内容，頻度，好きなものばかりを食べる，きらいなものは食べない
食事の規則性	規則的，不規則（頻度）
食事時間，回数	時間，回数，食事と間食，欠食の頻度
食行動	つまみ食い（調理中，食後），衝動食い，イライラ食い，気兼ね食い，残飯食い，反動食い，ながら食い
食べ方	噛み方（よく噛む，あまり噛まない），食べるスピード，食べる順番，ひと口の量
調理の傾向	日本食，洋食，中華風，何でも，めん類中心，菜食主義
料理の盛りつけ方	一緒盛り，別盛り
食事の場所	家庭，外食，一定，決まっていない
一緒に食事をする人	ひとり，家族と一緒，同僚と一緒，友人と一緒
食事制限の内容	エネルギー制限，塩分制限，たんぱく質制限，脂肪制限，その他の制限

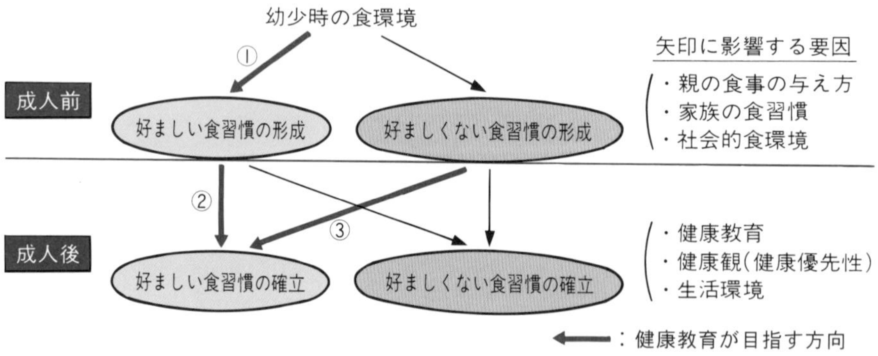

図 9-5　食習慣の確立とその影響要因

（6）食教育の展開の実際

セルフケアプロセスの学習を援助していくことを念頭に置いて，**図 9-5** の①，②，③に沿って，食教育の展開のポイントについて述べる．

■ 親への教育――好ましい食習慣の形成へ

たとえば地域で，子どもをもつ親への食教育を実践する場合，以下のことを念頭に置く．グループ学習などを取り入れ，親が自分自身で問題に気づくプロセスを大切にしていくことが必要である．

① 家庭での食生活が子どもの食習慣形成に影響していくことに意識が向く
② 実際に自分（親自身）の食習慣はどのようにつくられてきたか，誰の影響を受けているか，などの振り返りができる
③ 子どもに形成されつつある食習慣を評価し，その改善点が考えられる
④ 改善点の実行，ならびに工夫についてお互いに意見交換する

■ 本人への教育──好ましい食習慣の形成から好ましい食習慣の確立へ

好ましい食習慣が形成されている人に関しては，それが好ましい食習慣であることを自分で評価できる必要がある．自己評価できることは，好ましい習慣を確立していくことの意識を高める．習慣の形成は母親の影響が大きいが，それを確立していくのは成人した本人である．ここで好ましい食習慣ができていた人も，それは周囲からつくられたものであるためにそのよさを意識していないと，悪い方向に容易に変更してしまう可能性も秘めている．よって自然に身についている習慣を適切なものだと認識し，それを維持していく意識をもつことが重要である．成人になると職場や社会環境の影響も受け，その多忙さのなかで，それまで身についていた好ましい習慣も乱れる傾向が生じる．これまで家庭でつくられてきた自分に身についている好ましい習慣を維持することの重要性を意識しているかどうかが，その後の習慣の確立を左右していく．

■ 本人ならびに家族への教育──好ましくない食習慣の形成から好ましい食習慣の確立へ

食習慣のアセスメントを行い，問題点の発見，解決方法の提示を具体的に行う．このとき，それまでの食習慣を変える必要のあることに気づくことを促す（動機づけ）必要がある．知識を導入し，自分の食習慣を客観視し，問題点を発見し，変更していくプロセスをともに踏んでいく．変更していくプロセスは時間もかかり，その人の努力を必要とするため，支えていく必要がある（食の問題解決のプロセス）．

3 食行動変容を促す患者教育

（1）患者教育の考え方

■ 健康教育と患者教育（図 9-6）

患者教育は健康教育の一部である．患者教育の究極の目的は，健康教育における目的と同様，個人や集団が健康の保持・増進を図るために，好ましい生活習慣を実践することにある．しかし患者教育では，病気をもつ人とその生活に焦点を当て，病気をもつ人が病気の治療と回復のための適切なセルフケア行動をとることに，より注目する．

健康を障害している患者の場合，患者の生活や生き方自体に患者教育がかかわる．自分が行ったセルフケア行動が直接病気の回復や悪化に影響することと，主に患者教育の対象となる慢性疾患患者ではセルフケア行動そのものが生活の一部となることから，より主体的な学びを援助する必要がある．

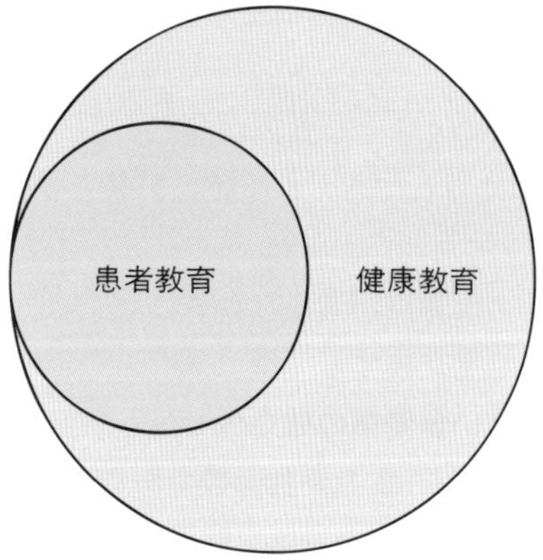

図 9-6 健康教育と患者教育

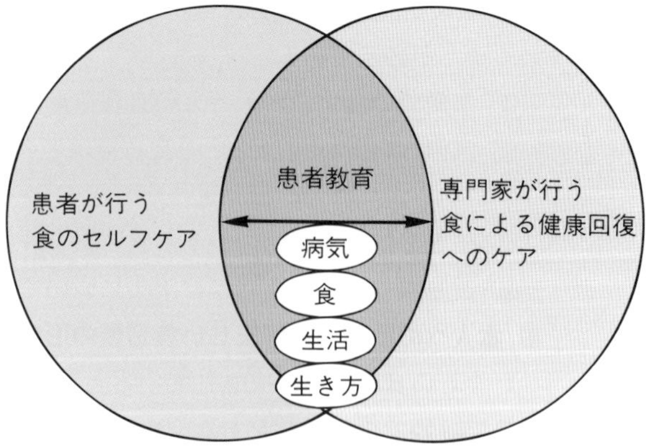

図 9-7 食における患者教育の焦点

■ 食における患者教育の目的

患者が行うケアには，① 自分で何が必要かを決定し，自分で行うケア，② 医療専門家が行う健康回復へのケアとともに，③ 患者と医療専門家が協力して行うケアがあり，この③のなかに患者教育が含まれる（**図 9–7**）．

食における患者教育の目的は，次の３つにまとめられる．

① 病気をもつ人と食習慣との関連を認識すること

② 病気をもつ人の治療回復のための食行動に変容すること

③ 変容した食行動がその人の生活，生き方と一致していること

■ 患者教育の目標としての食行動の変容

患者教育は，疾病からの回復を図り，より健康的な状態に近づくことを目的にした医療者の患者へのかかわりである．一時的にせよ，長期間にわたるにせよ，疾病を罹患することによって食の変更が必要となる場合は多い．たとえば胃切除後では食事内容も摂取の仕方も大幅な変更を必要とする．また，生活習慣病といわれている慢性疾患の多くも，食行動の変更を必要とする．食行動を意図的に変更していくことが生涯にわたって必要となってくる場合では，患者の食行動変容を促すことが，患者教育の目的となる．

■ セルフケア能力を育む

患者教育において，患者のセルフケア能力を育む援助が基本となる．

患者は健康障害（疾病）をすでに有しているという点で，健康教育より人びとの取り組みへの動機は高いといえる．しかし，ここでの食行動の変更は，その結果としての効果を期待されているものだけに，より厳しいものであるといえる．同時に患者は症状による苦痛や疾病の予後の不安など，多くの問題を抱えながら実践していくことを要求される．

患者は，疾病の病態に応じた食事療法のあり方を学び，自分の生活に取り入れ，実行し，継続していくことが望まれる．疾病の病態に応じるという点で，何らかの改善の指標が設定されている場合が多い．たとえば，糖尿病患者であれば血糖値や HbA1 c 値，高血圧患者であれば血圧，血液透析患者であれば透析間体重増加率や血清カリウム値やリン値などである．これらの指標をもとに，患者には意図的に食事を変更し，その効果

表 9-2　患者教育における「指導」と「援助」の相違点

	指　導	援　助
本　質	医療者が患者に専門知識を指導するという立場をとる.	教育は，患者の主体的な学習への援助である，という立場をとる.
目　的	医療者が患者の健康問題の解決に必要な内容を指導し，患者がそれに従うことを目的とする.	患者は学習者として，健康問題の解決を手段として，自分のニーズや目標を明らかにし，自己決定する.
教育目標	患者が健康問題を解決するうえで必要な内容を正しく理解し，実行すること.	当面の問題解決よりも，患者のセルフケア能力の育成を目指す．とくに次の能力の育成を重視する. ① 健康上の問題を自ら解決する力. ② 主体的に問題を解決する力.
患者と医療者との関係	① 医療者は患者に対して指導的立場をとる. ② 医療者は強力で患者は弱者. ③ 医療者から患者への一方通行的なかかわりが多い.	① 医療者と患者は民主的な関係を保ち専門的知識・技術を分け合う. ② 患者も医療者もともに協力. ③ 患者と医療者との相互作用を重視する.
問題点	① 教育効果に速効性は認められるが患者自身の学習が阻害されやすい. ② 教育効果が，患者の内面にまで及ぶのかについて，医療関係者の関心が向きにくかった.	① 教育効果に永続性が認められるが速効性のない場合が多い. ② 教育効果の評価が，「指導」よりも難しい.

をみながら，実践を継続していくことが求められる.

■「指導」と「援助」の使い分け

看護師が患者に指導すること（「指導」）と，患者ができるように看護師が援助すること（「援助」）とでは，アプローチの仕方が異なる．看護師が主体となる「指導」に対して，「援助」ではあくまで患者が主体となる．しかしこれまでの患者教育は「指導」中心に展開することが多く，最近ではその限界が多々述べられるようになった．米国糖尿病協会ではそれを強調するために，“patient education”という言葉を“self-management education”という言葉に換えて使うようになった.

患者教育ではそのような「指導」と「援助」をうまく使い分けることが必要といえる．**表 9-2** にその相違点を示した．ここに示すように，「指導」では，指導の結果，患者がどのように変化したか（疾病や自己管理の知識を覚えた，手技を習得した，など）についてその効果をすぐに判断しやすい．しかし「援助」における，患者のセルフケア能力が高まったかどうかについては，すぐに，また簡単に評価できるものではない．ここでは，時間を追ってその経過をみていくなかで小さな変化を見出し，それを意味づけ，その意義を患者とともに確認していくことが必要となってくる.

（2）食における患者教育の展開

■ 食生活や健康についての思いを知る

患者に食教育を行おうとする場合，いきなり行うべき食生活の原則を示しても効果は上がらない．その人が自分の病気や健康についてどう受け止めているのか，自分にとって食べることの意味は何か，自分の現在の生活や仕事，食事のもたらす影響，どんな生活を送りたいのかなど，患者の思いを知る必要がある．

病気からの回復のため，あるいは合併症の進行をくい止めるために専門家の立場から患者教育をしようとしても，その人にとって健康が第一の目標とはかぎらない．教育の目的を，その人の生き方を支える一方法として位置づけるべきである．

また，患者の食生活や健康についての素直な思いに，批判することなく耳を傾けることで，自分の食の問題を見つめる本音の気持ちが表出されやすくなる．

■ 食生活の実態を知る

何を，どれだけ，誰と，どのように食べているか，食生活の内容を明らかにする．一般的には，前日に食事したものを聞き取り調査したり，数日分の食事記録用紙を渡し，自分で記録してみるよう提案したりする．この記録の段階で自分の食の問題に気づくこともあるし，問題点を分析するきっかけになることもある．

ただし，食の問題を感じながらも，自分の問題として見つめることができない段階や時期の患者では，この方法をとることが逆の効果をもたらすことがある．食生活や健康についての思いを知る会話のなかで，患者が今，食の問題に直面できる時期かどうかを見極める必要がある．

■ 生活を知る

食べるということは，家庭生活や社会生活を送っている人の問題である．ある病気の人にとって“とるべき食事”ではなく，病気をもって生活をしている人が“とる食事”であることを考え，その人がどのような家族や地域，職場のなかで生活し，ライフスタイルをもっているか，生活習慣，嗜好を知り，とるべき食生活ととりたい食生活，可能な食生活を明らかにする．

■ 援助する

患者が病気の治療・回復のために好ましい食生活と，自分がとりたい食生活，そして生活を送るうえで可能な食生活を可能なかぎり一致させるのが，食の患者教育における看護師の役割である．

そのためには，まず食の問題解決のプロセスに沿った患者の気持ちの変化を見極める必要がある．「よし，やろう」と決心できた患者には，問題解決のための行動が選択できるように，知識と技術を提供する．どこが問題か分析し，わかってはいるが自分の問題として実感できず，行動に結びつかない患者には，「わかってはいるけど……」の裏に隠されている本音の気持ちを表現しやすくし，自分が解決しなければならない問題だと意識できるように援助する．

問題解決のプロセス全体を通して，看護師は常に患者の気持ちや考え，行動を認め，肯定し，ともに考えるという支持の態度を示すことで，患者の行動はより変容しやすくなる．

以上のような見極め，援助，支持のケアを通して，患者にとって好ましい食生活と患

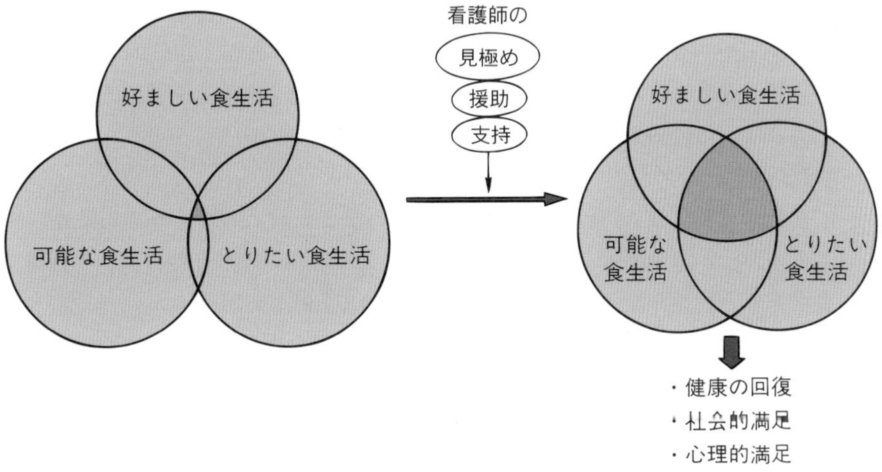

図 9-8　食における患者教育の目的と援助

者がとりたい食生活，可能な食生活をできるだけ一致できるようにすることで，患者がもっている病気の治療と健康の回復，社会的生活を送るうえでの満足感，気持ちの上での満足感を高めていくことができる（**図 9-8**）．

（3）患者教育の展開の実際

食を中心とした患者教育の展開の実際について，外来通院している糖尿病患者３事例の看護援助過程を示す．展開中の看護師の判断や思考もおりまぜて記述した．

■ **事例１：肥満是正への努力**（Ｅ氏，20 歳代，男性，糖尿病，大学生）

Ｅ氏は就職のための健康診断で尿糖を指摘され，受診してきた．体重 100 kg 以上の肥満．外来初診時に看護師はＥ氏の生活状況を問い，簡単な栄養指導（現在の食事の改善点）を行う．看護師は「体重を減らせば血糖値もよくなるから」と説明し，食事制限をするよう励ます．

〈２週後〉

Ｅ氏の体重はまったく減少していない．今回の外来では医師より，前回の結果の HbA1 c 値は高いこと，脂肪肝で肝機能に障害があることなどが説明され，１日の摂取エネルギー 1,600 kcal が指示される．本人は医師からのシビアな説明に少し気落ちしている．診察後に前回以降気をつけた内容を問うと，「甘いものを食べないように，ウーロン茶を飲むようにした」と答える．看護師は体重が減少していないことから判断して，前回の指導内容では不十分だと考え，Ｅ氏が現在どのくらいのエネルギーを摂取しているか把握できるよう，Ｅ氏と一緒に食事記録をつけて計算してみる．その結果，Ｅ氏は自分が１日 4,000〜5,000 kcal も摂取していたこと，お茶漬けなどにもエネルギーがあることを知り，驚く．また，カロリーブックを見ながら，どの食品にどのくらいのエネルギーがあるのか，驚きも伴いつつ，一つひとつ調べていった．Ｅ氏は，母親，妹も肥満で，昔から農家で忙しく，ご飯とのりの佃煮をお茶漬けで食べたり，旬のものをたくさん食べていたことなどを話す．

【看護師の振り返り】 根本的に食品のカロリーに関する知識がなかったこと，大食であった点がE氏自身にも確認できた．大学生であり，知識的な飲み込みは早く，また就職のためという動機があり，そのうえ驚きを伴う発見がE氏にみられたため，次回には効果が現れるだろうと予想できた．

〈3週後〉

E氏の体重は3kg減少した．減量はこのまま順調にいきそうであるが，継続できるかどうかを予測するために，自己管理上のストレスがどの程度かを把握する必要があると判断した．看護師がその点についてE氏に問うてみると，今のところそれほどストレスは感じていないようだった．そのためE氏には，このまま今の方法を続けてみるよう話した．

〈1カ月後〉

体重は5kg/月減少，HbA1c値も減少．看護師は体重減少をもたらしたE氏の努力を支持する．E氏は「妹は20kgやせた．自分は5kgしかやせないのは夕食時お腹が空いてたくさん食べるからだろう，それを減らせばもっとやせるだろう」と話す．E氏は健康診断で糖尿病が判明したことから就職試験に落ちたと語り，悔しさを表現する．そのためにも食事療法に努力する様子で，看護師はE氏を応援したい気持ちを表現した．

【看護師の振り返り】 自己管理面では知識を得ようとしており，食習慣を改善しようという意欲もある．そのため体重減少の経過をみながら，適宜具体的な方法についてアドバイスしていく．また，今後は糖尿病をもつ青年に生じる種々の問題に一緒に取り組みながら，理解者としてかかわりを続けていく必要があろう．

■ **事例2：食品交換表の単位が理解できない**（Mさん，60歳代，女性，糖尿病歴5年，主婦）

眼科手術のための血糖コントロール目的で夫とともに来院．当院は初診．医師より食事指導を依頼されたため，看護師がMさんと夫に指導する．看護師は食品交換表を使って指導し始めた．簡単に単位について説明し，ご飯2単位分を食品モデルで見せ，油1単位，牛乳1単位，野菜1単位と説明した．Mさんはうなずいて聞いていた．看護師がMさんに「1,200 kcalは全部で15単位．15点になります」と説明すると，Mさんは「あぁ，ずいぶん食べられるんですね」と言う．看護師には，そのMさんの発言から（15単位は最低限の量で，ずいぶん食べられると感じる量ではないはず），多分Mさんには食品交換表の単位は理解されなかったんだろうと推測できた．再度食品交換表の単位について説明し直しても，Mさんには理解されにくいのではないかと思い，それ以上単位の話を持ち出すのは控えた．そして単位による指導方法ではなく，普段Mさんが食べている物を他の物に換えてみるという指導方法に変え，現在の食事内容を1,200 kcalにしていくにはどうしたらよいかについて具体的に説明した．その指導方法はMさんも理解できたようで，「こうしたらよいのか」などの質問も出てきた．その後血糖値を測定し，224 mg/dLと値を

Mさんに伝えると，Mさんは「え？ そんなに高いんですか？」と驚きを示した．

【看護師の振り返り】 Mさんの理解の仕方に応じた指導方法に変えることができたと評価できる．Mさんが自身の血糖値が高いことを自覚したことは，自己管理への動機を高めたと推測できる．また，眼科手術という目的も明確であることから，当面の血糖コントロールの改善は確実に得られるのではないだろうか．

■ 事例3：妻の協力が得られなくても（U氏，40歳代，男性，糖尿病歴5年，会社員）

眼科より紹介され，食事指導を行う．血糖値は247 mg/dL．看護師は食事計算をしようと，U氏に昨日食べたものについて内容を問うてみたが，はとんど思い出すことができなかった．そのためU氏が日頃よく食べているものについて問い直し，そこから指導しはじめた．食事療法の単位については知識があり，今までは果物が多かったと自ら述べる．運動療法についても説明・指導する．U氏には「次回の診察日まで食事療法と運動療法をやってみて，血糖値の変化をみてみましょう」と声かけをする．U氏は「妻が食事療法をめんどくさがってあまり協力してくれないから自分で気をつけます」と言って帰る．

【看護師の振り返り】 U氏が昨日食べた物を思い出せなかったとき，食事摂取量に関心を払っていないことが推測できたが，食事療法に関する基本的な知識はあり，自分の食事療法の問題点もあげることができていた．妻の協力が得られない状況が気になるが，本人のやる気は表現されていた．

〈1カ月後〉

体重は64 kgから減量して59.5 kgになっている．血糖値は94 mg/dL．体重減少，血糖値低下がみられるという自己管理の効果がみられたため，看護師はU氏の努力を認め，体重減量のペースもちょうどよいと支持した．U氏にどのように行ったかについて具体的内容を問うと，「1,200 kcalをベースに考えてやり，実際は1,300～1,400 kcalくらいになっていると思う．野菜を中心に食べて，自分でノートにつけ，計算している．運動もやっている」とのこと．そのため看護師はU氏に今のやり方を継続していくように言う．U氏も「このままやっていく」と，自分の努力の成果を喜んでいた．

【看護師の振り返り】 予想どおりU氏はよく努力し，自己管理の効果がかなり出た．妻の協力が得られないと言っていたが，U氏本人が頑張っているようだ．これを維持していけるようフォローしていこう．

〈1カ月半後〉

体重は60.5 kg．U氏は「今日はちょっと（血糖値が）高くなっているかもしれない．仕事が忙しく，（食事を）計ったりできなかったので．1,800くらいといった日もあるんじゃないかと思って．でも運動（歩行）は続けていた」と言う．看護師はU氏の努力を支持した．

【看護師の振り返り】 体重が多少増加していた．しかし多少の増減に一喜一憂することなく，自己管理を継続していけることが大切であると判断した．継続していくうえでのフォローが必要であろう．

4 食卓の営みと援助

1……食卓の営み

なぜ食卓の営みに着目するのか

われわれは，看護師として食を中心とする患者教育を展開する機会が多い．時間を設けてフードモデルやカロリーブックなどの教材を用い，何をどれだけ食べたらよいのかを説明することもあれば，ベッドサイドでのちょっとしたやり取りのなかで，減塩やカロリー制限の工夫を伝えたりもする．このような看護師による教育は，患者が困って尋ねてくるタイミングで食事療法のコツを伝えることができるため，患者が取り入れやすく行動変容に結びつきやすいメリットがある．

しかし，なかには，その人が取り入れやすい具体的な方法を説明され，内容を理解できたとしても，なかなか取り組めずに負担感を表出する人もいる．そして負担感は，男性よりも女性のほうが抱きやすい．

外来や病棟では，2 型糖尿病の女性から，「夫や成長期の子どもの食事をつくるのに，自分だけ食事を食べないなんてできない」「ご飯を食べていると，夫や姑から『糖尿病なのだから』と言われるのが，監視されているようでイヤ．家族と一緒に食事をすることがもうイヤ」というような話を聞くことがある．そして，「食事療法は一人暮らしでないとうまくいかない」との言葉もよく聞く．

これらは，日常生活における食べるという行為が，人と人との関係性のなかで成立する行為であり，多くは食卓という場で繰り広げられる行為であるために生じる苦悩ではないだろうか．

人間の食は，つくる行動，食べる行動，伝承する行動によって成立している[3)]．

食事をつくる際には，自分のためであれ誰かのためであれ，食べてくれる人を想起して，食卓に並ぶメニューを考え，調理をして好みの味つけにして提供する．

食べる際には，食卓に並んだ料理を自分で食べたり，残さず食べて満足げな表情を見たり，「おいしい」と言ってもらったりしたら嬉しいと思い，幸せを感じる．

そして，食卓に並ぶ料理や味は，世代を超えて受け継がれ，伝承されていく．

このように日常生活のなかで食べるという行為は，食卓を軸にした一連のプロセスとして成立している．

すなわち，看護において，生活者としての食をとらえようとするとき，食卓を軸にした一連のプロセスを丸ごと“営み”としてとらえる必要がある．

（1）食卓とは

食卓とは，食物，人，環境から構成される[4)]．環境のなかには，食物を供する生産や調理，配膳と後片付け，食卓の置かれる屋外，屋内などの場といった，食事にまつわる時間，空間も含まれる．このとき，食卓とは，ちゃぶ台やダイニングテーブルといった「もの」を指すのではなく，人が人として食事をとる場を意味し，たとえテーブルを使わなくともその場が成立する．すなわち，食卓とは，食のつくる行動，食べる行動，伝承する行動が包括された食事の場ととらえることができる．

（2）「食卓の営み」について

食卓を営むこと，すなわち「食卓の営み」とは，食物，人，環境から構成される食卓が，食事の場として日々形になり，それを積み重ねていくことである．そこでは，食物をとり，栄養素が補給され，からだをつくり，維持する源になる，と同時に，人と一緒に時間と空間を共有することで人間関係に影響し，社会性の醸成，文化の伝承の場にもなっている．

これは，女性であれば女性としての，男性であれば男性なりの文化・社会的役割を担いながら日常的に継続され，世代間に伝承されていくものである．そのため，食卓の営みには，人として生きるその人個人の特性と，集団としての文化的・社会的側面が反映される．

そして，女性は多くの場合，この食卓の営みにジェンダー役割を負っている．たとえ，慢性疾患や麻痺などで調理が困難になったとしても，メニューを考え食材を選ぶこと，調理方法を伝えるなど，なんらかの方法でそれに携わることが女性にとっての誇りを守ることにもなっている．

■ 食卓を語ることについて

食卓の営みは，「もの」ではなく，「こと」であるため，行為や行動によって示される．行為のなかには日々意識して行うことに加えて，生活のなかで無意識に当たり前として行うことが含まれる．気がつくと無性に甘いものを食べてしまっていたのはなぜなのか，なぜ自分にはこの食べ方でなければいけないこだわりがあるのか，看護師に話すうちに，習慣化していた食事の癖に患者自らが気づいていくこともある．

語るということは，そこに聴き手を必要とする．語り手は聴き手に向けて自らの思いを言葉にすることにより，無意識に行っていたことをも意識にのぼらせることを可能にする．

患者が食卓について語るとき，食卓に並ぶ食物，食卓を囲む人，食卓のある部屋の様子など，実際の食卓の風景が表現される．そして，それを人（看護師）にわかってもらおうと説明すると，食物や食卓を囲む人のエピソードが，そのときの現実と，自らの思いとして表れてくる．やがて話は，自分の食卓から，病にある自分のからだ，家族，仕事，社会情勢，自然環境など広範囲に発展していく．そのとき，食卓の営みとしてのリアルな情景と，そのときの思いが言葉に表れ，その人の生活の現実が浮かび上がってくる．

この食卓の営みを語ってもらうには，スケッチを描いて説明してもらうこともひとつの方法になる．

食卓のスケッチは，食卓の風景・構成要素の描写である．しかし，その場に聴き手が存在すると，食卓を描きながら語ることを促進させる．食卓を語ることは，食卓にのぼる食物の内容，部屋の様子の他にも，そのときの食卓を囲む人びとの状況を再構成することになるため，そのときの思いや，今にしての思いといった自己の内面を浮かび上がらせることを可能にする．これは，その人が食事をすることの実際を，食物の他にも人

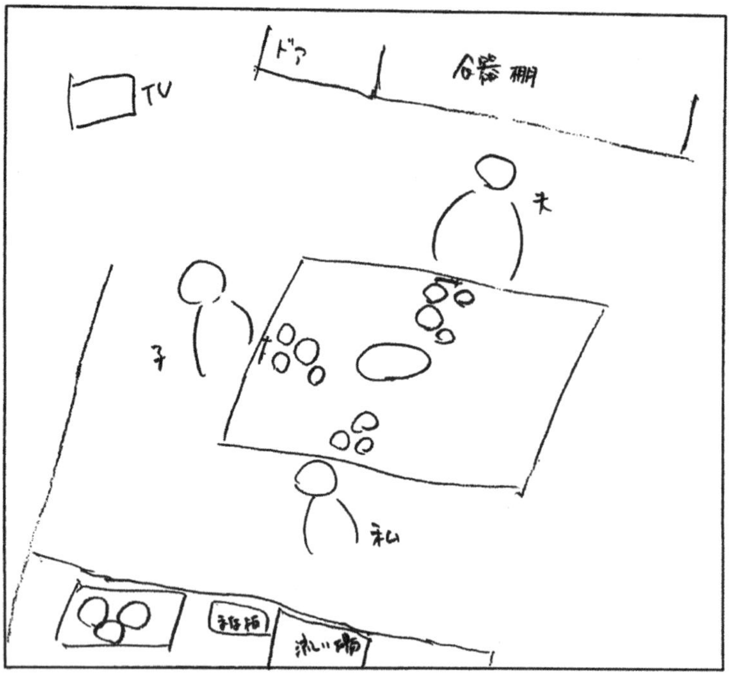

図 9-9 50 歳代の女性が描いた食卓

間関係，環境などの生活背景や心理をも含めた，生活者として営むその人の食事の現実を表現するとみることができる．

図 9–9 は，50 歳代女性の描いた食卓である．彼女は，スケッチを描きながら看護師に向けて食卓の様子を説明した．まず，左隅にテレビを描き，次に中央のテーブル，夫と自分の座る位置を描いて，今は独立して実際には不在の子どもを描いた．

そして，子どもの仕事や家族の話をしながら，子どもや子どもの家族への思い，自分がどれだけ大事に思っているかを語った．そのあとで，食卓に並ぶ料理について説明すると，図の下方にキッチン，上方に食器棚と部屋のドアを描いた．描きながら，夫との関係もこれまでいろいろあったことを語った．夫の仕事は転勤が頻繁だったこと，自分が仕事をもたずにきたこと，自らの病と体調について，そのときの思いとともに表現した．そして，これから，夫と 2 人でどのように暮らしていくのか，「……だったらいいけどねぇ」と何度も繰り返した．

食事は誰もが経験していることであるから，食卓の説明をきっかけにすると，生活状況を語ってもらいやすい．それらが表現された食卓の営みの語りは聴き手によって促進されるが，直接的に家族との関係を尋ねなくても，人間関係やそのときの思いなどを想起し自分自身の内面の思いが表出される．

❷……食卓の営みに着目した援助過程

■ 食卓の営みに着目した援助

次の事例は，筆者が看護師として糖尿病専門外来で２型糖尿病の女性に看護面接による援助を実施したものである．女性は食卓の営みを語ることをきっかけに，聴き手である看護師に向けて，自分自身の内面に秘めた思いを言葉にした．言葉にすることで，自分自身を見つめ直し，これからの生き方を見出していった．このプロセスで，糖尿病のコントロールのためのセルフケア行動を工夫して取り入れ，新たな自分の生活の仕方も再構築していった．

（1）援助事例

■ 事例４：嫁として家族関係に悩み，自分のセルフケア行動に目を向けられずにいる女性

①事例の概要

Ｈさんは，40歳代後半．夫，その両親，息子（中学生）の５人暮らし．会社員．糖尿病の罹病歴は２年で，合併症はない．内服薬で血糖コントロールし，HbA1c値は8%台であった．食事づくりは，姑と分担している．料理好きだが，夫の両親の好みに合わせるため自分の好きな料理をつくれず，同居がストレスになっていた．

②事例の援助の概要

初回の看護面接時は，表情が暗く，その様子には緊張感が見てとれた．看護面接の目的を伝えて，体重を測定した．そして，椅子を勧め，座ったところで血圧を測ると，「子どもを迎えに行くので時間がない」と言いながら，「体重が増え続けている」「間食に気をつけているが，若い頃のように体重が落ちなくなってきた」と話した．

看護師は，Ｈさんの話に相槌と頷きで応じた．すると，少し間があって，「生活に追われてストレスが溜まりやすい」「自分の時間がつくれない」と語り始めた．迎えに行く予定の子どものことを話したあとで，夫の両親と合わないことを語り始めた．そして，涙ながらに，自由に生活できず，重圧感があることを語った．

「心が不自由，言葉にする自分もいやで押し込めてきた」と表現した．そして，「話したことはみんな忘れてくださいね」と言って涙を拭いた．この間，看護師はずっと相槌と頷きで話を聴いた．

この日の検査結果では，HbA1c値にわずかに改善がみられた．検査結果を聞くと，「なるべく歩くようにして，ご飯を減らした」と話した．看護師が「成果が出てますよ」とＨさんの行動を認めると，少し笑顔で，「続けていいですか？　こんなんでいいのかなぁってずっと思ってて」と自信がなかったことを表現した．看護師が続けることを勧めると，「続けてみます」と応えた．

次の来院時には，体重が減っていた．

Ｈさんの話す様子に，前回のような張りつめた様子が感じられなかったことで，看護師が「落ち着いてきたようにみえる」と伝えると，「からだも軽くなってちょっと楽になってきた」と表現した．家族のことを尋ねると，「イライラするが，言っても仕方ないし，イライラは婦人科の病のせいだと思うと納得することができ，更年期のホルモンバランスの崩れを『おばあさんの入り口』だと思っている」と表現した．看護師は，Ｈさんは家族をつなぐ役割を果たしてきた自己を客観視できるようになってきたと受け止めた．

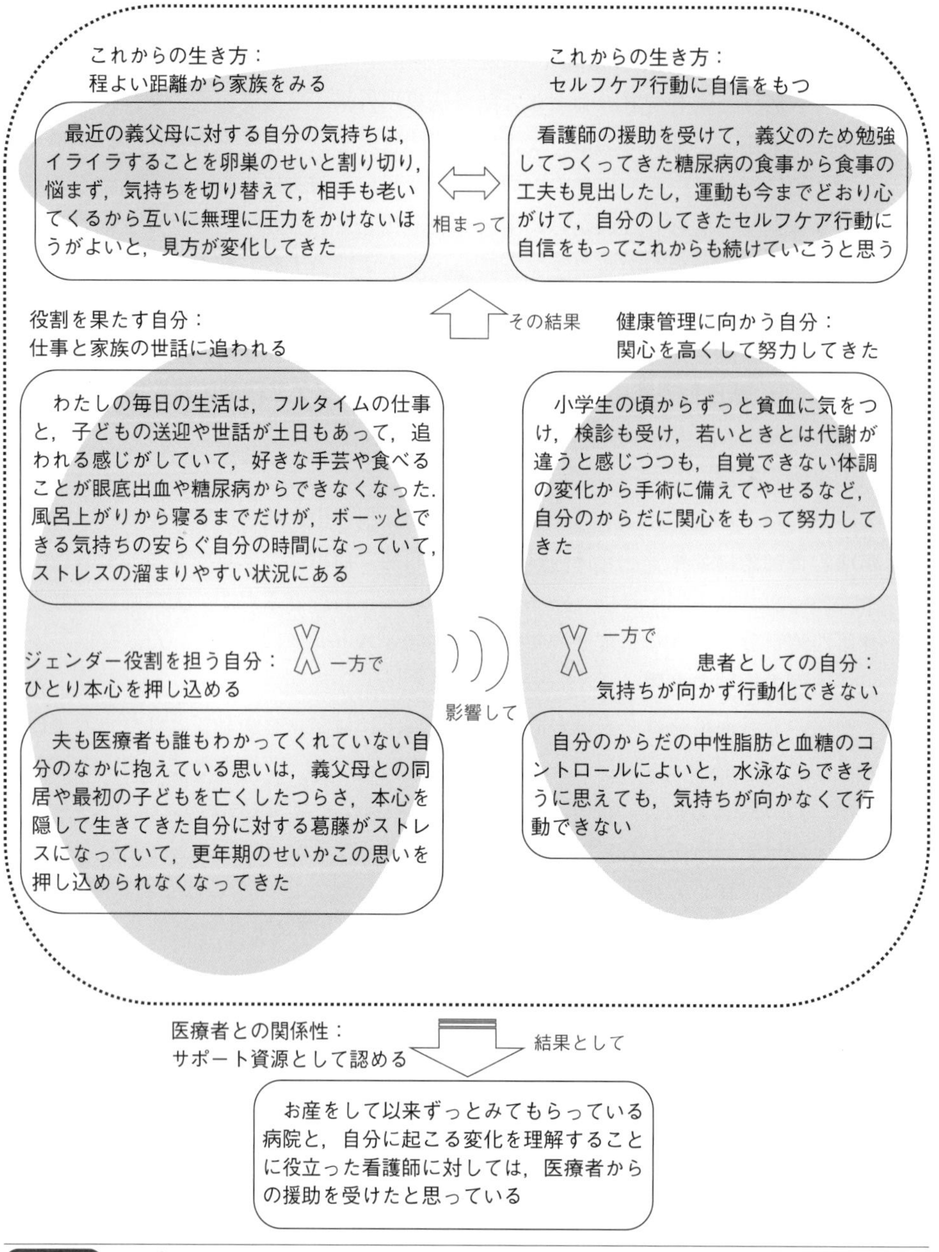

図 9-10　Hさんのその人らしい生き方を見出すことに向かうプロセス

食卓の営みについて尋ねると，「姑と台所が共用で，料理好きな自分にはストレスになっている」と表現した．相槌で語りが促進されるように聴いていくと，料理で家族をつなぐ役割を果たすことを重視していた自己が表現された．看護師は「役割をちゃんと果たしてきましたね」と応じ，認めた．

これからの食事療法について尋ねると，「このままダイエットを続けるつもりである」「間食はしなくなったし，お酒も飲まない．アイスクリームは食べずに氷を選ぶ」と考えて食物選択をしていることを表現した．

そして，義父の食事をつくるので，かなり糖尿病の食事療法について勉強しているが，「やっぱり油が多いかな？」と振り返った．看護師はこのタイミングで，油，調味料と塩分のパンフレットを用いて説明し，カロリーの単位振り分けも説明した．このとき，料理カードを用いてご飯の量を確認すると，「やはり，食事の量は多くなっているかもしれず，ご飯はもう少し食べてもよいかも」と自らの食事についてアセスメントした．

看護師が，油の目測量や，マヨネーズを酢で薄めることなど，酢で代用することを説明すると「やってみます」と笑顔で応じた．

この日，「自分なりのやり方が見出せてきた」との表現を受けて，看護面接による援助を終えることにした．

援助の過程で，HbA1c 値は初回 8.1% から，1 カ月後に 7.4%，その 2 カ月後に 7.0% と低下した．

③事例の変化

H さんは，仕事と家族の世話に追われる毎日のなかで，嫁として妻として母としてのジェンダー役割を担ってきた．これまでも健康管理に関心が高く，努力してきたという自負があるものの，糖尿病患者としての自分には気持ちが向かず，セルフケアを行動化できていなかった．自分でしていることに肯定感をもてず，自信もないままひとりで悶々としてきた．思いを言葉にして語るうちに浮かび上がった自己を見つめた．その結果，これからの生き方として，家庭では程よい距離から家族をみることができるようになり，これと相まって，セルフケア行動に自信をもつことができるように変化してきた．さらに，医療者との関係性も自身のなかで変化し，医療者をサポート資源として認め，新たな関係を形成することに向かった．この状態になったときに，医療者による教育内容が受け入れられるようになっていった．

■ 事例 5：更年期症状と自営業の負担感，子どもの自立にゆらぎ，自分のセルフケア行動に向かえない女性

①事例の概要

I さんは，50 歳代後半．夫も糖尿病．下の娘と 3 人で暮らしている．糖尿病の罹病期間は 4 年．脂質異常症，高血圧，糖尿病性腎症を合併している．仕事は，家族で飲食店を営み，1 日中立ち通しで夜中の 2 時頃まで続く．仕事が忙しく自分のことに目を向ける余裕がないと話し，いつも忙しそうな雰囲気を漂わせている．食事のバランスも悪く，間食が多い．ホットフラッシュ，発汗，めまいなどの更年期症状もみられている．糖尿病薬の使用を医師に再三勧められていたが，抵抗感を示し続けてきた．1 年前に HbA1c 値が 9.1% に上昇し，夫の勧めもあって内服薬を開始した．

②事例の援助の概要

I さんは，援助期間中，看護師に向けて，自分の思いや，自分が夫や娘をどのようにみているのかを表現した．語ることで自らの言葉に牽引されて自己を見つめ，それを言葉にすることで，また見つめ直すことを繰り返した．

初期の援助時は，会話の主導権が I さんにあり，店を切り盛りしてやってきたこと，夫や同居する娘とのやり取り，糖尿病のセルフケアなどの日常の様子が淀みなく語られた．

I さんからは，今の仕事が生きがいであること，そのために店の経営のことで衝突す

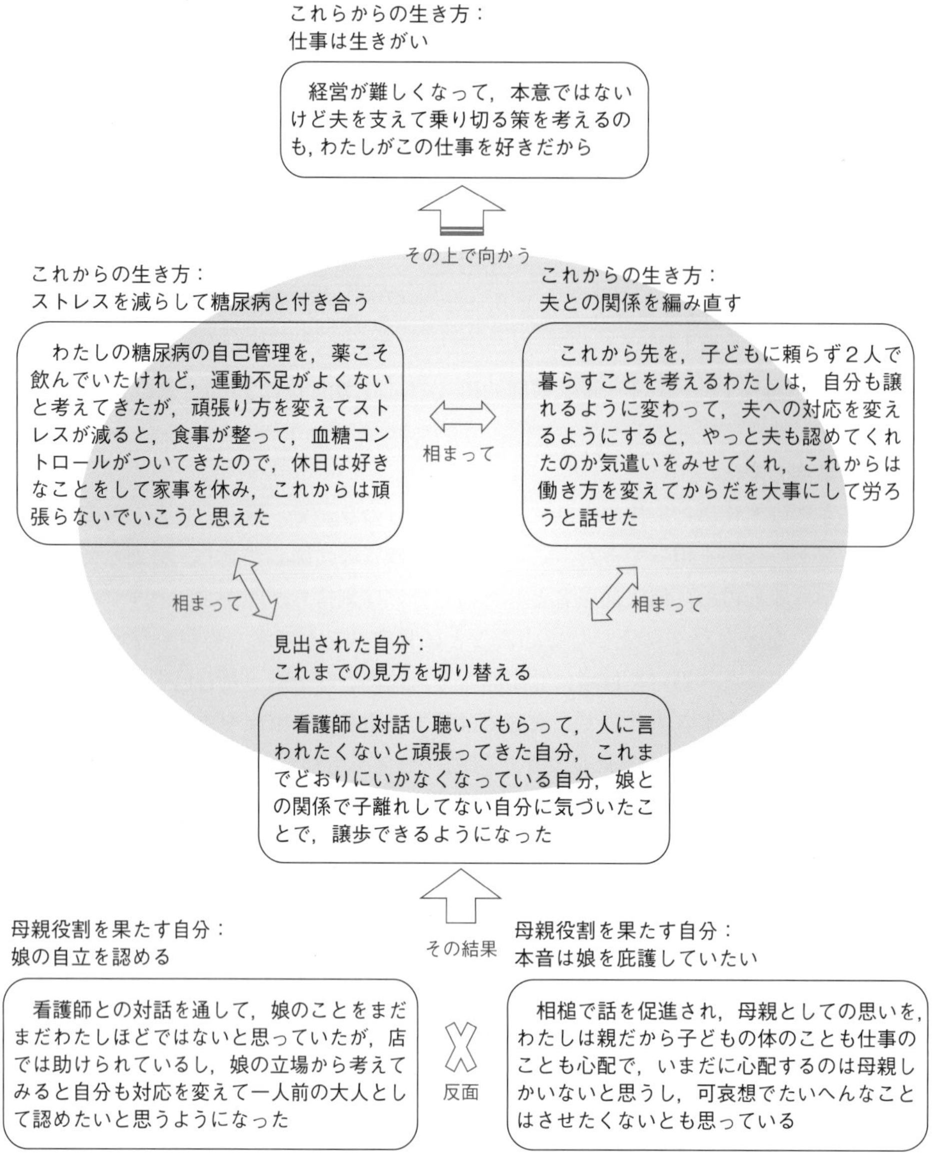

図 9-11　Ｉさんのその人らしい生き方を見出すことに向かうプロセス

る夫や，一緒に働く娘，自分自身に対する思いが表出された．夫は自分の努力を認めてくれず，マイペースで，Ｉさんの意見に聞く耳をもたないため，けんかが絶えない．そのあいだに娘が入ってくれていることを表現した．そして，主婦の役割と食卓の営みについて話題を向けると，「お母さんは休日はご飯もつくらないし何もしない」と娘は言っていると話し，頑張りすぎていた自分のことを，娘の言葉として表現した．また，娘の将来を案じていることが表現された．

看護師は，中立的な立場で話を聞いた．そのなかで，客観的にみたときに，夫や娘は本当にＩさんが表現するように考えているのか疑問に思えたところには，立場を変えてみるとどうかと意見を述べた．しかし，聞き入れてもらっているようには思えず，看護面接はIさんの話に圧倒されて終わった印象が残った．

次の援助は，2カ月後であった．Iさんの雰囲気が落ち着いたようにみえ，口調も穏やかに感じられた．体重が2.3 kg減り，HbA1c値も0.3%低下し，糖尿病の検査結果が改善されていた．改善したのはこの夏の暑さのせいとはじめは話していた．しかし，話が進むにつれて，自分自身が頑張りすぎていたことに気づき，その自分を客観的に見つめて，その頑張りすぎをやめたことでストレスが減り，結果として夜の間食がなくなったことと，夕食のとり方を工夫したことを表現した．同時に，この間，娘に社会活動の話がもちあがり，この件について家族で話し合う機会を得て何度か話し合ううちに，精神的に自立していると娘の成長を感じ，一人前の大人として付き合おうと対応の仕方を変えたこと，夫も自分を気遣って，今日は送ってきてくれたと変化の兆しがみえたことを語った．

援助の過程で，HbA1c値は，7.9%から7.6%へと低下した．

③事例の変化

Iさんは，娘や夫に向けた思いが強く，それが空回りしていることを自分でもうすうす気づいていた．今回，母親の役割を果たす自分について，娘の自立を認める反面，本音は娘を庇護していたいとの思いが心の内面で葛藤していることを言葉にし，自分自身を見つめた．その結果，見出されてきたのは，これまでの自分の見方を切り替えることであった．すると，これからの生き方として，ストレスを減らして糖尿病と付き合うこと，夫との関係を編み直すことへと方向性がみえてきた．そのうえで，仕事についてはこれまで夫を支え，家族のために続けてきたと思っていたが，仕事は人のためでなく何より自分の生きがいであると自分にとっての意味を見出し，続けていく決心をするに至った．

その後，食事の振り返り，運動方法，服薬，医師の診察を受けること，ストレッサーの明確化，ストレスマネジメントなどのセルフケア行動に，看護師の助言を求めながら取り組むように変化した．

■ 事例6：母の介護をめぐり弟妹とうまくいかなくなった，女手ひとつで娘を育ててきた女性

①事例の概要

Jさんは，50歳代前半．娘（社会人）と2人暮らし．仕事は会社員で配送の仕事に就いている．糖尿病の罹病期間は4年．閉塞性動脈硬化症と脂質異常症を合併している．内服薬でコントロールしHbA1c値は6%台．不眠症で処方を受けている．更年期症状から婦人科受診を勧められたが，気が進まないと受診していない．食事づくりの主担当者は本人．両親とも糖尿病がある．父親は20数年前に亡くなる．母親は，現在，認知症でグループホームに入所している．主たる介護者は本人．弟妹がいるものの介護に協力的ではなく，母親のことが一番のストレスになっていた．

②事例の援助の概要

Jさんへの初回の援助は，母親の話から始まった．看護師はJさんの話を相槌で促進させながら聴いた．

母親は一人暮らしであったが，昨年事故による骨折で入院し，そこで，糖尿病である

ことがわかった．血糖コントロールがつかずに入院が遷延し，方々を探してやっとのことで現在のグループホームを見つけた．しかし，今後インスリンを使用することになったら，そのグループホームから移ってほしいと言われており，また別の施設を探すたいへんさを思うと，母親のことが自分の一番のストレスになっていると語った．

日常の食卓の営みについての語りでは，離婚し女手ひとつで娘を育ててきたので，経済的にたいへんであること，また，娘が不規則な勤務をしているため，月の半分は一緒だが，半分はひとりで食べていることを語った．血糖の検査結果がよいときに努力した内容を尋ねると，娘がいないときは食事を抜いたり，粗食にしたりすることで食事の調整をしていた．食事内容は，娘がいるときは食物繊維が多くとれるように心がけ，ひとりのときは脂ものをとらず，娘が「2」食べるときに自分は「1」にしていた．もともと小食なため，食事を節制している感覚はもっていないと語った．また，とくに趣味もないので食べることが楽しみで，時々外食をしているとのことだった．食べ放題やバイキングに行くことを「暴走」と表現したが，そのときも考えて食べており，自制することが身についている様子であった．これらを聴いて，看護師は，食事療法についてＪさんが思うよりも行えており，それがうまくいっていると思えると肯定的に評価した．

そして，Ｊさんが再び弟について，連絡しても見舞いにも行きたがらないと表現したことに対して，看護師は一呼吸おいて間をとりながら，「男の人はそういうときに弱いから，親が崩れていくのをみたくないのでは？」と見方が変わるきっかけを示すと，「そ，そ，何か，そうみたい」と応じ，これをきっかけに弟の様子を想起し，考える様子がみられた．

そして，母親の血糖コントロールは相変わらずつかないと話したが，親の介護で心配事を抱えるのは自分だけじゃなくみんなにあるとも表現した．

その後で，看護師は，Ｊさんが自ら「コレステロール値が下がらずやせない」と話した際に，食事の調整内容を尋ねた．Ｊさんに自信をもってもらうことを意図して，それについてのＪさんのアセスメントを聴き，認めた．

この日は看護師のポジティブな応答にも話が促進されて，思いが表出された．これをきっかけに，食事代わりにアイスクリームを食べていたこと，お菓子が好きで食事代わりになってしまうことを語った．

また，仕事で訪問するお宅で，茶菓の接待を受け困っていると表現した．看護師にはこれは嬉しさを照れて表現していると受け取れ，前回仕事には誇りをもてないと表現していたが，ちゃんと信頼を得て，待っていてくれる人がいることを認めて応えると，「そのお宅では話を聞いてあげている」ことを明かした．

その後，自らアイスクリームをやめられない理由と，食事の季節変動について振り返り，食事の傾向を発見していった．そして，食べていないのに血糖が下がらず，疑問に思うことがいくつかあることを表現した．このときマヨネーズやゴマなどの油脂を考慮に入れずにいたことがわかり，油脂に含まれる食材と，食材による血糖の変動の仕方の違いを看護師が説明すると，「やはり自分にも食事療法について援助を受ける必要があると思える」と表現した．

それから，自分のしている食事についての迷いがあること，食事の節制はしてないと表現していたが，実はかなり細かく気をつけてきたこと，今まで言わなかったが自分で

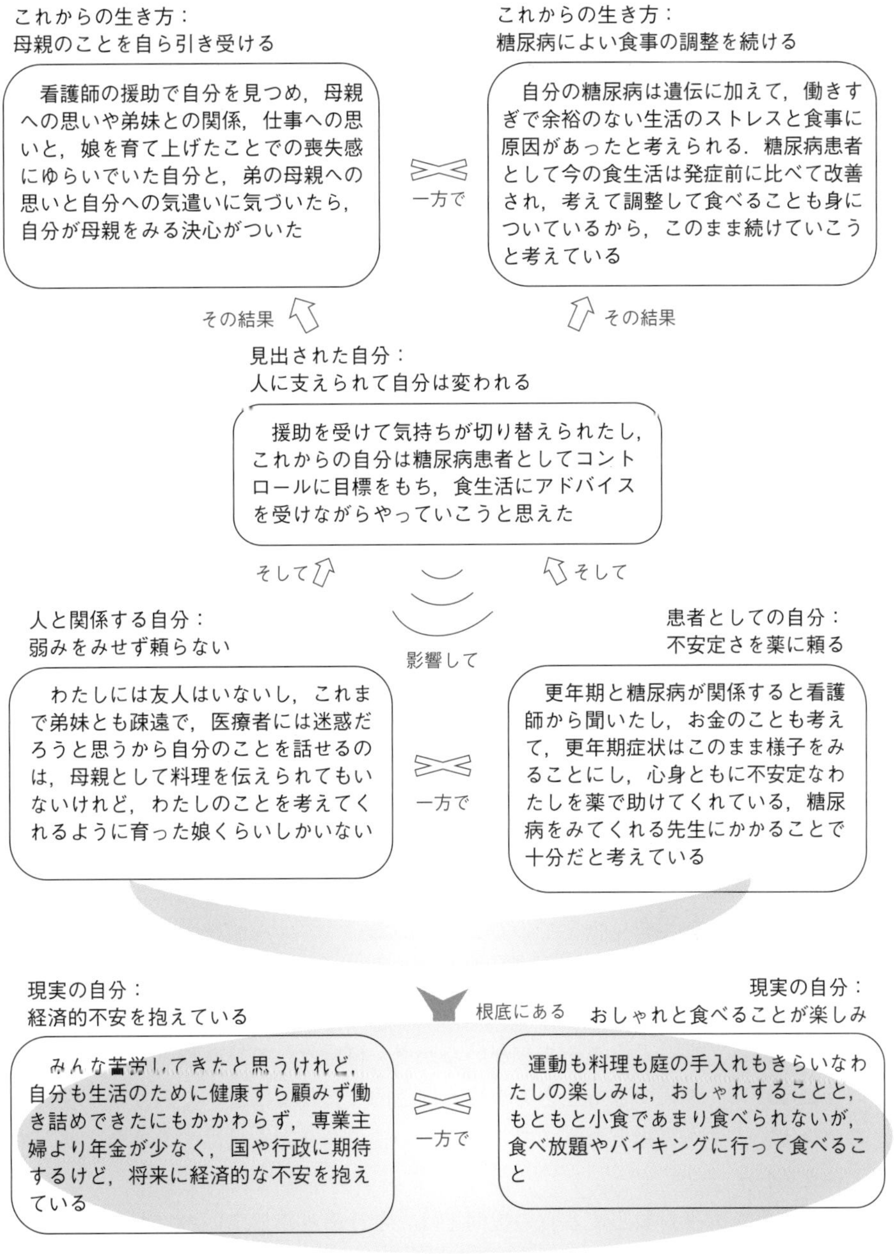

図 9-12 Jさんのその人らしい生き方を見出すことに向かうプロセス

糖尿病によくないと思っていることがあることなどを表現し，看護師に助言を求め，間食の問題が明確になった．

看護師は，Jさんがこれまで更年期や糖尿病のことについて自分でかなり勉強しており，わざわざ糖尿病の教育をされるのがいやで相談せずにいたと受け取った．

すると弟とのやり取りについて語りはじめ，「弟と会話をして，母親がインスリンを使うようになったら自宅でみるしかないと予期している」ことを表現した．

そして,「気持ちが楽になって有難かった」「気持ちの落ち込みも前ほどではない」と表現したことで,援助の終結とした.

援助の過程でHbA1c値は,初回6.7%から,2カ月後に6.6%,その1カ月後に6.9%と変化した.血糖コントロールの評価として臨床的に目標値とされている7%以下の範囲内での変化であった.

■ 援助の意味

食卓の営みを語ることは,自分の食事内容よりも,どのように自らの生活を整えていくのか,どのように人生を歩んでいけばよいのかといった,自分の生き方を問うことにつながっていく.それは事例でみてきたように,食べることが,ストレスや感情,食べ物や食べ方,人との交流や環境,仕事や経済状態など,日常生活のさまざまなことがらと密接に関連しつつ,その人の生活の営みとして成立しているからである.それゆえ,食卓は,食物を介して人間関係や環境としての社会,文化,自然とのつながりによって営まれ,その人の生活を表象するため,食卓をみればその人の生活そのものがみえてくることになる.

加えて,食事療法を必要とする糖尿病をはじめとする生活習慣病は,40～60歳代に発症することが多い.これらの年代は,身体的には更年期や老いに向かう準備期であり,家庭内では子どもの独立や親の介護など,仕事では管理的立場を担うなどの人生上のターニングポイントを迎える.これまでとは異なりギアチェンジを必要とする年代であり,疾患のコントロールのために食事の質と量を,より自分に合ったものへと変えていくには,家族の成長と自らの役割の変化のなかで折り合いをつけ,生活全体を再構築していく必要がある.

生活を再構築するとは,過去に戻すことではなく,これから先をどのように生きていくのか,自らの人生を見据えていくことである.

少し前の時代には,文化的に受け継がれたモデルとする生き方,老い方があったように思う.しかし,現代にあってその人らしく生きることを考えてみると,そのモデルも多岐にわたる,もしくはモデルがないなかで,自分として日々積み上げてきたこれまでの延長線上に,納得できる生き方を描く創造的な営みではないだろうか.現代は,自分の生き方,人生を見据えたうえでのその人の食のあり方を見出すことを必要とする時代といえる.

そのような人を対象とする食の援助とは,どうあったらよいのであろうか.

ひとつには,その人なりの人生のあり方,見通しをもったうえで,そのためにどう食べたらよいのかを見出せるように援助することが重要になる.

看護師として援助をしていると,患者自身が自分の人生を振り返り,この先をどのように生きていこうか見据えることにより,自分自身の生き方を自ら確かめ,腑に落ちると,やっと自分の健康や食事に目が向くようにみえる.

そのとき,自立的,自律的な食を営むには,何を大事にしてどのように食べることが必要なのか,一人ひとり異なるその人の人生を健康管理の面から一緒に考えていく役割が看護師にはあると思う.このとき,一緒に考える手段のひとつとして,食卓の営みに着目した援助があると考える.

表 9-3　食卓の営みの語りを聴く方法

1．語りを聴く
2．思いを受け止め認める・肯定的評価をする
3．見方が変わるきっかけをつくる
4．身体や自己管理のための知識の習得を助ける
5．行動を支持する
6．サポート資源とつなぐ

3……食卓の営みに着目した援助方法

(1) 食卓の営みに着目した援助の目的・ゴール

食卓の営みに着目した援助の目的は，自己肯定感をもて，その人らしい生き方を見出すことに向かい，食事の調整において見通しがもて，セルフケア行動が遂行されることにある．

具体的な援助方法としては，語りを聴くことが大きな柱になる．その際，食卓のスケッチを記入してもらうことが役立つ．スケッチを描きながら，聴き手に向けてその状況を語るにつれて，語り手は自らの思いに気づき，気持ちが整理されてくる．すると，これまでの自分の延長線上にこれからの生き方が見出されてくる． 食卓に立ち戻り，これからの生活を具体的に考えることができるようになると，生活全般に視野が広がり，運動を取り入れるなどのセルフケア行動への取り組みが現実的になる．

(2) 食卓の営みの語りを聴く

食卓の営みの語りを聴く際の援助には，おおむね以下の内容が想定される．

① **語りを聴く**：とにかく語ることを聴ききる．相手の言葉を待ちきる．表現を受け取る．

待ちきるとは，相手が自分や周囲の状況を客観視し，関係を変えられるようになるまで洞察が進んだと受け取れるまで，相手の言葉を聴くことである[5]．語りきることで「～のために～しよう」「～だから～しよう」という表現がされ，気持ちが切り替わってくる．

話がかみ合わないと思えても，本人の内省が進み，自らに気づきが生じていればよく，語り手が迷って決断できないときは，それ以上掘り下げずに曖昧にしておくことで， 洞察が進み決断に向かうこともある．

② **思いを受け止め認める・肯定的評価をする**：聴いて思いを受け止めたことを伝える．よくやってきたことを労う．肯定的に受け止められることを伝える．

できているところを認めることや，看護師としての知識があるからこそ本人が気づいていないところを見出すこともできる．

人生に起こる出来事についての受け止めが，たとえ援助者の価値判断と異なる表現をしていても，相手の話を聴き，これまでのプロセスを認めることが重要である．

「～と思ってきたのですね」と受け取る．

③ **見方が変わるきっかけをつくる**：客観的視点，語り手にとっての家族や相手の立場に立つとどうみえるのか，どう考えることができるのか．

ネガティブな表現は自信がもてないサインかもしれないと受け止める．

客観視したほうがよいと思える，その人が関係している人びとについて，相手の立場に立って考えてみる．

もしくは，相手の側からみると，このことはどう見えるかを一緒に考える．

「本当にそうでしょうか？」

「○○さんにはどう映っているのでしょうか？」

④ 知識の習得を助ける：語り手はからだのこと，更年期や糖尿病，ストレス，心理面など，断片的な知識がつながっていないため，症状や体調不良を心のもち方のせいにしてしまうことがある．

また，この援助は，療養指導につながることが多いため，病態について専門家としての知識を必要とする．

⑤ 行動を支持する：セルフケア行動など具体的に変化させた行動について，結果が伴っていなくとも，行動化したことを支持する．自己効力感がもてるように支持する．

⑥ サポート資源とつなぐ：家族やストレッサーに対する気づき，新たな見方で関係を編み直すことができるように話を聴く．医療者，福祉関係者，患者会，地域住民などとつなぐなど．

（3）聴き手のあり方

聴き手のあり方としては，相手の感じていること，思いを受け止め，話していることの意味を感じとろうとして聴き，相手の語りを待ちきることが重要となる．

患者の語りの内容に関心を集中し，できるだけ患者の語りを妨げずに，頷き，相槌，アイコンタクトで語りを促進し，患者自身の言葉で語りきることができるようにする．

そして，感情的には共感できたとしても，その体験世界は話し手しか知りえないとして無知の心で聴くことを心がけることが重要である．これには，積極的傾聴とナラティヴの技法を用いる．

聴くということは，話し手が自分を客観視できるように語りきること，聴き手は，話し手が語りきることができるように待ちきることである．重要なのは，客観視によって関係を変えられるようになるまで洞察が進むことである．そのためには，沈黙に耐えること，代弁しないこと，待ちきることが求められる[5)]．

（4）援助する際の準備，心得

援助は，面接前から始まっている．どのような格好で来ているか，表情が明るくなっているな，いつもとちょっと違うなどと感じたこと，気づいたことを気にとめる．

また，自分の聴き方の癖を知ることも重要である．一度，自分の聴き方を録音し逐語録に起こすなどして，「聴いているところ」と「聴けていないところ」の比較分析をすると効果がある．うまく聴けているところでは，自分はどのように感じ，考えて，何に反応して言葉を発していたか，うまく聴けていないところでは，何をとらえて，どのように感じ，考えて，反応していたかを自分で気づくことができる．たとえば，語尾をきちんと聴かずに，「～ですね」とこちらで話を終わらせようとしてしまっていたということに気づくこともある．

（5）援助の始め方

①挨拶

②まず患者の話したいことを聴く

③食卓の営みについて尋ねる

・普段の食卓について話してもらう.

・できればスケッチの記入を勧める.

・以前の食卓についての語りにもスケッチの記入を勧める.

(6) 食卓のスケッチの記入

食卓のスケッチの記入については，事前にスケッチの記入票と４Ｂの鉛筆を用意し患者の前に置いておく．それから話を聴き，語りが促進されるタイミングを見計らって描くように依頼する.

記入に際して心がけたいのは，以下の５点である.

①描く内容を具体的に指示しない

「食卓の場面を教えてください」と依頼し，人物やテーブル，食物の記載を先に求めない．あくまで語り手のイメージするものを描いてもらう.

②描き方は基本的に自由である

彩色してもらってもよい．大きさも制限しない.

③確認事項をメモする

記入日および記入されたものが, 現在, 過去, 理想などいずれの食卓なのかをメモする.

④絵の上手下手よりも, 描かれることがらと語り手の話が広がるかどうかに着目する.

バウムテストとは異なり，描いてあるものを分析するのではなく，語りを引き出す道具として用いる.

⑤その場で描かなくてはならないのか

そのときその場で描いてもらったほうが，流れで語りを引き出しやすいが，場合によっては，描いてきたものを説明する形で語りを聴く方法もある.

(7) 援助の評価

援助の評価をみる指標としては，患者の①自分なりの人生の見通し，② HbA1c 値の改善，体重の減少，診察時の検査結果，③自覚的な身体の変化，気持ちの安定，他者との関係の変化がある.

①自分なりの人生の見通しでは，これからの自分の生き方に対して自己肯定感がもて，食事療法に対して自分で調整できるという有能感をもつことが指標となる．看護師とのやり取りから，患者自身が自分なりにやれる方法を見つけ，行動してみて，やり方が見つかったと思えたら有能感をもったと両者で合意的に判断する.

② HbA1c 値の改善，体重の減少，診察時の検査結果から糖尿病のコントロール状態を判断する.

③自覚的な身体の変化，気持ちの安定，他者との関係の変化では，兆しも含めて，自覚的な変化の表現を認めていく.

■ 多職種連携のなかで食の援助における看護師の役割

NST が普及し，看護師は何をするのかが問われている．栄養に関するアセスメントは管理栄養士が担当し，何を食べたらよいのか，生活上での食事制限の仕方・工夫などの栄養指導も管理栄養士が行う．管理栄養士のほうが食物に対する知識も豊富で，料理の仕方にも詳しい．そのとき，看護師は何を行う専門職であるのか.

食卓の営みに着目した援助は，生活者としての患者に着目する看護師の視点を活かし，個人レベルでみた食を丸ごととらえることで，管理栄養士による栄養指導を患者が聞く準備状態を整えることに役立つ．多職種が連携してそれぞれの専門性を活かした健康教育が効果的になるように，その準備状態を整えることが看護師の技を活用して可能になる．

また，食卓の営みに着目するとき，どうしても気になるのが家族との協働の仕方である．

食事療法は，家族を巻き込むことで効果が上がる．患者が男性の場合，多くは，妻，嫁，娘など家庭で食事づくりの責任を負う人に食事指導を聴いてもらい，協力を得る．高齢の患者には，間食の状況などを家族に尋ね，「気をつけてくださいね」とつい家族に委ねてしまうこともある．

このときわれわれは，家族を監視者にしてしまっていないかを振り返る必要がありはしないか，この状況を長期間続けることを想像してみたい．日常的に，「食べちゃダメ」「また食べてる」「あなたのために言っている」というような発言を促し，家族も患者が自分の言うとおりにならないことに，無力感や負担感を感じやすい．「いくら言っても聞かないです．看護師さんから言ってください」「病院でダメだと言ってください」といった状況も，家族間の関係を悪くし，患者を孤独にする．気をつけたいのは，他人でなく家族だからこそ，遠慮なく言いすぎることがあるということと，一緒に食卓を囲む家族も，生活の再構築に迫られていることである．

家族を支援者として巻き込むならば，一方で，その家族の負担も考えて，家族を労い，家族の健康を気遣い，困りごとの相談にのるといった家族へのアプローチも必要とされる．食事制限をしている夫といつも2人で食事をするために，栄養不足になってしまう妻がいる，この点を見落としてはならない．

食の援助は，いのち，身体，文化・社会，生活者として生きることを支えている．その人の生きてきた歴史，これから病とともにありつつ，どう生きていきたいかを見据えることの手助けもしつつ，今ここで生きる，地域の食文化を受け継ぎ，育み，伝える存在として，自らの食卓を営んでいるその人の生を支える．

だからこそ，食べることで患者・家族を追い詰めないようにして，その人が価値を置くもの，「その人ならでは」を形づくるものを大事にして，これから先の生活を見据えたかかわりができるように，食の援助は創造的でありたい．

5 ヘルスプロモーションと食

食への援助は，健康状態の回復・維持・向上に向けて必要な知識・技術をその人自身が理解し，生活習慣として身につけることができるよう援助することが基本である．しかし個人の生活は，家族をはじめ，個人が所属している学校，職場，地域社会などと密接な関係をもち，それらから多様な影響を受けて営まれている．つまり，よりよい健康状態を積極的につくるという健康づくりの観点から食への援助を多角的に考えると，個人に対する働きかけの視点だけではなく，家族，学校，職場，地域社会などの個人を取り巻く環境への働きかけをも含めて，食への援助を考えていくことが必要となる．

こうした考え方は，健康を実現することは個人一人ひとりが主体的に取り組む課題であると同時に，個人による健康の実現のためには，個人の努力と合わせて，個人を取り巻く環境についても，個人の健康づくりに役立つものとなるよう整える必要がある，というヘルスプロモーションの考え方に基づくものである．ここでは食を，健康のもととなっている生活習慣のひとつとしてとらえ，食への援助を健康づくりという観点からより多角的に考えるために，ヘルスプロモーションの考え方を紹介する．

❶……ヘルスプロモーションとは

1986年にカナダのオタワ市にて開催されたWHO国際会議において，健康づくりの新しい考え方として，ヘルスプロモーションが提唱された（オタワ憲章）．ヘルスプロモーションの究極的な目標は，すべての人びとがあらゆる生活舞台－労働・学習・余暇そして愛の場－で健康を享受することができる公正な社会の創造にある．

■ ヘルスプロモーションの考え方の特徴

①個人の能力の向上と環境整備

ヘルスプロモーションとは，「人びとが自らの健康をコントロールし，改善することができるようにするプロセスである」と定義されている（Health promotion is the process of enabling people to increase control over, and to improve, their health.）．このプロセスは，具体的には，個人が自らの健康を自らコントロールできるように一人ひとりの能力を高めること，ならびに個人の努力だけではなく個人を取り巻く環境を個人の健康づくりに役立つように整備することの２つを含む．

② 目指す目標は豊かな人生

従来の健康づくり対策は，疾病の早期発見や予防のように狭義の健康を目指して，人びとが望ましい行動がとれるように，個人に必要な知識や技術を提供してきた．それに対してヘルスプロモーションの目指すものは「豊かな人生（QOL；Quality of Life）」であり，健康はそのための手段と位置づけている．

③ 活動の方向転換

ヘルスプロモーションには，従来の健康づくりの活動を方向転換する考え方が示されている．その柱となる内容は，①病気を治すことを目指す活動から，健康をつくる活動への転換，②医療機関を活動の場とすることから，家庭・地域社会を活動の場とする転換，③専門家中心の活動から市民が主役となり中心となる活動への転換である．

■ ヘルスプロモーションの活動方法

個人に働きかける部分（**表 9-4** ①個人技術の開発）と同時に，個人を取り巻く環境に働きかけること（**表 9-4** ②健康的な公共政策づくり，③健康を支援する環境づくり，④地域活動の強化，⑤保健サービスの刷新）が相まって，活動を進展させることに特徴がある．

❷……ヘルスプロモーションを重視した食の援助方法

食は，栄養素（食物）の摂取状況および食行動の観点からみると，高血圧，脂質異常症，虚血性心疾患，一部のがん（乳がん，胃がん，大腸がん），糖尿病などの生活習慣

表 9-4 ヘルスプロモーションの活動方法

(1) 個人への働きかけ
①個人技術の開発
健康教育や情報提供を通して，個人が自らの健康をコントロールできる能力を向上させる
(2) 個人を取り巻く環境への働きかけ
②健康的な公共政策づくり
保健分野に限らず，公共政策のすべての分野で健康を重要な課題として位置づける
③健康を支援する環境づくり
自然環境，労働環境，生活環境を健康に役立つように改善する
④地域活動の強化
住民自らが健康に関する活動に参加し，主体的に行動できることを促進する
⑤保健サービスの刷新
健康に関する諸機関・団体の連携を推進し保健サービスの提供形態・内容の刷新を図る

病との関連が深い．また食物の摂取により味覚や空腹が満たされる満足感，食卓を誰かと囲むことによって得られる交流の満足感などの観点からみると，食は，生活の質との関連も深い．

このように食は，個人の健康や生活に多様な影響を与えている．そのためヘルスプロモーションの考え方に基づいて，食への援助を総合的に考えていく必要性や重要性は高い．

表 9-5 は，食に関する健康づくりについて，ヘルスプロモーションに基づく食の健康づくりと，従来の食の健康づくりを対比して示したものである．従来の食の健康づくりは，疾病予防を目的に，専門家主導により，知識・技術を教育する方法により進められてきたのに対して，ヘルスプロモーションによる食の健康づくりは，個人・家族・その地域社会が望む豊かな人生の実現を究極の目的として，個人が主体となり，食に関する知識・技術を高め，同時に，個人を取り巻く環境が自分らしい食生活の実現に資するように環境を整えるための援助を行うものである．

たとえば，ある町で壮年期の人びとを対象に健康診断を行った結果，糖尿病予備群に相当すると判定された人が 20 名いた．この糖尿病予備群と判定された人を対象に，食生活習慣改善教室を企画することになったと仮定してみよう．ヘルスプロモーションの考え方に基づいて食の健康づくりを考えるとすると，食生活習慣改善教室の目的は，病態の悪化予防という狭義の健康づくりに限定されるものではなく，参加者のそれぞれが望む豊かな人生の実現であり，具体的には，人生を楽しみ自分らしく生きることの大切さに気づくこと，そのために生活習慣の改善が大事であるとわかること，仲間とともに愉快に楽しみながら自らの生活習慣を改善することなどが目指す方向として大事となる．つまり食生活習慣改善教室の目標は，専門家主導による個人学習ではなく，参加者が家庭，職場，地域社会のそれぞれのなかで暮らす個人として，主体的に生きるということを基盤に据えた，個人への学習支援であり，同時に個人を支援するための環境づくりといえる．

表 9-5　食に関する健康づくり

	ヘルスプロモーションに基づく食の健康づくり	従来の食の健康づくり
目　的	個人・家族・地域社会が望む豊かな人生の実現	個人の疾病予防
目　標	健康に関する知識の習得，健康に関する態度・行動の変容，健康に資する人的・物的な環境づくり	健康に関する知識の習得，健康に関する態度・行動の変容
方　法	個人が健康づくりの主体であることを重視し，個人および個人を取り巻く環境に働きかける すなわち， ・個人および集団を対象とした健康教育・情報提供 ・家族への支援 ・学校・職場・地域単位での学習会ならびに各施設が保有する資源の活用 ・食生活改善推進員などのボランティアによる地域活動の推進 ・外食産業などによるヘルシーメニューの開発の促進 ・科学的根拠に基づいた情報への接近性の拡大 などを重層的に実施	専門家による知識・技術提供型の働きかけを個人および集団に対して行う．すなわち個人および集団を対象にした健康教育，情報提供が中心
対　象	あらゆる年代，あらゆる健康状態にある個人・家族・集団，ならびに生活に関係する多様な関係機関・団体	健康に関心のある年代，健康に問題をもつ個人ならびに健康に関する専門家が所属する関係機関・団体
期待する成果	・個人がもつ知識の増加 ・個人の態度・行動の改善 ・市民の主体性の発揮 ・専門家・市民の協働による食生活習慣改善活動の推進 ・自分らしい食生活の実現ならびに望ましい食生活習慣の実現を支援する資源の形成（ボランティア，食品流通，外食産業などの発達） ・自分らしい食生活の実現ならびに望ましい食生活の実現を考慮した公共政策・取り組みの推進	・個人がもつ知識の増加 ・個人の態度・行動の改善 ・疾病の悪化予防

3……21 世紀における国民健康づくり運動（健康日本 21）

（1）健康日本 21 による健康づくりの取り組み

2000 年に，厚生労働省は，一次予防の重視と健康寿命（要介護状態でなく生活できる期間）の延伸，生活の質の向上をねらいとする生涯を通じた健康づくり対策として，「21 世紀における国民健康づくり運動（健康日本 21）」の取り組みを決定し，2012 年までの 12 年間，推進を図った．これは，従来の健康づくり対策が個人への健康教育に焦点が当たっていたのに対して，ヘルスプロモーションの考え方に基づいて，環境づくり

表 9-6　健康日本21（第二次）における栄養・食生活に関する目標項目

項目	現状		目標	データソース
1．適正体重を維持している者の増加（肥満：BMI25以上，やせBMI18.5未満の減少）	20～60歳代男性の肥満者の割合 40～60歳代女性の肥満者の割合 20歳代女性のやせの者の割合	31.2% 22.2% 29.0% （平成22年）	28% 19% 20% （平成34年度）	厚生労働省「国民健康・栄養調査」
2．適切な量と質の食事をとる者の増加				
ア．主食・主菜・副菜を組み合わせた食事が1日2回以上の日がほぼ毎日の者の割合の増加		68.1% （平成23年度）	80% （平成34年度）	内閣府「食育の現状と意識に関する調査」
イ．食塩摂取量の減少		10.6 g （平成22年）	8 g （平成34年度）	厚生労働省「国民健康・栄養調査」
ウ．野菜と果物の摂取量の増加	野菜摂取量の平均値 果物摂取量100 g未満の者の割合	282 g 61.4% （平成22年）	350 g 30% （平成34年度）	厚生労働省「国民健康・栄養調査」
3．共食の増加（食事を1人で食べる子どもの割合の減少）	朝食 小学生 中学生 夕食 小学生 中学生	15.3% 33.7% 2.2% 6.0% （平成22年度）	減少傾向へ （平成34年度）	（独）日本スポーツ振興センター「児童生徒の食生活等実態調査」
4．食品中の食塩や脂肪の低減に取り組む食品企業および飲食店の登録数の増加	食品企業登録数 飲食店登録数	14社 17,284店舗 （平成24年）	100社 30,000店舗 （平成34年度）	Smart Project，自治体からの報告
5．利用者に応じた食事の計画，調理および栄養の評価，改善を実施している特定給食施設の割合の増加	（参考値） 管理栄養士・栄養士を配置している施設の割合	70.5% （平成22年度）	80% （平成34年度）	厚生労働省「衛生行政報告例」

（厚生科学審議会：健康日本21（第二次）の推進に関する参考資料．2012．より作成）

の観点からも健康づくりを推進するものであった．①栄養・食生活，②身体活動・運動，③休養・こころの健康づくり，④たばこ，⑤アルコール，⑥歯の健康，⑦糖尿病，⑧循環器病，⑨がんの9分野について，具体的な達成目標（9分野79項目）を示し，関係機関・団体および国民が一体となって健康づくり運動を進めた．2011年に公表された健康日本21の最終評価結果をみると，栄養・食生活に関する15項目において目標値に達したものは，「メタボリックシンドロームを認知している国民の割合の増加」の1項目，目標値に達していないが改善傾向にあるものは，「食塩摂取量の減少」「外食や食品を購入するときに栄養成分表示を参考にする人の割合の増加」などの5項目，変化のない項目は，「野菜の摂取量の増加」「自分の適正体重を認識し，体重コントロールを実践する人の割合の増加」などの７項目，悪化している項目は，「朝食を欠食する人の割合の減少」「カルシウムに富む食品の摂取量の増加」の２項目であった．これらの評価結果などを踏まえ，健康日本21（第二次）が，次期（2013～2022年度の10年間）の取り組みとして策定された．その後，健康日本21（第二次）は関連する健康づくり政策との取り組み期間の一致を図るため，１年間延長し，取り組み期間を2023年度までとすることが決定された．2024年度からは健康日本21の次期のプランの開始が予定されている．

（2）健康日本21（第二次）による健康づくりの推進

健康日本21（第二次）の目指す最終年度の姿は，「全ての国民が共に支え合い，健やかで心豊かに生活できる活力ある社会の実現」である．基本的な方向として，①健康寿命の延伸と健康格差（地域や社会経済状況の違いによる集団間の健康状態の差）の縮小，②生活習慣病の発症予防と重症化予防の徹底（NCD；non communicable disease〈非感染性疾患〉の予防），③社会生活を営むために必要な機能の維持および向上，④健康を支え，守るための社会環境の整備，⑤栄養・食生活，身体活動・運動，休養，飲酒，喫煙および歯・口腔の健康に関する生活習慣および社会環境の改善，の５つが示された．具体的な達成目標は，生活の質の向上とともに，社会環境の質の向上の観点からも検討され，5分野53項目が設定された．

表9-6に，栄養・食生活に関する目標項目の内容を示す．

文献

1）ドロセアE. オレム著，小野寺杜紀訳：オレム看護論－看護実践における基本概念．第4版，医学書院，2005.
2）正木治恵：慢性疾患患者のセルフケア確立に向けてのアセスメントと看護上の問題点．臨牀看護，20（4）：508-511，1994.
3）足立己幸編著：食生活論．pp43-54，医歯薬出版，1994.
4）遠藤和子・他：スケッチを用いた大東町の小中学生による理想の食事像．東京女子医科大学看護学部紀要，5（1）：45-56，2002.
5）鷲田清一：「聴く」ことの力－臨床哲学試論．TBSブリタニカ，1999.

Chapter 10

現代人の食生活の課題

■ 現代人の食生活から

人間は，生物の命を食物に変えて新たな命をいただいているといっても過言ではない．しかし一方で，ダイオキシンなど環境汚染の問題は，食物連鎖の最上位にあるヒトに重要な健康問題をもたらしている．

また，社会構成の最小単位である家族のありようの変化もきわめて大きい．そしてその変化の現れのひとつに食卓の様相があげられる．従来，食卓が果たしてきた役割は大きく，両親にとっては家族の健康の確認やコミュニケーションを図る場でもあり，好ましい食生活を伝達する場でもあったと考える．この食卓はどのように変化したのか．本章では，これら今日的課題を取り上げ，人びとの健康のための食生活のありようを考える機会としたい．

1 何を食べているのだろうか？

■ 子どもたちの朝ご飯

子どもの朝食の調理時間は，約7割が10分以下，母親が朝食で重視するのは「栄養バランス」より「簡単調理」．

小中学生の母親の66％が，朝食の調理時間は「10分以下」，最多は「6～10分」で36.4％，次に「5分以下」が22.8％である．子どもの朝食で母親たちが重視することは，「栄養バランスが整っていること」が17.6％だったのに対し，「簡単に調理できること」が58.0％と3倍以上の回答があった．

（佐藤食品工業株式会社プレスリリース．2013年7月25日）

■ 未来の人間には顎がない？

最近はハンバーグなど柔らかく調理したものが好まれる．また食事をしながらミルクやジュースなどを飲むため，1回の食事の噛む回数が減っている．それに伴い子どもたちの顔は細長になり，顎のかたちが変わってきている．

■ コンビニ前に座り込んで食事

コンビニエンスストアの前で座り込んでいる子どもたち．スナック菓子が夕飯になる．

「菓子パンと牛乳，ハンバーガーとコーラが普通」

「ケーキとジュースがご飯．どうして悪いの？」

「夕食は友だちと，コンビニで買ったカップラーメンなどを公園やコンビニの前で食べる．それが夕食．家で食べるよりも楽しい」

食事と間食の境目がなくなってきた．

■ 思春期の朝食欠食

「令和元年国民健康・栄養調査」によれば，調査当日において朝食を欠食した20歳以上の人は男性で14.3％，女性10.2％となっている．「欠食」とは単に「一切の飲食をしなかった」だけでなく「タブレットなどによる栄養素の補給，栄養ドリンクのみ」「果物や菓子，乳製品などの食品・飲料のみを食べた場合」も含まれる．20歳未満の人では，男女とも15～19歳は12％前後，1～6歳と7～14歳は6％前後の値で推移している．

（令和元年国民健康・栄養調査，令和3年版子供・若者白書）

■ 20歳代の男女の食生活習慣に関する状況．改善の意思はない．大丈夫？

「令和元年国民健康・栄養調査」の結果から，食習慣改善の意思について，20歳以上の男性および女性の回答者の割合が最も高かったのは，「関心はあるが改善するつもりはない」の男性24.6％，女性25.0％であった．BMIの状況別，食習慣改善の意思について，男女ともにBMIが普通および肥満の者では，「関心はあるが改善するつもりはない」と回答した者の割合が最も高く，やせの者では，「食習慣に問題はないため改善する必要はない」と回答した者の割合が最も高い．

また，健康な食習慣の妨げとなる点についての問いに対しては，「とくにない」と回答した者が35.3％と最も高く，また食習慣改善の意思別にみると，「おおむね6カ月以内に改善するつもりである」が42.6％と最も高かった．

■ 若い細身女性の食事は大丈夫？

催し物のコンパニオンをしている女性．細身でスタイルもよく，美人である．仕事ではミニスカートを履いて冷房のなかに立っていることが多い．

貧血で倒れ，保健室に来た．何を食べてきたか聞いたところ，「ポッキー3本とオレンジジュース」と言う．いつもそのような朝食をとっているという．

■ **宇宙スタイルの食事？**

カロリーメイトとチーズとチューブ入りの栄養補助食品を食べたからと言って夕食を食べようとしない．本人は「必要な栄養はとっているわよ」と主張する．必要な成分が入っているし，1日に必要なカロリーは自分で調整しているからと安心・納得している．

■ **病気を治す食品がある？**

「これを食べれば糖尿病が治る」「がんが治った○○食」などの文句が毎日のように新聞広告を賑わす．生活習慣病は食事の改善からといわれるなかで，出てくる質問は，ある食品をあげて「これは身体にいいんですか」「これは食べちゃだめですか」という内容である．ひとつの食品で身体によいか悪いかを判断できるものではないのだが，氾濫する情報に振り回される状況がある．

朝食を食べない「欠食」や家族がバラバラに食事をする「孤食」，また「現代人は情報を食べている」とか「頭で食する時代」ともいわれている．現代人の食生活について，厚生労働省の国民健康・栄養調査や種々の実態調査から，さまざまな乱れの様相が指摘されている．それらの食生活の乱れは，青少年の体力低下や健康障害，また成人の生活習慣病発症の要因として問題視されている．また家庭内暴力や非行なども家庭での食生活を含めた関連が取り上げられている．

一方で，現代にみられる食生活の実態は時代の変化とともに形成されたもので，それは利便性や効率が実現可能となった結果であると解釈することもできる．では，食事の乱れと称するものの基準をどこに置くべきか．基準そのものが動いているととらえるならば，現時点のそれは乱れてはいないのだという考え方も成り立つのだろうか．

2 何のために食べているのだろうか？

■ **社会につくられた“かっこよさ”に振り回される若者たち**

肩紐つきのワンピースを買ったら，着られなかった．お気に入りのショップの洋服のサイズは皆小さいものばかり．洋服に自分の身体を合わせようと必死にダイエットしている．「○○ちゃんも，最近やせてかっこよくなった．自分もかっこよくなりたい」と，リンゴだけ，油抜きダイエットなどいろいろ試したが，全然だめだったという大学生の女子．

それで身体のほうはどうかと聞くと，月経も不順，だるい，疲れやすいなどあるがそれよりも「きれいになりたい」と言う．「肌が荒れているよ」と言うと，寝不足のせいだと言う．ダイエットの弊害だということは認識していないようだ．

■ 食費よりも電話代が重要

高校生，お小遣いは１カ月１万円．
朝は家で食べる．昼は学校でけんちん汁だけ．塾へ行くときにハンバーガーをひとつ．クレーンゲームをすることが友だちとのコミュニケーションの場．家へ帰って夕食を食べ，その後は寝転がって携帯電話で友だちと1～2時間話す．携帯電話の費用が月に9,000円かかるので，それを払うために食事にはお金をかけられない．

■ 食事よりも仕事が優先？

会社の若い社員を昼食に誘ったら「僕は食べないから」と言うので，なぜかと聞くと，「昼ご飯を食べると眠くなって仕事の能率が落ちる」からだという．
彼が言うには，朝食は眠いので食べられないし，昼食も仕事を優先して食べない．夕食は夜遅く帰宅してから1～2時頃に，買ってきたものを食べたり何か少しつまんだりする程度という．時々胃痛を訴えている．

■ 食事に気をつけていれば万全？

栄養素をとることには神経質で，知識も豊富．でも運動はまったくしていないという主婦．あるとき転んで手をついたら，手の骨が簡単に折れてしまった．
骨粗鬆症予防には食生活だけでなく適切な運動と十分な睡眠をとることが不可欠であり，カルシウムというひとつの栄養素だけに支配されない視点が必要である．

■ 便利になったことで失われていくもの，得るもの

食事は宅配食ですべて調理されたものが届くので，以前は簡単な料理ならつくっていたが，今ではまったくつくらなくなってしまった．そのままで温める必要もないし，時間がくれば配達されてくるので楽．
一方，宅配の食事が届くときにはお客さんを迎えるような気持ちで，着替えて化粧をして待っている．ひとりで住んでいるので，それが人とのコミュニケーションであり，１日のうちの楽しみのひとつとなっている．

■ “食べること”にまつわる価値観の変化

“食べること”にまつわる価値に，生きること，楽しみ，家庭，人との交流，伝承，愛情，食べることにまつわる体験などがある．
「腹が減ったときに食べる．何で家族と一緒に食べなきゃいけないの？」
「おふくろの味がなくなった」
「お菓子が友だち」
「ひとりで簡単なものを手間暇かけずに，次の食事までの体力維持のために」

食事の営みを通して培われてきた何かが消えようとしているのか，それとも変わろうとしているのか．

人は誰しも健康を願い，いつまでも元気で，病気をせず長生きし，楽しい人生を過ごしたいと思う．それはいかなる人にも存在する願望である．しかし病気を自覚しないときには，健康であることが当然のように思われ，自分の行動自体がその根元的な願いを崩しているとは自覚しにくい．食は生命維持に不可欠なものであるが，あまりにも身近なことであり，軽くとらえがちになることも事実である．ましてや食物が簡単に何の過不足も苦労もなく手に入る時代にあっては，それを助長している．

人びとは個々にさまざまな価値観を抱く．その多くはマスコミや大衆のあいだで揺れ動くものであり，時代時代でつくられていく価値観でもある．やせ願望や仕事優先もその流れのなかでつくられてきた．

人びとの健康にかかわる看護者は，それらの変化する価値観に対応しつつ，専門家として人類の健康をつくり出していく力が求められる．

3 食事は誰のために，誰がつくっているのだろうか？

■ ダイオキシンの母乳への影響を恐れ，飲ませてもよいか悩む母親

母乳栄養が推進されているなか，一方では自身の食生活の結果がダイオキシンに汚染された母乳になっているかもしれない，飲ませてもいいのかと心配して外来を訪れる母親がいる．

■ 新米ママがアトピー性皮膚炎の子どものために大奮闘

母親は，子どもにアレルギーがあるため，肉や大豆，牛乳，卵，小麦を除去して食事をつくり，店屋物は頼めない．このような毎日の食生活を通して，幼稚園の子どもが発した言葉は，「お母さん，しんどいことはやめたほうがええでー」「お母さん，僕，普通の家に生まれたかった」「青汁も飲むし，玄米も食べる．普通のご飯も食べたいわ」といくつかの信号を送っている．

■ お菓子を食べて食事をとらない 3 歳 7 カ月の子どもに手を焼いている母親

母親の用意した食事をほとんど食べない．子どもは食事をつついて遊んでしまうので，何とか食べさせようとするが，母親が言えば言うほど食べない状態が続く．ついに母親は腹を立て片付けるとその直後に「お腹すいた，お菓子ちょうだい」と菓子入れの前でお菓子を与えるまで泣き続ける．菓子は父親と祖父母が買ってくる．

相談に来た母親は，子どもへの苛立ちをとめどなく話し続ける．

■ 一緒にいても孤食，でも気にしている様子はなし

小学生の子どもは毎朝，自室でテレビを観ながら母親の握ったおにぎり１個（おかずは食べるのが面倒だからいらないということでつくっていない）を食べる．母親は，子どもを起こし，子どもが食事を食べはじめるのを見届けてから，自分は台所で新聞を読みながらコーヒーを飲み，パンを食べる．父親は子どもが目覚める前にパンと牛乳の朝食で出勤する．

子どもが朝食時にテレビを観るのは，自由に観られて楽しいことと学校での友だちとの話題に必要であるからであり，母親は仕事の関係上，情報を知る必要があり，朝食時はそのための大切な時間である．母親の考えでは，子どもにとっても自分にとってもこの時間は大切な時間だから，お互いに別々の食事で都合がよく，一緒に食べる必要はないとのことである．

■ 塾通いで忙しい子どもの１日の食事パターンに合わせる母親

母親は，学校から帰宅した小学生の子どものためにサンドイッチと牛乳の軽い食事を準備する．食事後子どもは塾に出かける．8時の塾の休憩時間には，おやつ用に母親が渡した小遣いでホットドックを友だちと買って食べる．10時に帰宅し，母親手製のラーメンとぎょうざの夕食を食べ，入浴後にテレビゲームに興じて１時頃に寝る．野菜と魚の料理は，子どもが食べるのが面倒だと言うので家ではあまりつくらない．塾通いのあるあいだは仕方がないと子どもも母親も思っている．

朝食はパンと牛乳，昼食は学校給食である．子どもは，学校給食は家と違って工夫してあるし，野菜サラダもおいしいと言っている．

■ 高校球児，１日5〜6回食で少食の不足分を補う

ある高校の野球部の監督は，選手に必要な体力をつけるのに１日5〜6回の食事が必要だと言っている．選手たちの食事量が少ないのは，お腹がすくとすぐ手軽に菓子やジュースで補ってしまい食事をしっかり食べる習慣が培われていないためではないかとも語っており，合宿や野球部の練習時に食事法も合わせて指導している．

これまであげた例は，その時々に社会を賑わした情報の一端である．

●ダイオキシン汚染の母乳を心配する母親の例では，母乳とダイオキシン汚染の心配との狭間に揺れる母親像が描かれる．この母親の心配を完全に拭い去る答えができる看護者はいるだろうか．母乳を調べ，この値ではおそらく大丈夫でしょうなどの情報を提供し，母親が決められるように支援することになろう．しかし，この問題の背景には，環境汚染をつくり上げてきた社会があり，母乳を与えようとする母親，授乳される乳児

の問題にとどまらない．乳児の食事は，誰がつくるのでしょうかと問われたら，誰が何と回答するのか．

●アトピー性皮膚炎の子どものために奮闘する母親においても，環境汚染の問題と切り離せないと考えられる．2000（平成12）〜2002（平成14）年度の厚生労働省の調査によると，3歳児のアトピー発生率は13.2％であった[1]．長山ら[2]は，母乳の農薬が乳児の免疫系へ影響を及ぼすことを示唆しており，環境汚染とアトピー性皮膚炎とは切り離して考えることはできない．

環境汚染は，人間の内分泌撹乱物質（環境ホルモン）として，重要な問題を提供する．環境汚染のターゲットは，食物連鎖の最上位にいるヒトであり，母体，胎児，乳児，幼児への影響であり，人間がつくり出す健康問題として結果が出ることになる．人間の未来をつくる子孫への影響を考えながら一場面に対応する，看護者の高次の判断が要求されよう．

●お菓子を食べて食事としての食物を食べない子どもの例は，子育ての過程で大なり小なり体験することである．この場合は，相談者に苛立ちをとめどなく話し続ける母親像が気になるところである．子どもの視点に立つとこの状況は，食事の学習過程であり，自我を形成する重要な場面である．子どもの将来が母親，父親のかかわりにかかっていることを考えると，子どもとの十分な触れ合いにより問題を直視する必要性を感じる．

●一緒にいても孤食の母子は，現代社会の象徴ともいえる．一見おのおのの時間を大事にしており，個人を尊重しているようにもとれる．しかし父親と母親は，この結果から失われるものを何により補おうとしているのかは不明である．1日のはじめの子どもの体調，食事時の姿勢，話し相手はテレビであり，子どもの独り言，自己満足の思考を発展させるのは誰であろうか．

●塾通いで忙しい子どもの1日を支える母親の例からは，常に子どもを中心にして支え役に回り，子どもが機嫌よく勉強するように好物を揃えている母親像が浮かぶ．しかし，この一連の流れのなかでは，子どもと家族の交わる点が見当たらない．一見無駄のない時間が流れているようで，一方で父親や家族の全体像が浮かばないことは気がかりである．食べたいときに食べたい食事が目の前に揃うことは，食べ手としては理想であろう．食事を通して養われる家族関係，協調性，他者への気遣いなどの感情はどのように変化するのだろうか．確かめてみたい思いである．

●高校球児が少食により体力がもたない例は，日頃の食事の仕方では食事量が不足することへ問題が発展している．胃の容量が必要量を摂取できない大きさであるということである．成長過程で，毎食きちんと食事をする習慣に欠けており，また，スナック菓子と清涼飲料水などの間食で安易に不足分を補い，結果的に1回の食事量が少なくなるということが推測される．それまでの活動量が少食で足りたということであったとも考えられる．高校野球の監督によると，体力づくりの基本は，練習はもちろんであるがいかに食べられるようになるかが課題であり，必要量は回数を増加することで補い，体力増強を図らざるを得ないと語っている．監督は，体力づくり，胃づくりを通して食生活，生き方までも指導しているといえる．この高校生の食事から，現代の若者の食生活歴を推し量ることができるように思われる．人工の食品に囲まれた食生活では，宇宙食のように少しの量で生活活動が維持されることも可能となり，胃も人工の食品に適応する状態となる．家族がお互いの健康を気遣い食事をつくって食べ，生活を支え合う，この人間の営みはどの方向に変わるのであろうか．「食事は誰のために，誰がつくっているのだろうか？」は，大きな課題となる．

4 どのように食べているのだろうか？

このことは，食卓の風景が語ってくれると考える．

■ 父親がいる・いないで食卓の躾が極端に変化する母親

15 歳の女子は，単身赴任の父親が帰宅したとき一緒に食事をするのがきらいである．それまでテレビを観ながら，足を崩して食事をさせてくれた母親が人が変わったように，テレビを消し，「お行儀をよくしなさい．全部食べ終わらないのに足を崩すのはなぜ？　ご飯茶碗の持ち方はそうじゃないでしょ，お箸の持ち方変よ」とお説教が集中する．最後に決まって「お父さん，何とか言ってやってくださいよ，私の手には負えなくなってきたんですよ」．娘は，母親は父親の気を引くのにわたしを利用しているにすぎない．留守中がいかにたいへんかと，父親の気を引くために訴えているように思え，両親ともきらいだと言っている．

■ 食卓の俺の席はテーブルの角

17 歳男子．友だちに誘われて暴走族に入った．父親はそれをやめさせようと叱ったり，暴力で止めたりしようとする．祖父と父親は，以前は仲がよかったのに，この頃から子どもの教育のことでいがみ合うようになった．父親と祖父の機嫌でその日の男子の食事時の席が父親寄りか祖父寄りかが決まる．大抵は父親と祖父に挟まれたテーブルの角で小さくなっている．ますますキレちゃうと訴える．食卓って何だろう．

■ 食卓の席を単身赴任中に失った父親

単身赴任の父親が久しぶりに帰宅したら，食卓の自分の席には息子が座っていた．その父親の席は，みんなを見渡すことができ，テレビも観られる一番よい席であった．父親は，家での居場所がないと感じ，自分は家にいらない人間だと悩みはじめた．帰宅が遠のいた父親の居場所は，単身赴任者が多く通っている一品料理屋であった．「ここでは皆がお互いの健康を思いやり，お女将さんは食事のことを心配してくれる．家よりもほっとする」と言っている．

■ 高齢者の食事にかかわること

> 忘れっぽいことを自覚していて火を使わない高齢母親と一緒に生活している娘は，出かける前に昼食分をつくり置きする．夕食は，娘の帰宅が遅く，母親はひたすら待つ日々で，食生活の主導は娘にある．
>
> 一方，食事をしたことを忘れる認知症の高齢者を抱えた嫁は，「食べさせてくれない，お腹がすいた」の訴えに一生懸命対応している．下痢をさせないようにと工夫しているのに，理由を知らない知人からは，姑いじめをしていると言われ悩んでいる．隣人は知らない人ばかりで愚痴も言えない．食生活の主導は姑にある．

●父親がいる・いないで食卓での躾が極端に変化する母親からは，子育てへの自信のなさ，また子どもを通じて，一生懸命自分の存在を夫にアピールしている様子が読み取れる．子どもにとっては，人格が損われる苦痛の一時である．

また，父親と祖父のあいだのテーブルの角で，自分の教育方針について争っているのを聞きながらキレそうな思いで食事をしている17歳の男子の思い．自分のことが原因で父親と祖父が争っていることはわかっている．しかし現実は，男子が参加できる状態から遠のいている事実が読み取れる．このような毎日の食事はつらいものでしかないと推測される．17歳の男子が非行に走ったきっかけは興味や友だち関係であったとしても，そこから抜け出すきっかけをつくることもできない環境であることが恐ろしい．食卓は，家族の絆をつくることもあるが，家族をバラバラにするきっかけにもなりうることを示している．楽しい食卓は誰により，どのようにつくられるのであろうか．

●単身赴任中に自分の食卓の席を息子に占領された父親の気持ちは，家庭での自身の存在感の喪失になったようである．父親が望む食卓は，家族の絆を確かめ，家族に囲まれた温かさを感じる場であったと思われる．しかし，現実はそのようなものではなかった．赴任先の小料理屋での食事像は，食卓で癒されることを望む父親像と重なる．

●母親が忘れっぽく火の扱いに問題を感じ心配している娘，忘れっぽいことを自覚していて火を使わない母親，娘は出かける前に昼食をつくり置きする．また，**食事をしたことを忘れる認知症の高齢者を抱えた嫁**は，姑いじめをしていると言われながらも，懸命に工夫している．高齢者との生活において，前者は娘に，後者は姑に食生活の主導権がある．相互の生活を維持しながらお互いの妥協点を探りつつ食生活が営まれている．張りつめたこの状態のときに生活リズムを狂わす何かが生じると緊張の糸が切れるおそれがある．娘と母親が相互に理解し合える心のゆとりや嫁の姑に対する一生懸命さは，誰により支えられるのだろうか．

食卓は，人びとがどのように食べているかを知ることのできる最小の単位である．また，人びとは食卓がお互いのこころを癒やし，心身の成長を育む場であることをあらためて認識する．同時にそれを支える社会の縮図がそこに描かれることも確認された．「食」の心理的意味の深さ，広さ，多義性を背景にもちながら，食事は家庭の儀式のように毎日繰り返される．

同じものを一緒に食べる，その食事の営みのなかで，安らぎと満足，安全であることを実感し合う．

現代人の食生活は，住や衣，娯楽といったことに比べ，生活のなかでのウエイトが相対的に低くなっているのだろうか．食生活そのものは多様化，個性化し，その傾向はますます進んでいく．今後，食にまつわる価値は人びとにどのように認識され，どのように形づくられていくのだろうか．

“食は人をつくる”という理念を本書は一貫して尊重してきた．本章は，現代の食生活の問題点の様相を事例を通して浮き彫りにしてみた．これらの課題に看護者として今後どのように対応していくのか，その方向性を読者の皆様とともに探っていきたいと考える．

文献

1）山本昇壮（主任研究者）：厚生労働科学研究「アトピー性皮膚炎の患者数の実態及び発症・悪化に及ぼす環境因子の調査に関する研究」平成 12-14 年度総合研究報告書．2003.
2）長山淳哉（研究代表者）：経母乳的ダイオキシン類の摂取とその影響．科学研究費助成事業，1997.

さくいん

看護栄養学　第 5 版　　ISBN978-4-263-23767-0

1996 年 1 月 30 日　第 1 版第 1 刷発行
2000 年 3 月 1 日　第 2 版第 1 刷発行
2005 年 4 月 10 日　第 3 版第 1 刷発行
2018 年 3 月 10 日　第 4 版第 1 刷発行
2022 年 12 月 10 日　第 5 版第 1 刷発行

編著者　尾　岸　恵三子
　　　　正　木　治　恵
発行者　白　石　泰　夫

発行所　**医歯薬出版株式会社**

〒113-8612　東京都文京区本駒込 1-7-10
TEL. (03)5395-7618(編集)・7616(販売)
FAX. (03)5395-7609(編集)・8563(販売)
https://www.ishiyaku.co.jp/
郵便振替番号 00190-5-13816

乱丁，落丁の際はお取り替えいたします　　印刷・あづま堂印刷／製本・皆川製本所